ヴィジュアル
Visual
栄養学
テキスト

基礎栄養学

編集
鈴木拓史

監修
津田謹輔
京都大学名誉教授／前帝塚山学院大学学長
伏木　亨
甲子園大学学長・栄養学部教授
本田佳子
女子栄養大学名誉教授

中山書店

Visual栄養学テキストシリーズ

刊行にあたって

　近年，栄養学はますますその重要性を増しています．わが国は少子化と同時に超高齢社会を迎えていますが，健康で寿命をまっとうするには毎日の食事をおろそかにはできません．わたしたちの物質としての体は，おおよそ7年で細胞が総入れ替えになるといわれています．毎日食べているもので入れ替わっていくのです．まさに"You are what you eat."なのです．このような営みが，生まれた時から生涯を終えるまで続きます．

　胎児の栄養状態は，成人になってからの健康や疾病に大きな影響をもたらす—すなわちDOHaD（ドーハッド：Developmental Origin of Health and Diseases）という考え方が，最近注目されています．学童期には心身の健全な発達のため，また将来の生活習慣病予防のために，「食育」という栄養教育が始まっています．青年期から中年期にかけての生活リズムは，たとえば50年前と今とでは大きく変化しており，生活リズムの変化が栄養面に及ぼす影響は，近年の「時間栄養学」の進歩によって明らかにされつつあります．高齢者では，たんぱく質・エネルギー不足が注目されており，身体活動低下とともに，サルコペニアやフレイルが問題となっています．このように栄養は，ヒトの一生を通じて大変に大切なものなのです．

　このような時期にふさわしい栄養学の教科書として，このたび「Visual栄養学テキスト」シリーズを刊行いたします．栄養士・管理栄養士養成校の授業で使えるわかりやすい教科書ですが，単なる受験書ではなく，栄養学の面白さや魅力が伝わるようなテキストをめざしています．また，単なる知識ではなく，現場で役立つ観点を盛り込んだものにしたいと願っています．

　そのほかに，本シリーズの特徴として，次のようなものがあります．
① 新しい管理栄養士養成カリキュラムと国家試験ガイドラインに沿った内容．
② 冒頭にシラバスを掲載し，授業の目的や流れ，学習内容を把握できる．
③ 各章（各項目）冒頭の「学習目標」「要点整理」で，重要ポイントを明示．
④ 文章は簡潔に短く，図表を多くしてビジュアルでわかりやすくする．
⑤ サイドノート欄の「豆知識」「用語解説」「MEMO」で，理解を深められる．
⑥ シリーズキャラクター「にゅーとり君」が本文中の重要ポイントをつぶやく．
⑦ 関係法規などの参考資料はネットに掲載し，ダウンロードできるようにする．

　栄養士・管理栄養士の果たす役割は，今後もますます重要になっていくことでしょう．この新しいシリーズが，その育成に少しでも貢献できれば幸甚です．

2016年2月吉日

　　　　　　　　　　　　　　監修　津田謹輔・伏木　亨・本田佳子

監修 ──── 津田　謹輔　京都大学名誉教授
　　　　　伏木　　亨　甲子園大学
　　　　　本田　佳子　女子栄養大学名誉教授

編集 ──── 鈴木　拓史　同志社女子大学生活科学部食物栄養科学科基礎栄養学研究室

執筆者（執筆順）─ 三浦　進司　静岡県立大学食品栄養科学部栄養化学研究室
　　　　　岩﨑　有作　京都府立大学大学院生命環境科学研究科応用生命科学専攻動物機能学研究室
　　　　　鈴木　拓史　同志社女子大学生活科学部食物栄養科学科基礎栄養学研究室
　　　　　倉貫　早智　神奈川県立保健福祉大学保健福祉学部栄養学科基礎栄養学研究室
　　　　　佐藤　友紀　静岡県立大学食品栄養科学部栄養化学研究室
　　　　　安田　　純　東海大学健康学部健康マネジメント学科運動栄養学研究室
　　　　　飯澤　拓樹　ユーフォリアスポーツ科学研究所/株式会社ユーフォリア
　　　　　上番増　喬　徳島大学大学院医歯薬学研究部予防環境栄養学分野
　　　　　佐久間理英　福岡女子大学国際文理学部食・健康学科栄養学研究室
　　　　　坂井　敦子　Office SAKAI/斉藤内科クリニック
　　　　　坂井　　孝　大阪国際大学短期大学部栄養学科
　　　　　小栗　靖生　京都大学大学院農学研究科食品生物科学専攻栄養化学分野
　　　　　田邊　宏基　名寄市立大学保健福祉学部栄養学科栄養化学研究室

基礎栄養学

はじめに

　この度，「Visual栄養学テキストシリーズ」に新しく「基礎栄養学」が加わりました．「基礎栄養学」という科目は，管理栄養士養成教育における専門基礎分野である「社会・環境と健康」，「人体の構造と機能及び疾病の成り立ち」，「食べ物と健康」に続いて学修する専門分野の科目として位置付けられています．専門分野では，「応用栄養学」，「臨床栄養学」，「公衆栄養学」など栄養学が付く科目が複数あります．それらを学修するための基盤となるのが「基礎栄養学」の知識です．これからみなさんが学修することになる専門科目は，一見すると別々の内容に感じますが，基礎栄養学の学修内容を核（コア）として，全ての科目が繋がっています．したがって，科目間の横の繋がりをイメージしながら「基礎栄養学」を学修するように心掛けてみてください．

　「基礎栄養学」では，なぜ人は外界から栄養素を摂取しなければならないのか？　また，体の中に取り込まれた栄養素がどのように代謝されて生命現象を維持するためにはたらいているのか？　を総合的に学ぶことができる科目です．食べ物にどのような栄養素や有用成分が含まれているかを知ることはとても重要なポイントとなりますが，体の中に取り込まれた栄養素の動きやはたらきをイメージでき，その知識を実践的に活用できる専門家は管理栄養士にほかなりません．ぜひ，学修したプロフェッショナルな知識を活用できる管理栄養士を目指してください．

　「基礎栄養学」の学習内容は目に見えない世界での出来事です．したがって，目に見えない世界をイメージできるような解説が必要となります．その点，シンプルな説明と多種多様な図表が掲載されている本教科書は，頭の中での「ビジュアルイメージの構築」をサポートし，日々の学修効率を格段に高められるように工夫されています．さらに，各章をご執筆いただきました先生方は，その道の第一線で活躍している専門家であり，重要な専門用語の解説だけでなく，最新の研究内容や日々の生活に役立てることができる豆知識など，多彩な情報がサイドノートに散りばめられています．本文だけでなくサイドノートにも魅力的な情報が満載されているのも本教科書の特徴といえます．

　最後に，管理栄養士を目指すみなさんに一言．大学における学修は決して受け身の姿勢ではいけません．自らが学修する意欲をもち，さらに一つでも多くの新しい知識や気づきを得るための「多角的な視点」をもって取り組むことをお薦めします．積極的な学修の成果は，いずれ自身や身近な方々に還元されます．とくに，食べ物に関する専門知識は，すぐさま日常生活で活用できるため，この学修のチャンスを逃すわけにはいかないと思います．先人の研究者が数百年かけて立証してきた栄養学の知識と最先端の栄養学の知識を融合している本教科書の魅力に気付き，その知識を将来的に活用できる管理栄養士像を意識して日々の勉学に励んでいただきたいと思います．

2025年1月吉日

編者　鈴木拓史

Visual栄養学テキストシリーズ
基礎栄養学

目　次

1章　栄養の概念
三浦進司　1

1　栄養の定義 ───── 1
1　栄養 ………………………………… 1　　2　栄養素 ……………………………… 1

2　栄養と健康・疾患 ───── 2
1　栄養学の歴史 ……………………… 2　　3　生活習慣病 ………………………… 3
2　栄養素の欠乏症・過剰症 ………… 3　　4　健康増進 …………………………… 5

3　遺伝形質と栄養の相互作用 ───── 7
1　栄養素に対する応答の個人差 …… 7　　3　倹約遺伝子 ………………………… 8
2　生活習慣病と遺伝子多型 ………… 8

4　これからの栄養学 ───── 10

2章　食物の摂取（摂食行動）
岩﨑有作　12

1　摂食行動を制御する要因：空腹感，食欲，飽満感，満腹感 ───── 12
1　摂食行動を調節する制御要因 …… 12　　2　摂取行動の調節 …………………… 15

2　食事のリズムとタイミング ───── 22
1　概日リズム（サーカディアンリズム）と日周リズム　　2　不規則な食事リズムと健康問題 ……………… 24
　と食事リズム ……………………… 23

3章　栄養素の消化・吸収と体内動態
鈴木拓史　27

1　消化・吸収と栄養 ───── 27
1　消化・吸収の概念と種類 ………… 27　　2　栄養素の吸収部位 ………………… 27

2　消化の過程 ───── 28
1　口腔内の消化 ……………………… 28　　3　小腸内の消化 ……………………… 29
2　胃内の消化 ………………………… 28　　4　膜消化 ……………………………… 31

3　管腔内消化の調節 ───── 31
1　脳相，胃相，腸相 ………………… 31　　3　消化管ホルモンによる調節 ……… 33
2　自律神経系による調節 …………… 32

4　吸収の過程 ───── 33
1　膜の透過 …………………………… 33　　3　能動輸送 …………………………… 35
2　受動輸送 …………………………… 34　　4　膜動輸送 …………………………… 35

5　栄養素等の吸収 ───── 35
1　炭水化物 …………………………… 35　　4　ビタミン …………………………… 39
2　たんぱく質 ………………………… 36　　5　ミネラル …………………………… 40
3　脂質 ………………………………… 37　　6　水 …………………………………… 41

6　栄養素の体内動態 ───── 41
1　門脈系（水溶性栄養素の体内動態）………… 41　　2　リンパ系（疎水性栄養素の体内動態）………… 41

7　生物学的利用度 ───── 41
1　消化吸収率 ………………………… 42　　2　栄養価 ……………………………… 42

8　栄養素の排泄 ───── 42

vi

4章 炭水化物の栄養

倉貫早智 45

1 糖質の体内代謝 — 45

1 糖質の栄養学的特徴 ……… 45
2 食後・食間期の糖質代謝 ……… 46

3 糖質代謝の臓器差と臓器間連携 ……… 48

2 血糖とその調節 — 49

1 インスリンの作用 ……… 50
2 血糖曲線 ……… 50
3 肝臓の役割 ……… 51

4 筋肉・脂肪組織の役割 ……… 51
5 コリ回路, グルコース・アラニン回路 ……… 51

3 他の栄養素との関係 — 52

1 相互変換 ……… 52
2 ビタミンB_1必要量の増加 ……… 53

3 たんぱく質節約作用 ……… 53

4 難消化性炭水化物 — 54

1 不溶性食物繊維, 水溶性食物繊維 ……… 54
2 難消化性糖質 ……… 55

3 腸内細菌叢と短鎖脂肪酸 ……… 55

5章 脂質の栄養

佐藤友紀 57

1 脂質の体内代謝 — 57

1 脂質の栄養学的特徴 ……… 57
2 食後・食間期 (空腹時) の脂質代謝 ……… 58

3 脂質代謝の臓器差 ……… 60

2 脂質の臓器間輸送 — 61

1 リポたんぱく質 ……… 61
2 遊離脂肪酸 ……… 63

3 ケトン体 ……… 63

3 コレステロール代謝の調節 — 64

1 コレステロールの合成・輸送・蓄積 ……… 64
2 コレステロール生合成のフィードバック調節機構 … 65

3 コレステロール由来の体成分 ……… 65
4 コレステロールの排泄機構と胆汁酸の腸肝循環 … 66

4 摂取する脂質の量と質の評価 — 67

1 脂肪エネルギー比率 ……… 67
2 主な脂肪酸の分類 ……… 67

3 脂肪酸由来の生理活性物質 ……… 70

5 他の栄養素との関係 — 70

1 ビタミンB_1節約作用 ……… 70
2 エネルギー源としての糖質の節約作用 ……… 71

3 脂質の過酸化と抗酸化能を有する栄養素 ……… 71

6章 たんぱく質の栄養

安田　純・飯澤拓樹 73

1 たんぱく質・アミノ酸の体内代謝 — 73

1 たんぱく質・アミノ酸の栄養学的特徴 ……… 73
2 食後・食間期のたんぱく質・アミノ酸代謝 ……… 73
3 たんぱく質・アミノ酸代謝の臓器差 ……… 76

4 分岐鎖アミノ酸 (BCAA) の代謝 ……… 77
5 アルブミンと急速代謝回転たんぱく質 (RTP) … 77

2 摂取するたんぱく質の量と質の評価 — 78

1 不可欠アミノ酸と可欠アミノ酸 ……… 78
2 化学的評価法 (アミノ酸価) ……… 78

3 生物学的評価法 (たんぱく質効率, 窒素出納, 生物価, 正味たんぱく質利用率) ……… 80
4 アミノ酸の補足効果 ……… 81

3 他の栄養素との関係 — 82

1 エネルギー代謝とたんぱく質 ……… 82
2 糖新生とたんぱく質代謝 ……… 82

3 アミノ酸の代謝とビタミンの関係 ……… 82

vii

7章 ビタミンの栄養
上番増 喬 85

1 ビタミンの分類 — 85
1 脂溶性ビタミン ……… 85
2 水溶性ビタミン ……… 87

2 ビタミンの栄養学的特徴と機能 — 91
1 補酵素とビタミン ……… 91
2 抗酸化作用とビタミン ……… 92
3 ホルモン様作用とビタミン ……… 92
4 血液凝固とビタミン ……… 93
5 エネルギー代謝とビタミン ……… 94
6 核酸代謝とビタミン ……… 96
7 一炭素単位代謝とビタミン ……… 96
8 カルシウム代謝とビタミン ……… 97
9 糖質・脂質・アミノ酸の代謝とビタミン ……… 97

3 ビタミンの吸収と体内利用 — 98
1 脂溶性ビタミンと脂質の吸収機構の共通性 ……… 98
2 水溶性ビタミンの組織飽和と尿中排泄 ……… 99
3 腸内細菌叢とビタミン ……… 99
4 ビタミンB_{12}吸収機構の特殊性 ……… 100

8章 ミネラルの栄養
佐久間理英 102

1 ミネラルの分類 — 102
1 多量ミネラル ……… 102
2 微量ミネラル ……… 104

2 ミネラルの栄養学的特徴と機能 — 105
1 硬組織とミネラル ……… 105
2 神経・筋肉の機能維持とミネラル ……… 106
3 血圧調節とミネラル ……… 107
4 糖代謝とミネラル ……… 108
5 酵素とミネラル ……… 109

3 ミネラルの吸収と体内利用 — 110
1 カルシウムの吸収と体内利用 ……… 110
2 鉄の吸収と体内利用 ……… 110

9章 水・電解質の栄養的意義
坂井敦子・坂井 孝 113

1 水の分布と機能 — 113
1 生体内の水の分布 ……… 113
2 生体内での水の機能 ……… 114

2 水の出納 — 115
1 代謝水 ……… 115
2 不感蒸泄 ……… 115
3 不可避尿 ……… 116
4 便 ……… 117
5 水分必要量 ……… 117
6 脱水・熱中症のメカニズム ……… 117
7 浮腫のメカニズム ……… 120

3 電解質代謝と栄養 — 121
1 水・電解質・酸塩基平衡の調節 ……… 121
2 血圧の調節 ……… 124

10章 エネルギー代謝
小栗 靖生 126

1 エネルギー代謝の概念 — 126
1 基礎代謝 ……… 127
2 安静時代謝 ……… 128
3 睡眠時代謝 ……… 128
4 活動時代謝 ……… 128
5 メッツ（METs），身体活動レベル（PAL）……… 129
6 食事誘発性熱産生 ……… 129

2 エネルギー代謝の測定法 — 130
1 直接法，間接法 ……… 130
2 呼気ガス分析 ……… 132
3 呼吸商，非たんぱく質呼吸商 ……… 132
4 二重標識水法 ……… 134

3 **生体利用エネルギー** —————————————————— 134

1 物理的燃焼値, 生理的燃焼値 ···················· 135　　2 臓器別エネルギー代謝 ····························· 136

11章 基礎栄養学の理解を深めるための生化学
田邊宏基　139

1 ATPの役割 ······································ 139　　4 糖新生 ·· 145
2 酵素 ·· 140　　5 脂肪酸の生合成と分解 ··························· 146
3 解糖系とクエン酸回路 ························· 141　　6 三大栄養素の代謝 ································· 149

付　録

日本人の食事摂取基準（2025年版） ————————————— 152

索　引 ————————————————————————— 162

Visual栄養学テキストシリーズ

基礎栄養学　シラバス

一般目標	●栄養の基本的概念およびその意義について理解する ●エネルギー，栄養素の代謝とその生理的意義について学ぶ

回数	学習主題	学習目標	学習項目	章
1	栄養の概念	●栄養と栄養素について説明できる ●栄養と健康のかかわりについて説明できる ●生活習慣病と遺伝子多型（遺伝因子）の関連について説明できる ●遺伝子発現に及ぼす栄養素・栄養状態の影響について説明できる	●栄養の定義（栄養，栄養素） ●栄養と健康・疾患（栄養学の歴史，栄養素の欠乏症・過剰症，生活習慣病，健康増進） ●遺伝形質と栄養の相互作用（栄養素に対する応答の個人差，生活習慣病と遺伝子多型，倹約遺伝子） ●これからの栄養学	1
2〜3	食物の摂取 （摂食行動）	●摂食行動を調節する4つの要因（空腹感，食欲，飽満感，満腹感）を理解する ●恒常性摂食と報酬性摂食という2種類の摂食調節の違いを理解する ●摂食行動に影響を与える生体内因子を理解する ●食事のリズムが栄養学的および生理学的にもつ重要性を理解する	●摂食行動を制御する要因：空腹感，食欲，飽満感，満腹感（摂食行動を調節する制御要因，摂食行動の調節） ●食事のリズムとタイミング（概日リズム〈サーカディアンリズム〉と日周リズムと食事リズム，不規則な食事リズムと健康問題）	2
4〜5	栄養素の消化・吸収と体内動態	●各栄養素の特徴的な消化過程を理解する ●各栄養素の特徴的な吸収過程を理解する ●吸収後の栄養素の体内動態・利用度・排泄までを理解する	●消化・吸収と栄養（消化・吸収の概念と種類，栄養素の吸収部位） ●消化の過程（口腔内の消化，胃内の消化，小腸内の消化，膜消化） ●管腔内消化の調節（脳相・胃相・腸相，自律神経系による調節，消化管ホルモンによる調節） ●吸収の過程（膜の透過，受動輸送，能動輸送，膜動輸送） ●栄養素等の吸収（炭水化物，たんぱく質，脂質，ビタミン，ミネラル，水） ●栄養素の体内動態（門脈系〈水溶性栄養素の体内動態〉，リンパ系〈疎水性栄養素の体内動態〉） ●生物学的利用度（消化吸収率，栄養価） ●栄養素の排泄	3
6〜7	炭水化物の栄養	●糖質（炭水化物）の栄養学的特徴と分類を理解する ●食後および食間期と，臓器により異なる糖質代謝の概要を理解する ●血糖値の調節にかかわるホルモンと臓器ごとの役割を理解する ●糖質と脂質，たんぱく質との代謝のかかわりを理解する ●難消化性糖質の分類と生理作用について理解する	●糖質の体内代謝（糖質の栄養学的特徴，食後・食間期の糖質代謝，糖質代謝の臓器差と臓器間連携） ●血糖とその調節（インスリンの作用，血糖曲線，肝臓の役割，筋肉・脂肪組織の役割，コリ回路，グルコース・アラニン回路） ●他の栄養素との関係（相互変換，ビタミンB_1必要量の増加，たんぱく質節約作用） ●難消化性炭水化物（不溶性植物繊維，水溶性植物繊維，難消化性糖質，腸内細菌叢と短鎖脂肪酸）	4
8〜9	脂質の栄養	●脂質の構造的特徴や生体内での代謝反応を理解する ●脂質分子が臓器間輸送される際の形状や特徴の違いを理解する ●コレステロールの代謝調節機構およびコレステロールより産生される分子を理解する ●脂肪酸の質の違いとそれぞれの摂取基準およびその設定理由を理解する ●脂質代謝と他の栄養素代謝の関連性を理解する	●脂質の体内代謝（脂質の栄養学的特徴，食後・食間期〈空腹時〉の脂質代謝，脂質代謝の臓器差） ●脂質の臓器間輸送（リポたんぱく質，遊離脂肪酸，ケトン体） ●コレステロール代謝の調節（コレステロールの合成・輸送・蓄積，コレステロール生合成のフィードバック調節機構，コレステロール由来の体成分，コレステロールの排泄機構と胆汁酸の腸肝循環） ●摂取する脂質の量と質の評価（脂肪エネルギー比率，主な脂肪酸の分類，脂肪酸由来の生理活性物質） ●他の栄養素との関係（ビタミンB_1節約作用，エネルギー源としての糖質の節約作用，脂質の過酸化と抗酸化能を有する栄養素）	5

10〜11	たんぱく質の栄養	●たんぱく質が摂取され，消化，吸収，利用されるプロセスを理解する ●各臓器におけるたんぱく質・アミノ酸の代謝の違いやはたらきを理解する ●20種類のアミノ酸の名前と分類，役割，機能を理解する	●たんぱく質・アミノ酸の体内代謝（たんぱく質・アミノ酸の栄養学的特徴，食後・食間期のたんぱく質・アミノ酸代謝，たんぱく質・アミノ酸代謝の臓器差，分岐鎖アミノ酸〈BCAA〉の代謝，アルブミンと急速代謝回転たんぱく質〈RTP〉） ●摂取するたんぱく質の量と質の評価（不可欠アミノ酸と可欠アミノ酸，化学的評価法〈アミノ酸価〉，生物学的評価法〈たんぱく質効率，窒素出納，生物価，正味たんぱく質利用率〉，アミノ酸の補足効果） ●他の栄養素との関係（エネルギー代謝とたんぱく質，糖新生とたんぱく質代謝，アミノ酸の代謝とビタミンの関係）	6
12	ビタミンの栄養	●ビタミンの栄養学的役割について理解する ●ビタミンの生理作用と欠乏・過剰について理解する ●ビタミンの吸収と体内利用に及ぼす食事成分の影響について理解する ●ビタミンと他の栄養素との関係について理解する	●ビタミンの分類（脂溶性ビタミン，水溶性ビタミン） ●ビタミンの栄養学的特徴と機能（補酵素とビタミン，抗酸化作用とビタミン，ホルモン様作用とビタミン，血液凝固とビタミン，エネルギー代謝とビタミン，核酸代謝とビタミン，一炭素単位代謝とビタミン，カルシウム代謝とビタミン，糖質・脂質・アミノ酸の代謝とビタミン） ●ビタミンの吸収と体内利用（脂溶性ビタミンと脂質の吸収機構の共通性，水溶性ビタミンの組織飽和と尿中排泄，腸内細菌叢とビタミン，ビタミンB_{12}吸収機構の特殊性）	7
13	ミネラルの栄養	●ミネラルの吸収，体内動態，および生理学的役割について理解する ●ミネラルの欠乏と過剰が生体に及ぼす影響について理解する ●ミネラルと他の栄養素との関係について理解する	●ミネラルの分類（多量ミネラル，微量ミネラル） ●ミネラルの栄養学的特徴と機能（硬組織とミネラル，神経・筋肉の機能維持とミネラル，血圧調節とミネラル，糖代謝とミネラル，酵素とミネラル） ●ミネラルの吸収と体内利用（カルシウムの吸収と体内利用，鉄の吸収と体内利用）	8
14	水・電解質の栄養的意義	●生体内の水の分布，機能および水分出納について説明できる ●電解質（ナトリウム，カリウムなど）の生理学的役割について説明できる ●浸透圧の調節機構について説明できる ●水分出納の異常による脱水や浮腫について説明できる ●酸塩基平衡（アシドーシスとアルカローシス）や血圧の調節について説明できる	●水の分布と機能（生体内の水の分布，生体内での水の機能） ●水の出納（代謝水，不感蒸泄，不可避尿，便，水分必要量，脱水・熱中症のメカニズム，浮腫のメカニズム） ●電解質代謝と栄養（水・電解質・酸塩基平衡の調節，血圧の調節）	9
15	エネルギー代謝	●エネルギー代謝の概念についてエネルギー消費を中心に理解する ●基礎代謝，安静時代謝，睡眠時代謝，食事誘発性熱産生について理解する ●活動時代謝，メッツ，身体活動レベルについて理解する ●エネルギー消費に影響を及ぼす要因について理解する ●エネルギー消費量の各種の測定方法および原理について理解する ●生体利用エネルギーの概念について理解する ●物理的燃焼値と生理的燃焼値の定義と概念について理解する ●臓器ごとのエネルギー代謝について理解する	●エネルギー代謝の概念（基礎代謝，安静時代謝，睡眠時代謝，活動時代謝，メッツ〈METs〉，身体活動レベル〈PAL〉，食事誘発性熱産生） ●エネルギー代謝の測定法（直接法・間接法，呼気ガス分析，呼吸商，非たんぱく質呼吸商，二重標識水法） ●生体利用エネルギー（物理的燃焼値・生理的燃焼値，臓器別エネルギー代謝）	10
—	基礎栄養学の理解を深めるための生化学	●基礎栄養学で展開する内容の多くは，生化学的根拠に基づいていることを理解する ●基礎栄養学で取り扱う各種現象を生化学的に説明できるようになる	●ATPの役割 ●酵素 ●解糖系とクエン酸回路 ●糖新生 ●脂肪酸の生合成と分解 ●三大栄養素の代謝	11

xi

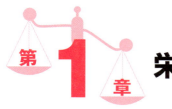

第1章 栄養の概念

学習目標
- 栄養と栄養素について説明できる
- 栄養と健康のかかわりについて説明できる
- 生活習慣病と遺伝子多型（遺伝因子）の関連について説明できる
- 遺伝子発現に及ぼす栄養素・栄養状態の影響について説明できる

要点整理
- 栄養とは，外界より食物として栄養素を摂取し，それをエネルギー源や体成分に利用し，排泄することである．外界から摂取され，生命活動に不可欠な物質を栄養素という．
- 食品はいずれかの栄養素を含んでいるが，単一の食品だけで生体が要求する栄養素をバランスよく含んでいるとは限らないため，失調症を防ぐためには食品の成分や特徴をよく理解し，複数の食品を上手に組み合わせた食事を摂取することが必要となる．
- 生活習慣病は，「食習慣，運動習慣，休養，喫煙，飲酒などの生活習慣が，その発症・進行に関与する疾患群」と定義されている．生活習慣病のうち，食習慣が原因となる疾患には，肥満，2型糖尿病，脂質異常症，高血圧症，大腸がんなどがある．
- 生活習慣病は，複数の関連遺伝子の変異（遺伝的素因）と，食生活，運動などの環境因子が関与している疾患であり，多因子疾患であるといえる．
- 現代の栄養学では，栄養素および栄養素の代謝産物は，遺伝子発現を調節する因子としてはたらき，細胞の構造や機能に影響し，ヒトの生命活動に影響を与えているとする概念，ニュートリゲノミクスが確立されている．

1 栄養の定義

1 栄 養

- ヒトは生命の維持，機能・形態の維持，活動，成長，生殖などのため，外界から物質を摂取し，それを消化・吸収し，エネルギー源や体の構成成分などとして利用している．また不要になった物質は老廃物として体外へ排泄される．
- このように，外界の物質を体内にとり入れ，それを利用して生命活動を維持することを栄養という．
- 外界から摂取され，生命活動に不可欠な物質を栄養素という．つまり栄養とは，外界より食物として栄養素を摂取し，それをエネルギー源や体成分に利用し，排泄することである．
- 栄養素はエネルギー産生に利用される際に，より小さな分子に分解（異化）される．また，生体高分子のような，より大きな分子の合成（同化）に利用される．このような物質の変化を代謝という．
- 栄養学とは，栄養素について学ぶのはもちろんのこと，栄養素の消化・吸収・体内動態のほか，代謝から排泄に至るまでのすべてを学ぶ学問である．

2 栄養素

- 栄養素は，糖質，脂質，たんぱく質，ミネラル，ビタミンの5つに大別され，五大栄

●MEMO●
栄養という意味の英語である"nutrition"はギリシャ語の「養う」という意味に由来している．日本語で用いられる「栄養」という単語の起源は7世紀の中国にさかのぼり，「榮」はともしびとよく燃える木，「養」は羊を食べる，食事を勧める，という意味をもつ．

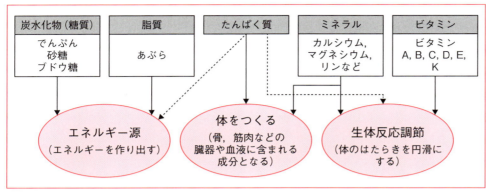

❶ 各栄養素の役割
実線：主なはたらき，破線：二次的なはたらき．

養素と呼ばれる（❶）．
- これらのうち，糖質，脂質，たんぱく質は三大栄養素と呼ばれ，1日の摂取量が数十gから数百gにもなる．
- これに対し，ミネラルの1日摂取量は2〜3g，ビタミンの1日摂取量は数μgから数百mg程度である．
- 栄養素がもたらす機能は3つに大別できる（❶）．
  - 1つ目は，エネルギー源となるものであり，糖質，脂質，たんぱく質が相当する．これら栄養素は体内でアデノシン-5′-三リン酸（ATP）に変換されてエネルギーを供給する．糖質からしかATPを産生できない組織もある．
  - 2つ目は，筋肉や骨格など，体の構成成分となるものであり，たんぱく質やミネラルが相当する．
  - 3つ目は，生体内で行われる種々の化学反応を調節するものであり，ビタミン，ミネラル，たんぱく質が相当する．ビタミンやミネラルは補因子として酵素反応に関与し，たんぱく質は酵素，ホルモン，その他の生理活性物質の合成に用いられる．
- 各栄養素が特有の生理的な機能をもち，栄養素の過不足により生体機能に失調が生じる．
- 栄養素によっては生体内で生合成できるものと，できないものがある．また，他の栄養素で代用できるものと，できないものがある．
- 食品はいずれかの栄養素を含んでいるが，単一の食品だけで生体が要求する栄養素をバランスよく含んでいるとは限らないため，失調症を防ぐためには食品の成分や特徴をよく理解し，複数の食品を上手に組み合わせた食事を摂取することが必要となる．
- 「日本人の食事摂取基準」は，健康な個人または集団を対象として，国民の健康の維持・増進，エネルギー・栄養素欠乏症の予防，生活習慣病の予防，過剰摂取による健康障害の予防を目的とし，エネルギーおよび各栄養素の摂取量の基準を示している．

2 栄養と健康・疾患

1 栄養学の歴史

- 料理の献立を作る際に食品のカロリーを計算するのは，われわれが食物として摂取した栄養素を燃焼させ，その時に発生するエネルギーを利用して生活しているからである．今では当たり前であるが，この事実に人類が気づいたのは18世紀後半〜19世紀になってからである．

豆知識

独立栄養生物と従属栄養生物：植物のように生命活動に必要な物質を無機質から作ることができる生物を独立栄養生物という．
動物は，植物や他の動物を食べることで必要となる栄養素を確保しており，このような生物を従属栄養生物という．

- きっかけは，ラボアジェ（フランス）が，呼吸が炭素の燃焼と似た現象であることを発見したことである．
- 同時代，スパランツァーニ（イタリア）は，消化とは胃液による化学作用であり，消化管の運動による力学作用ではないことを示した．
- 19世紀前半，ムルダー（オランダ）は，卵白から窒素を大量に含む物質を取り出し，プロテイン（ギリシャ語で最も重要なものを意味する）と命名した．
- 19世紀中頃，リービッヒ（ドイツ）は『動物化学』を出版し，三大栄養素である糖質，脂質，たんぱく質が動物の生命維持に果たす役割についての仮説を述べている．正しい仮説もあれば，見当違いの仮説もあった．
- 19世紀中頃から後半にかけ，ベルナール（フランス）は，糖質は体内でグルコースの形で利用されること，飢餓時にも血液中にグルコースが存在すること，肝臓にはグリコーゲンの形でグルコースが貯蔵されていることなどを発見した．このほか，膵液，胆汁の役割も明らかにした．
- 病気は病原体や有毒物質によって引き起こされるものだけでなく，栄養素の欠乏も病気を引き起こすという考えは20世紀になって，ようやく受け入れられた．きっかけは，ビタミン欠乏症の発見である．
- 栄養学の発展に貢献した代表的な研究者を項目別に❷にまとめた．

2　栄養素の欠乏症・過剰症

- 先進諸国では飽食の時代となり特定の栄養素の摂取過剰により，肥満を原因とする健康影響が問題となっている．
- その一方で，発展途上国では食糧不足が継続し栄養素の欠乏症に苦しんでいる人々もいる．世界人口の増加とともに食糧確保が難しくなることが危惧されている．

3　生活習慣病

- 生活習慣病は厚生労働省の資料で，「食習慣，運動習慣，休養，喫煙，飲酒などの生活習慣が，その発症・進行に関与する疾患群」と定義されている．
- 生活習慣病には，肥満，2型糖尿病，脂質異常症，高血圧症，循環器疾患，肺がん，慢性気管支炎，大腸がんなどがある．日本人の死因の上位を占める，がんや心臓病，脳卒中は生活習慣病に含まれ，発症の原因は複数ある．
  - 食習慣が原因となるもの：肥満，2型糖尿病，脂質異常症，高血圧症，大腸がんなど．
  - 運動不足が原因となる：肥満，2型糖尿病，脂質異常症，高血圧症など．
  - 喫煙が原因となるもの：肺がん，慢性気管支炎など．
  - 飲酒が原因となるもの：肝疾患，食道がんなど．

肥満，糖尿病，脂質異常症，高血圧症

- 肥満は食生活の欧米化や運動不足によって体脂肪が過剰に蓄積された状態を指し，糖尿病，脂質異常症，高血圧症，循環器疾患などの疾病発症のリスクとなる．
- 糖尿病は血液中のグルコース濃度（血糖値）が慢性的に高値を示す疾病で，網膜症，腎症，神経障害といった三大合併症の原因となり，病態が進行すると失明，透析，四肢壊疽のリスクになるほか，循環器疾患のリスクにもなる．
- 脂質異常症は，以前は高脂血症と呼ばれ，血液中のトリグリセリド（トリアシルグリセロール，中性脂肪）やコレステロール濃度が慢性的に高い状態をきたし，動脈硬化が進み，心筋梗塞や脳梗塞などの循環器疾患のリスクとなる．
- 高血圧症は，食塩の過剰摂取，肥満，運動不足，飲酒などが原因で，血圧が慢性的に高値を示す状態となり，動脈硬化，狭心症，心筋梗塞，心不全，脳梗塞，脳出血，認知症のリスクとなる．

豆知識
佐伯矩（さえき ただす）：日本で初めての栄養研究所（現在の国立健康・栄養研究所，1920年開設）の創始者．

●MEMO●
江戸わずらい：江戸時代，「江戸わずらい」といわれる奇妙な病が流行した．参勤交代で江戸に滞在した地方の人にみられ，足元がもたつく，寝込むなどの症状が生じたものの，地元に帰ると治ることが多かったため，その名がついた．原因はビタミンB_1欠乏による「脚気」であった．江戸では，精米（胚芽部分に多く含まれるビタミンB_1が取り除かれる）した白米食が増えていたのに対し，地方ではまだ玄米食が中心であったことなどが考えられる．

豆知識
生活習慣病は，以前は「成人病」と呼ばれ，加齢とともに発症するものとされていたが，実際は子どものころからの生活習慣の乱れが原因となって発症することがわかり，「生活習慣病」と呼ばれるようになった．

❷ 栄養学の発展に貢献した代表的な研究者

	人物名	西暦	事柄
呼吸・エネルギー代謝	ラボアジェ (Lavoisier, フランス)	1785年	動物の呼吸が酸素を用いて二酸化炭素を生成するという，物質の燃焼と似た現象であることを発見した
	ルブネル (Rubner, ドイツ)	1891年	動物の体表面積と代謝熱量が比例することを発見した
		1902年	糖質，たんぱく質，脂質の生理的熱量を定めた
			特異動的作用（食事誘発性熱産生）を発見した
	アトウォーター (Atwater, アメリカ)	1903年	糖質，たんぱく質，脂質の生理的熱量をそれぞれ4，9，4 kcal/gとした（アトウォーター係数）
糖質の消化と代謝	ロイクス (Leuchs, ドイツ)	1831年	唾液がでんぷんを消化して糖に変換することを示した
	ベルナール (Bernard, フランス)	19世紀後半	糖質は体内でグルコースの形で利用されること，飢餓時にも血液中にグルコースが存在すること，肝臓と筋肉にはグリコーゲンの形でグルコースが貯蔵されていることなどを発見した
			腸管内にはショ糖を加水分解してブドウ糖と果糖に変換するインベルターゼ（スクラーゼ）が存在することを発見した
	エムデン (Embden, ドイツ)	1920年代	ブドウ糖をピルビン酸にまで変化させる「解糖系」を明らかにした
	マイヤーホフ (Meyerhof, ドイツ)		
	コリ夫妻 (Coli, アメリカ)		
	フィスケ (Fiske, アメリカ)	1929年	アデノシン-5′-三リン酸（ATP）を発見した
	サバロウ (Subbarow, アメリカ)		
	ローマン (Lohmann, ドイツ)		
	コリ夫妻 (Coli, アメリカ)	1930年代	「コリ回路」を発見した
	クレブス (Krebs, ドイツ)	1930年代	「TCA回路（クエン酸回路またはクレブス回路）」を発見した
	リップマン (Lipmann, アメリカ)	1947年	補酵素A（coenzyme A：CoA）を発見した
	リネン (Lynen, ドイツ)	1951年	アセチルCoAを発見した
	ミッチェル (Mitchell, アメリカ)	1961年	ミトコンドリアでのATP産生機構「化学浸透圧説」を提唱した
脂質の消化と代謝	エーベルレ (Eberle, アメリカ)	1834年	膵液には脂肪をグリセロールと脂肪酸に加水分解する作用があることを発見した
	ベルナール (Bernard, フランス)	1848年	
	クヌープ (Knoop, ドイツ)	1905年	脂肪酸の分解経路として「β酸化」を提唱した
	バー夫妻 (Burr, アメリカ)	1929年	リノール酸が必須脂肪酸であることを発見した
	リネン (Lynen, ドイツ)	1952年	脂肪酸のβ酸化にかかわる酵素を発見した
たんぱく質の消化と代謝	リービッヒ (Liebig, ドイツ)	1842年	食品中の窒素がたんぱく質に由来することを発見した
			体内窒素は尿素として排泄されることを発見した
	ケルダール (Kjeldahl, デンマーク)	1883年	窒素定量法を確立した
	ローズ (Rose, アメリカ)	1835年	トレオニンを発見した
		1957年	不可欠（必須）アミノ酸の概念を確立した
ビタミン	高木兼寛	1884年	食事改善により脚気の発生を抑制することに成功した
	エイクマン (Eijkman, オランダ)	1897年	米ぬかで脚気を治療できることを発見した
	フンク (Funk, ポーランド)	1911年	米ぬかの抗脚気因子をビタミンと命名した
	鈴木梅太郎	1912年	米ぬかの抗脚気因子をオリザニンと命名した
	ドラモンド (Drummond, イギリス)	1919年	抗壊血病因子を発見し，ビタミンCと命名した

2 栄養と健康・疾患

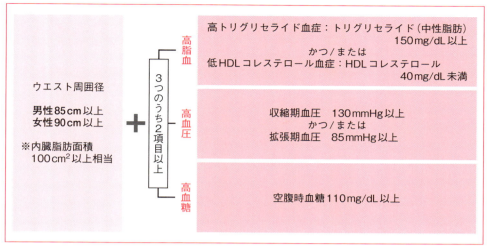

❸ メタボリックシンドロームの診断基準
（山岸良匡．メタボリックシンドロームの診断基準．e-ヘルスネット〈厚生労働省〉．https://www.e-healthnet.mhlw.go.jp/information/metabolic/m-01-003.html より）

メタボリックシンドローム

- メタボリックシンドロームは，生活習慣病の前段階の状態を指し，内臓脂肪蓄積を基盤として血圧，血糖値，血中脂質濃度の異常を引き起こす病態と考えられている．
- 内臓脂肪型肥満に加え，血圧，血糖値，血中トリグリセリドおよびコレステロール濃度が診断基準となる（❸）．
- メタボリックシンドロームの人は，そうでない人と比べて，2型糖尿病になるリスクは約3倍，心血管疾患を発症したり，それにより死亡したりするリスクも約3倍になるといわれている．
- メタボリックシンドロームは，生活習慣病の発症を防ぐために設けられた早期診断のための診断名である．自覚症状のないことが多いが，決して放置してよい状態ではない．
- メタボリックシンドロームに対する基本戦略は，内臓脂肪の蓄積の改善であり，主な対処方法は食べ過ぎと運動不足を解消し，体重，血圧，血糖値，血中脂質濃度の管理を行うことが必要となるほか，禁煙，アルコール摂取量を減らすことも重要である．

4 健康増進

- 健康は維持するだけでなく，増進させる必要がある．健康増進とは，健康をある水準からよりいっそう高めることである．加齢にともなう体力低下を遅らせる努力も健康増進の一つである．
- 広い意味での健康増進は，単に病気を予防するだけでなく，病気の進展を遅らせること，再発を防ぐことも含み，次の3つに区分されている．
  - 一次予防：栄養，運動，休養など，生活習慣を改善して疾病発症を予防すること．
  - 二次予防：疾病の早期発見，早期治療により，重症化を予防すること．
  - 三次予防：再発防止対策や社会復帰対策を行うこと．
- 身体活動・運動の量が多い者は，少ない者と比較して循環器病，2型糖尿病，がん，ロコモティブシンドローム，うつ病，認知症などの発症・罹患リスクが低いことが報告されている[1]．
- 日本では，身体活動・運動の不足は，喫煙，高血圧に次いで，非感染性疾患による死亡に対する3番目の危険因子であることが示唆されている．こうしたことから，身体活動・運動の意義と重要性が広く国民に認知・実践されることは，超高齢社会を迎える日本には求められている．

【用語解説】
身体活動：安静にしている状態よりも多くのエネルギーを消費する，骨格筋の収縮をともなうすべての活動を指す[1]．
運動：身体活動のうち，スポーツやフィットネスなどの健康・体力の維持・増進を目的として，計画的・定期的に実施されるものを指す[1]．

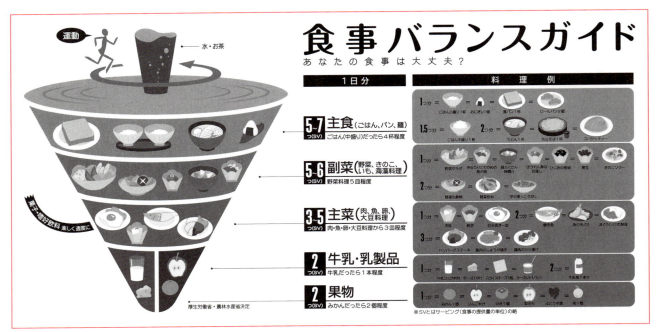

❹ 食事バランスガイド
(厚生労働省.「食事バランスガイド」について．https://www.mhlw.go.jp/bunya/kenkou/eiyou-syokuji.htmlより)

健康増進法

- 健康増進法が2002（平成14）年に公布された．この法律は，「健康日本21（二十一世紀における国民健康づくり運動）」を中核とした国民の健康づくり・疾病予防をさらに積極的に推進するために，医療制度改革の一環としてつくられた法律である．
- 健康増進法では，「国民は，健康な生活習慣の重要性に対する関心と理解を深め，生涯にわたって，自らの健康状態を自覚するとともに，健康の増進に努めなければならない」とし，健康づくりに取り組むことを国民の責務としている．
- 改正健康増進法が2018（平成30）年に公布され，「望まない受動喫煙の防止を図るため，多数の者が利用する施設等の区分に応じ，当該施設等の一定の場所を除き喫煙を禁止するとともに，当該施設等の管理について権限を有する者が講ずべき措置等について定める」ことを改正の趣旨としている．

各種の基準・ガイド

- 日本人の健康維持・増進，生活習慣病の発症予防のために，「日本人の食事摂取基準」が厚生労働省により策定されており，摂取エネルギー量をはじめ30を超える栄養素摂取量の基準が示されている．この基準は，食の適正化により個人の栄養状態を適正な状態に保つことを目的としている．
- 2005（平成17）年には，厚生労働省と農林水産省が共同して「食事バランスガイド」を発表した（❹）．このガイドは，望ましい食生活についてのメッセージを示した「食生活指針」を具体的な行動に結びつけるものとして，1日に「何を」「どれだけ」食べたらよいかの目安を，わかりやすくイラストで示したものである．
- 厚生労働省は，2024年，「健康づくりのための身体活動基準2013」を改訂し，「健康づくりのための身体活動・運動ガイド2023」を策定した．これには，健康づくりにかかわる専門家（健康運動指導士，保健師，管理栄養士，医師等），政策立案者（健康増進部門，まちづくり部門等），職場管理者，その他健康・医療・介護分野における身体活動を支援する関係者を対象者として，推奨情報・参考情報がまとめられている（❺）．

3　遺伝形質と栄養の相互作用

全体の方向性	個人差を踏まえ，強度や量を調整し，可能なものから取り組む 今よりも少しでも多く身体を動かす		

対象者※1	身体活動※2（＝生活活動※3＋運動※4）		座位行動※6
高齢者	歩行又はそれと同等以上の （3メッツ以上の強度の） 身体活動を1日40分以上 （1日約6,000歩以上） （＝週15メッツ・時以上）	**運動** 有酸素運動・筋力トレーニング・バランス運動・柔軟運動など多要素な運動を週3日以上 【筋力トレーニング※5を週2～3日】	座りっぱなしの時間が長くなりすぎないように注意する （立位困難な人も，じっとしている時間が長くなりすぎないように少しでも身体を動かす）
成人	歩行又はそれと同等以上の （3メッツ以上の強度の） 身体活動を1日60分以上 （1日約8,000歩以上） （＝週23メッツ・時以上）	**運動** 息が弾み汗をかく程度以上の （3メッツ以上の強度の） 運動を週60分以上 （＝週4メッツ・時以上） 【筋力トレーニングを週2～3日】	
こども （※身体を動かす時間が少ないこどもが対象）	（参考） ・中強度以上（3メッツ以上）の身体活動（主に有酸素性身体活動）を1日60分以上行う ・高強度の有酸素性身体活動や筋力・骨を強化する身体活動を週3日以上行う ・身体を動かす時間の長短にかかわらず，座りっぱなしの時間を減らす．特に余暇のスクリーンタイム※7を減らす．		

※1　生活習慣，生活様式，環境要因等の影響により，身体の状況等の個人差が大きいことから，「高齢者」「成人」「こども」について特定の年齢で区切ることは適当でなく，個人の状況に応じて取組を行うことが重要であると考えられる．
※2　安静にしている状態よりも多くのエネルギーを消費する骨格筋の収縮を伴う全ての活動．
※3　身体活動の一部で，日常生活における家事・労働・通勤・通学などに伴う活動．
※4　身体活動の一部で，スポーツやフィットネスなどの健康・体力の維持・増進を目的として，計画的・定期的に実施する活動．
※5　負荷をかけて筋力を向上させるための運動，筋トレマシンやダンベルなどを使用するウエイトトレーニングだけでなく，自重で行う腕立て伏せやスクワットなどの運動も含まれる．
※6　座位や臥位の状態で行われる，エネルギー消費が1.5メッツ以下での全ての覚醒中の行動で，例えば，デスクワークをすることや，座ったり寝ころんだ状態でテレビやスマートフォンを見ること．
※7　テレビやDVDを観ることや，テレビゲーム，スマートフォンの利用など，スクリーンの前で過ごす時間のこと．

❺　健康づくりのための身体活動・運動ガイド 2023 推奨事項一覧
（厚生労働省．健康づくりのための身体活動・運動ガイド2023（概要）．https://www.mhlw.go.jp/stf/seisakunitsuite/bunya/kenkou_iryou/kenkou/undou/index.htmlより）

3　遺伝形質と栄養の相互作用

1　栄養素に対する応答の個人差

● お酒に強い/弱い，背が高い/低い，足が速い/遅いなどのように，同じような食事や生活スタイルをしていても，太る人，太らない人，やせる人がいる．また，高血圧症や糖尿病などの慢性疾患に対する罹患リスクも個人間で異なることも知られている．

● このような多様性について，従来は個性や体質によるものとされてきた．現在は，遺伝子の塩基配列や発現制御の違いが個体差を生み出す要因になると考えられている．

遺伝子多型

● 個性や体質の多様性に対応するかのように，同じ動物種のなかでもゲノムDNAの塩基配列にわずかな個体差（個体間の塩基配列の違い）があることが知られている．

● 塩基配列の個体差のなかで，その動物種が属する集団内で1%以上の頻度で観察されるものを「遺伝子多型」と呼ぶ．

● 遺伝子多型には塩基の欠損や挿入，塩基配列の繰り返し数の違い（マイクロサテライト多型），遺伝子単位の繰り返し数の相違（コピー数多型）などがある．

● 遺伝子多型は，機能が異常となったたんぱく質が作られる原因となる場合がある．

● がんをはじめとするいくつかの家族性疾患と呼ばれるものでは，親から受け継いだ遺伝子多型が影響する場合がある．

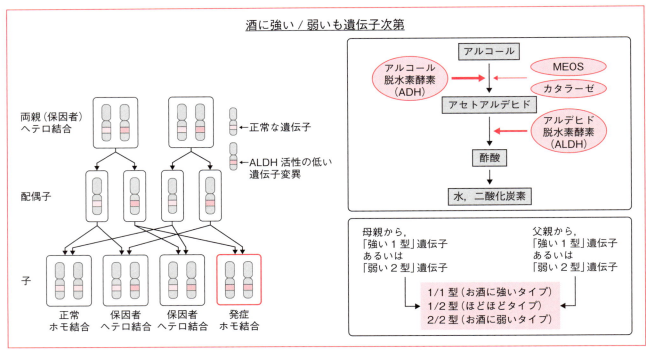

❻ お酒に強い・弱い体質について

- お酒に強い/弱いを決定づけるのも親から受け継いだ遺伝子多型が影響している．
  - 摂取したアルコールを代謝する経路にかかわる酵素の遺伝子多型によりアミノ酸置換が引き起こされ，その酵素の活性が変化することがわかっている（❻）．

一塩基多型（SNP）

- 遺伝子多型のなかで，1塩基だけ変化している多型を「一塩基多型（SNP）」と呼ぶ．
- ヒトゲノム内には300〜500塩基に1個の頻度でSNPが見つかっており，約1,000万のSNPが存在すると考えられている．
- SNPの頻度は人種，民族などによって違いがみられる．
- 多くのSNPは非遺伝子領域にあるが，一部はたんぱく質をコードしている遺伝子領域にも存在し，そのたんぱく質の機能に影響することがある．
- 遺伝子発現を調節する領域にSNPがあると，たんぱく質の発現量に差がみられる場合がある．
- 遺伝子に存在するSNPのすべてが必ずしも疾病発症の直接的原因となるわけではない．
- ゲノムワイド関連解析（GWAS）により，さまざまな疾患発症リスクに関連しているSNPが見出されている．

2 生活習慣病と遺伝子多型

- 生活習慣病の発症について，単一の遺伝子変異で説明できる例はきわめて少ない．
- 多くの場合，複数の関連遺伝子の変異（遺伝的素因）と，食生活，運動などの環境因子がともに関与している疾患であり，多因子疾患であるといえる．
- 生活習慣病発症への遺伝要因全体の寄与率は，糖尿病で65％，脳卒中と心筋梗塞で25％程度と推定されている（❼）．

3 倹約遺伝子

- 1963年にニール（J.V. Neel）によって提唱された倹約遺伝子仮説 Thrifty gene theory は，食物が足りないときには，少ないエネルギー消費量で生き残れる「倹約遺伝子型」

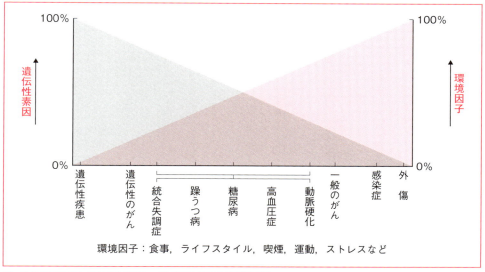

❼ **生活習慣病と遺伝子多型─遺伝性素因と環境因子─**
遺伝性素因と環境因子の疾患発症に寄与する割合の概念図.
（野島 博．遺伝子診断入門．羊土社；1992より）

- をもっている人が有利だが，食物が豊かになると倹約遺伝子型をもっている人はかえって不利で，肥満，糖尿病になりやすいという仮説である．
- 人間の遺伝子が新しい環境に適応するように変化するには，10万年くらいはかかると考えられている．そのため，現代人の遺伝子は飢餓にさらされていた1万年前のままであり，飢餓から飽食の時代への急激な変化に遺伝子が対応することができず，いろいろな病気にかかっているのかもしれない．
- アメリカのピマ・インディアンはアリゾナ州の砂漠に住み，ごくわずかな農耕だけで，ほとんど狩猟採集生活を続けてきた．19世紀の末，ヨーロッパ人が現れ，彼らから土地を奪い，保護区に入れて食糧とお金を与えた．それまで荒野をかけまわって暮らしていた彼らは，体を動かさない生活をするようになり，急速に肥満や糖尿病にかかった．
  ピマ・インディアンでは，β_3アドレナリン受容体の64番目のアミノ酸であるトリプトファンがアルギニンに置換されたミスセンス変異（Trp64Arg型）の頻度が31％ときわめて多い．褐色脂肪組織などに多く発現しているβ_3アドレナリン受容体は熱産生促進に関与しているため，彼らに多くみられるβ_3アドレナリン受容体の遺伝子多型では，1日あたりの基礎代謝量が標準タイプの人に比べて200 kcal程度低く，BMIや内臓脂肪面積が高値を示すことが明らかにされた．日本人を対象とした研究においても同様の知見が得られている（❽）．
- PPARγ2（ペルオキシソーム増殖剤活性化受容体）は，前駆脂肪細胞が脂肪細胞に分化する際に重要な役割を果たす核内受容体であり，ヒトの*PPARγ2*遺伝子の12番目のアミノ酸であるプロリンがアラニンに置換された遺伝子多型の頻度は，糖尿病ではない人に多く認められる．
- *TCF7L2*（糖尿病感受性遺伝子）の多型は，日本人を含む世界中の集団で2型糖尿病発症との相関関係が確認されている．
- そのほかの倹約遺伝子多型を示す候補遺伝子として，脱共役たんぱく質，アディポネクチン，レプチン受容体，アンギオテンシノーゲンなど40以上の遺伝子が報告されている．

豆知識

新世界症候群：ピマ・インディアンだけでなく，古くからの狩猟採集生活を長く続け，急速に現代文明に接して，豊富な食糧に恵まれた民族が同じような健康状態になっており，「新世界症候群」とも呼ぶ．

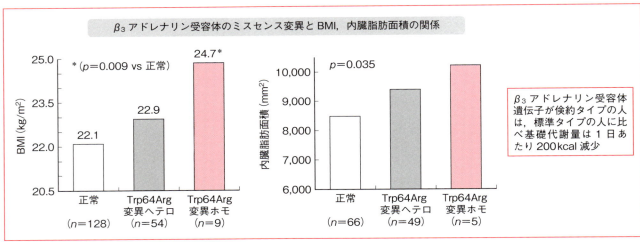

❽ 日本人におけるβ₃アドレナリン受容体変異と体重，BMI
(Kadowaki H, et al. A mutation in the β₃-adrenergic receptor gene is associated with obesity and hyperinsulinemia in Japanese subjects. Biochem Biophys Res Commun 1995；215：555-60のデータより)

4 これからの栄養学

- 1980年代にビタミンAやビタミンDが遺伝子の転写を直接制御することが明らかにされ，その後，糖質，脂肪酸，コレステロール代謝物，胆汁酸なども，栄養素の代謝や消化，吸収に関与する遺伝子発現を制御することが明らかにされた．
- このように現代の栄養学では，栄養素および栄養素の代謝産物は，遺伝子発現を調節する因子としてはたらき，細胞の構造や機能に影響し，ヒトの生命活動に影響を与えているとする概念，ニュートリゲノミクスが確立されている．
- 栄養素の必要量は，SNPなどの個人差といった遺伝的背景によって異なる可能性がある．そのため，個人における栄養素の不足・過剰の評価は，栄養素の摂取状況や健康・栄養状態だけでなく，個人個人の遺伝的背景を考慮する必要がある．

食習慣と遺伝の関連

- 日本人約16万人の遺伝情報を用いた大規模研究により，食習慣に関連する遺伝子領域が同定されている．すなわち，飲酒，飲料（コーヒー，お茶，牛乳）の摂取頻度，食品（ヨーグルト，チーズ，納豆，豆腐，魚，野菜，肉）の摂取頻度を調べたところ，ゲノム上の9か所にいずれかの摂取頻度と関連のある領域が同定された．
- 特に，12番染色体上のALDH2遺伝子のアミノ酸配列を変化させる遺伝子多型が，飲酒，飲料（コーヒー，お茶，牛乳），食品（ヨーグルト，納豆，豆腐，魚）の摂取といった広範な食習慣と関連することが明らかにされた．
- この結果は，日本人の食習慣に影響する遺伝的背景を理解するうえでたいへん重要であり，どのような遺伝的背景の人がどのような食習慣になりやすいかを予測可能にするかもしれない．食習慣の個人差と疾患発症や健康寿命とのかかわりの解明，疾病発症リスクや予後の予測，個別化医療の実現にも発展する可能性がある．

エピジェネティックな遺伝子発現制御

- 近年，若年女性のダイエット志向により，低出生体重児の割合が10％程度と高まっており，若年女性の妊娠前，妊娠期，授乳期の食生活の重要性が注目されている．
- 胎児期や乳児期の栄養状態が遺伝子発現に影響することも明らかにされており，胎児期から乳幼児期に低栄養状態にさらされると，その後，糖尿病や肥満，高血圧などの発症リスクが高まることが知られている．
- 胎児期や乳児期の栄養状態の遺伝子発現への影響には，遺伝子配列の変化はなく，後

●MEMO●
テーラーメード栄養指導・療法：個々人の食習慣，嗜好性，遺伝情報などを考慮した指導や療法のこと．

4 これからの栄養学

天的な遺伝子発現の活性化・不活性化によるものであり，エピジェネティックな遺伝子発現制御と呼ばれている．

- 胎児期・新生児期の栄養状態によるエピゲノム制御が成人期の生活習慣病発症に関与することも示唆されており，エピジェネティックな遺伝子発現制御を早期に診断することが疾病発症の予防につながる可能性がある．

食事と腸内細菌叢

- ヒトの腸内には数百種類，100兆個ほどの細菌が生息しており（腸内細菌叢），われわれの健康維持に重要な役割を果たしていることが次第に明らかになってきた．
- 腸内細菌叢の組成は，食事，季節，ライフスタイル，ストレス，抗生物質の使用，病気などの多くの環境因子の影響を受け，その変化は，宿主の免疫・代謝・神経系などに影響を与え，健康状態や疾患発症に関連することが示唆されている．
- 食事が腸内細菌叢に与える影響は個人によって大きく異なる．
- 食事が各個人の腸内細菌叢に与える影響が予測できれば，健康維持や疾病発症予防に応用可能となる．将来，個人の健康状態や病態に応じて，食事によって腸内細菌叢をコントロールできるようになるかもしれない．

●MEMO●
DOHaD (Developmental Origins of Health and Disease) 仮説：胎児期や出生直後の健康・栄養状態が，成人になってからの健康に栄養を及ぼすという仮説．

1 栄養の概念

引用文献
1) 厚生労働省．健康づくりのための身体活動基準2013．http://www.mhlw.go.jp/stf/houdou/2r9852000002xple.html

---

カコモン に挑戦 ‼

◆ 第38回-68
遺伝子多型に関する記述である．誤っているのはどれか．1つ選べ．
(1) 一塩基多型はSNPsと呼ばれる．
(2) 後天的要因により生じる．
(3) 出現頻度には人種差がある．
(4) 生活習慣病の発症要因となる．
(5) ヒトの集団の1%以上にみられる．

◆ 第37回-68
栄養学の歴史上の人物と，関連する事柄の組合せである．最も適当なのはどれか．1つ選べ．
(1) ルブネル (Rubner M) ――――― 呼吸が燃焼と同じ現象であることを証明
(2) クレブス (Krebs HA) ――――― たんぱく質の窒素定量法を開発
(3) ケルダール (Kjeldahl J) ――――― 食事誘発性熱産生 (DIT) を提唱
(4) アトウォーター (Atwater WO) ――――― 消化吸収率を考慮した栄養素の生理的熱量を提唱
(5) ラボアジェ (Lavoisier AL) ――――― クエン酸回路を発見

◆ 第35回-68
遺伝形質に関する記述である．最も適当なのはどれか．1つ選べ．
(1) 遺伝子多型は，遺伝子変異の発生頻度が集団の1%未満である．
(2) 遺伝子多型は，食習慣の影響を受けて生じる．
(3) 遺伝子多型の出現頻度は，人種による差異がない．
(4) β_3アドレナリン受容体遺伝子の変異は，肥満のリスクを高める．
(5) 倹約（節約）遺伝子は，積極的にエネルギーを消費するように変異した遺伝子である．

解答＆解説

◆ 第38回-68　正解(2)
解説
(1) ○
(2) 遺伝子多型とは，遺伝子の個人ごとの先天的な塩基配列の違い（遺伝子変異）のうち，血縁関係のない集団で1%以上の頻度で存在するもののこと．
(3) ○
(4) ○
(5) ○

◆ 第37回-68　正解(4)
正しい組合せを提示し，解説とする．
(1) ルブネル (Rubner M) ―― 食事誘発性熱産生 (DIT) を提唱
(2) クレブス (Krebs HA) ―― クエン酸回路を発見
(3) ケルダール (Kjeldahl J) ―― たんぱく質の窒素定量法を開発
(4) ○
(5) ラボアジェ (Lavoisier AL) ―― 呼吸が燃焼と同じ現象であることを証明

◆ 第35回-68　正解(4)
解説
(1) 遺伝子多型は，遺伝子変異の発生頻度が集団の1%以上である．
(2) 遺伝子多型は，食習慣の影響を受けない．
(3) 遺伝子多型の出現頻度は，人種による差異がある．
(4) ○
(5) 倹約（節約）遺伝子は，エネルギー消費を節約し，余ったエネルギーは積極的に体脂肪として蓄積させる作用をもつ遺伝子である．

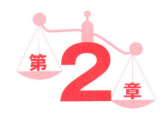

第2章 食物の摂取（摂食行動）

- 摂食行動を調節する4つの要因（空腹感，食欲，飽満感，満腹感）を理解する
- 恒常性摂食と報酬性摂食という2種類の摂食調節の違いを理解する
- 摂食行動に影響を与える生体内因子を理解する
- 食事のリズムが栄養学的および生理学的にもつ重要性を理解する

- ✓ 摂食行動を誘導する「空腹感」は飢餓に対応した感覚であるのに対して，「食欲」は特定の食物への欲求によってつくられる，空腹感とは異なる感覚である．
- ✓ 空腹感を調節する恒常性摂食は主に脳の視床下部で制御され，食欲を調節する報酬性摂食は主に中脳と大脳で制御されている．
- ✓ 摂食行動は，摂取した栄養素，生体内の貯蔵エネルギー，胃腸の拡張などの物理的刺激や食事刺激で分泌変動するホルモンに加えて，快楽的因子や病的要因といった内部環境因子，および，心理的因子，社会的因子，生活環境因子といった外部環境因子によって複雑に制御されている．
- ✓ 一般的とされる「1日3食」の食事リズムは，健康を支える規則正しい日周リズムの形成に重要な役割を果たし，栄養学的および生理学的に多くの優れた効果をもつ．

1 摂食行動を制御する要因：空腹感，食欲，飽満感，満腹感

1 摂食行動を調節する制御要因

- ヒトを含む動物は，生命活動に必要な栄養素を食物から得ている．
- 摂食行動の調節は，生体が必要な栄養素の量と質を適切に認知することで，摂食行動を通じて栄養不足や過剰摂取を防ぐための重要な生理機能である．
- 摂食行動の調節がどのように制御されているのか，そして，その調節異常が引き起こす疾患との関連と病態生理学的意義を理解することは，基礎栄養学を学ぶうえで重要である．
- 摂食行動は，「食事を開始させる制御要因：空腹感と食欲」と「食事を停止させる制御要因：飽満感と満腹感」によって調節されている．
  - 空腹感（hunger）：生体内の貯蔵エネルギーの不足した飢餓的状態でつくられる感覚．通常は胃の収縮をともなう．主に脳の視床下部によって制御される．
  - 食欲（appetite）：空腹感とは独立した食物への欲求．エネルギーの過不足にかかわらず，他の内部および外部環境因子の影響を受ける．主に大脳によって制御される．
  - 飽満感（satiation）：食事を終了させる感覚で，1回の食事量を決定する感覚．食事中に飽満感はつくられる．
  - 満腹感（satiety）：次の食事までの時間を決定する感覚．食事の終了後に強くつくられる感覚で，次の食事までの間の空腹感を抑えて食物を摂取しないようにする．

食事を開始させる制御要因：空腹感 vs. 食欲

- 「空腹感」は，しばらく食物を摂取しないことによって体内の貯蔵エネルギーが不足

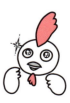

食事の開始と終了を制御する4要因は，英語名称でも理解しよう！

したときに生じ，通常は消化管内が空となり胃の律動的収縮をともなう生理的な現象である．
- 空腹感は，食物を摂取するための行動（探索行動，購買行動，調理行動など）を誘発して，摂食行動を促進する．
- 「食欲」は，空腹感とは異なる独立した摂食行動制御要因であり，これは生理的な現象に心理的な現象も加わることで，ある特定の種類の食物への欲求となり，そして，摂取すべき食物を選択するための手助けともなる（食物の嗜好性）．
- 食欲の強弱は，快楽的因子・病的要因・特定栄養素に対する欲求などによる「内部環境因子」と，学習による嗜好/嫌悪，心理的因子，社会的因子，生活環境因子などによる「外部環境因子」によって調節される（❶）．
  - たとえば，食欲は，朝食・昼食・夕食の前の空腹感とともに高まる．しかし，生体内のエネルギーが満たされて空腹でないときでも，快の情動・報酬を予測させる食べ物の視覚・匂い・味は，食欲を刺激して摂食行動を促進させる．その他，香辛料やアルコールなどは胃腸のはたらきを亢進して食欲を増進させるといわれている．
  - 反対に，精神的にショックな出来事があったときや，体調が優れないとき，楽しいことに没頭しているときは，食欲が低下し，消化管内は空であるにもかかわらず空腹感が抑制され，食物探索行動や摂食行動が促進されないことがある．
- 食欲の異常は，摂食行動の乱れを引き起こし，栄養失調・やせ，または，過度な肥満の原因となる．やせの原因となる摂食症（摂食障害）の主たる疾患として，神経性やせ症（anorexia nervosa；拒食症）と神経性過食症（bulimia nervosa）がある．さらに，肥満の原因となる疾患として，むちゃ食い症（binge-eating disorder；過食性障害）が2013年から正式な疾患となった．いずれの疾患も，精神疾患からの「認知のゆがみ」が強く影響しており，脳内での精神機能調節と食欲調節が密接に関連していることが示唆されている．
- 清涼飲料水やデザート，スナック，揚げ物に多く含まれる糖類や脂質は，脳内に強い快楽的刺激を与えることがわかってきた．高糖類・高脂質の食物が豊富に存在する現代の「肥満促進環境」が，世界的に肥満が増加し続ける根本的な原因の一つとなっている．

まとめ
- 空腹感と食欲は摂食行動を調節する異なる要因である．空腹感は主に間脳の視床下部で調節され，食欲は主に脳の高次機能をつかさどる大脳で調節されている．空腹感と食欲は脳内で相互作用することがわかってきた（❷）．脳の高次機能が発達したヒトにおいては摂食調節における食欲の関与は大きい．

食事を停止させる制御要因：飽満感 vs. 満腹感

- 「飽満感」とは，食事の最中につくられる感覚で，これが食事の終了を決定づける感覚となる．空腹感や食欲が充足されて飽和された感覚である．飽満感は，日常的には「お腹がいっぱい」や「満腹」という言葉で表現されることが多い．飽満感は1回の食事量を決定している．

●MEMO●
摂食中枢：「お腹がすいた」「お腹がいっぱい」と表現するが，約100年前，摂食中枢は胃に存在すると考えられていた．この考えは，1912年にW. B. Cannonらが提唱した胃収縮説によるものである．その後，脳研究が発展し，1942年にA. W. Hetheringtonらは視床下部の腹内側核を破壊すると過食となり肥満を呈すること，1951年にB. K. Anandらは視床下部の外側野を破壊すると摂食量を低下させて餓死させることを明らかにした．その後の多くの研究結果から，現在では，脳の主に視床下部が「恒常性摂食中枢」として機能することが間違いのない事実として理解されている．他方，2001年には，胃で産生されるホルモンのグレリンが空腹感の創出に関与することが明らかにされ[1]，胃も摂食行動調節に重要な臓器となった．

空腹になるとお腹がグーグー鳴るよね！

豆知識
やせの原因となる摂食障害：主に先進国の10～30歳代の女性でみられる神経性やせ症（拒食症）と神経性過食症の病態は，「食欲」の問題ではなく，体型や体重に対する「認知のゆがみ」が原因とされ，この疾患は精神疾患に分類される．
神経性過食症では，一度に2,000～3,000 kcalの食事を摂取し，その後の強い罪悪感により，嘔吐や大量の下剤服用により摂取カロリーを取り除こうとする．

❶ 食欲に影響を与える「内部環境因子」と「外部環境因子」

内部環境因子	・快楽的因子：快の情動・報酬を予期させる条件（視覚，匂い，味，おいしさ）など ・病的要因：感染症，がん，甲状腺機能亢進症，糖尿病，クッシング症候群など ・薬理学的因子：抗がん剤，抗肥満薬（マジンドール，GLP-1受容体作動薬），抗うつ薬，向精神薬，麻薬拮抗薬など ・特定栄養素に対する欲求：食塩を含むミネラル，ビタミンなど
外部環境因子	・学習による嗜好と嫌悪反応 ・社会的因子：文化，宗教など ・心理的因子：ストレス，気分，知覚因子など ・生活環境因子：食物を入手しやすい環境，気温，生態的な地位など

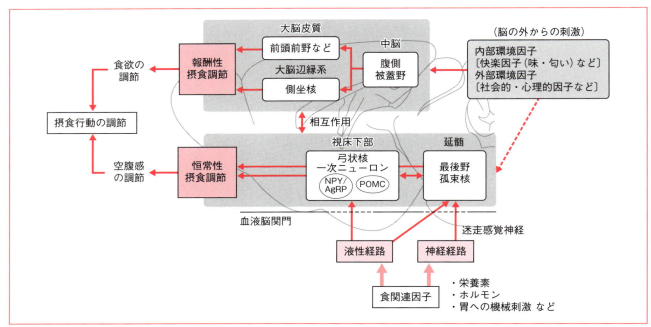

❷ 摂食調節の概念図
摂食行動は主に空腹感と食欲の2要因によってつくられる．食事によってつくられる飽満感や満腹感は，空腹感や食欲を抑制することで摂食行動を停止もしくは抑制する．空腹感は視床下部と延髄を中心とした恒常性摂食調節機構によって制御されている．一方，食欲は中脳と大脳を中心とした報酬性摂食調節機構（または非恒常性摂食調節機構）によって制御されている．恒常性摂食調節機構と報酬性摂食調節機構のあいだには相互関係がある．この2つの摂食調節中枢機構に作用する要因としては，食物摂取の前後で大きく変化する生体内因子（食関連因子と称する）と，その他の内部環境因子と外部環境因子がある（詳細は❶）．食関連因子が脳へ作用する機序は，血行を介して脳へ直接作用する「液性経路」と，迷走感覚神経を代表とする末梢神経を介した「神経経路」がある．
破線の矢印は，学術的に完全には明らかでないことを示す．
NPY：neuropeptide Y（神経ペプチドY），AgRP：agouti-related protein（アグーチ関連ペプチド），POMC：pro-opiomelanocortin（プロオピオメラノコルチン）．

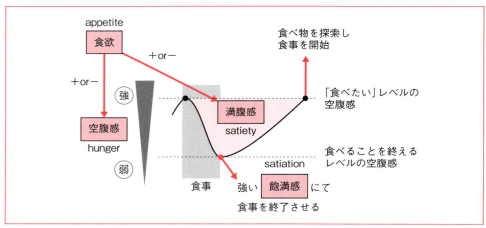

❸ 摂食行動の制御概念
強い空腹感（hunger）によって食事を開始する．食物摂取によって得られる飽満感（satiation）によって空腹感が満たされ，その結果，食事は停止する．このとき，食物摂取によって食物への欲求が満たされたことから，強い満腹感（satiety）も同時につくられる．満腹感の持続は，空腹感を抑制することで，次の摂食行動開始までの間隔をつくり出す．一方，報酬性摂食を調節する食欲（appetite）は，恒常性摂食である空腹感や満腹感を増減させる，もしくは独立した機序にて，摂食行動を変化させる．

- 「満腹感」とは，食後に起こる感覚で，次の食事までの摂食行動を抑えることで食事間隔を生み出し，次の食事までの時間を決定している．空腹感と満腹感は相反する関係にある（❸）．
- 飽満感と満腹感は，しばしば同義語として使用されることがある．しかし，これらは異なる作用と機序を有する感覚である．

 豆知識

機能性ディスペプシアの症状としての早期飽満感：機能性ディスペプシア（functional dyspepsia：FD）は，胃や十二指腸の上部消化管に潰瘍などの器質的疾患がみられないにもかかわらず，上腹部に症状が現れる疾患である．ディスペプシアとは，ギリシャ語で「消化不良」を意味する．FDの主たる症状に早期飽満感（early satiation）があり，これは少し食べただけでお腹がいっぱいになり十分な食事量を摂取できなくなる状態をいう．原因としては，摂食後の胃の適応性弛緩の障害により，胃で過剰な機械感覚反応が起こることが影響していると考えられている[2]．

●**MEMO**●
飽満感と膨満感の違い：飽満感と膨満感は異なる．飽満感は不快感なく食事を終了させる感覚で，膨満感は胃を含む消化管が張ることで不快感をともなう感覚である．

1 摂食行動を制御する要因：空腹感，食欲，飽満感，満腹感

- 飽満感は，食物が胃に入ることによる機械的伸展刺激や消化管から分泌される消化管ホルモンなどによりつくられ，非常にすみやかな摂食行動抑制シグナルとなる．
- 満腹感は，吸収された栄養素や脂肪組織由来ホルモンのレプチンなどによってつくられ，長期的に摂食量を抑制するシグナルとなる．

まとめ
- 摂食行動は主に「空腹感」と「食欲」の強弱によって駆動される．食事中につくられる「飽満感」が摂食行動を停止させ，食後につくられる「満腹感」が次の食事までの摂食行動を抑制する．

2 摂食行動の調節

- 摂食行動には恒常性摂食（homeostatic feeding）と報酬性摂食[*1]（reward feeding）の2種類がある（❷）．
- 恒常性摂食とは，生命活動に必要なエネルギーを得るための摂食行動で，これは空腹感と飢餓に対応したものである．
- 報酬性摂食とは，生体のエネルギー状態とは独立した食欲の調節による摂食行動で，匂いやおいしさによる快楽的因子や気分やストレスなどの心理的因子などによって調節される．

恒常性摂食中枢とその神経機構
- 恒常性摂食は主として視床下部によって制御されている．
- 視床下部には複数の神経核が存在し，恒常性摂食の調節に中心的な役割を果たす神経核は，弓状核，室傍核，外側野，腹内側核および背内側核があげられる．これら神経核に局在する神経細胞は，互いに複雑なネットワークを形成することで摂食行動を制御している（❹）．
- 視床下部の内側基底部に位置する弓状核（arcuate nucleus of hypothalamus：ARC or

[*1] 本章で扱う報酬性摂食調節には，おいしい食べ物を摂取する際に生じる快楽的な感覚による快楽的摂食調節（hedonic feeding regulation）も含まれる．快楽にかかわる神経回路として，ドーパミン系に加え，オピオイド系やカンナビノイド系も含まれる．

【用語解説】
視床下部：視床下部は，種々の神経核群から成る脳領域で，本能行動（摂食，飲水，性行動）に加え，代謝，体温，体液量・浸透圧，自律神経系，内分泌系，攻撃行動を調節する．視床下部は，自律神経・内分泌・体性神経を駆使して統合的に調節することで多数の器官を制御する生体ホメオスタシスの最高中枢といえよう．

神経核：脳には多くの神経細胞が不均一に分布している．神経核とは，他とは明らかに区別できる神経細胞（ニューロン）の細胞体が集合している領域をいう．1つの神経核には，特定の機能を担い，特定の神経伝達物質/修飾物質を保有する神経細胞群がまとまって局在している．

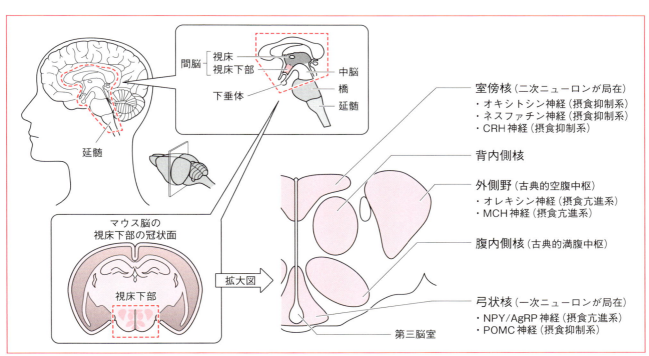

❹ 視床下部と摂食調節に関与する神経核
視床下部はヒトでは親指ほどの大きさで，左右のこめかみの中点より少し上に位置する．視床下部には複数の神経核が存在するが，摂食調節に主に関与するのは，図中に示した5つの神経核である．視床下部冠状面の拡大図は，前後方向に幅のある領域を平面図に描写したイメージ図である．
CRH：corticotropin-releasing hormone（コルチコトロピン放出ホルモン），MCH：melanin-concentrating hormone（メラニン凝集ホルモン）．

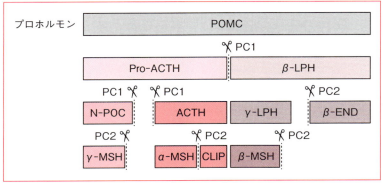

❺ **POMCとα-MSH**
PC：proprotein convertase（プロたんぱく質転換酵素），ACTH：adrenocorti-cotropic hormone（副腎皮質刺激ホルモン），LPH：lipotropin（リポトロピン），N-POC：N-terminal peptide（N末端ペプチド），β-END：β-endorphin（β-エンドルフィン），MSH：melanocyte stimulating hormone（メラノサイト刺激ホルモン），CLIP：corticotropin-like intermediate lobe peptide（コルチコトロピン様中葉ペプチド）．

(Caruso C, et al. Melanocortins：Anti-inflammatory and neuroprotective peptides. Martins LM, et al eds. Neurodegenerations. IntechOpen；2012を参考に作成)

ARH）が恒常性摂食調節において最も重要な役割を担う鍵領域と考えられている．
- 弓状核は，血液脳関門がゆるい領域であり，血液中のホルモンや栄養素情報を感知するために適した領域である．したがって，弓状核に存在する神経は，全身の栄養・エネルギー状態を感知するための一次ニューロン（first-order neurons）と呼ばれる．
- 弓状核内には恒常性摂食を調節する大きく2種類の神経が存在し，一つはオピオメラノコルチン（プロオピオメラノコルチン：POMC）を発現する「POMC神経」，もう一つは神経ペプチドY（NPY）とアグーチ関連ペプチド（AgRP）を両方発現する「NPY/AgRP神経」である．

POMC神経
- POMC神経は摂食抑制系の飽満感・満腹感，の調節に関与する．
- POMC神経が発現するPOMC遺伝子は，複数の成熟ペプチドホルモンの前駆体であるプレプロホルモンをコードする．プレプロホルモンのPOMCは，POMC神経内で翻訳後プロセシングを受け（切断され），α-メラノサイト刺激ホルモン（α-MSH）などの多くの神経ペプチドとなる（❺）．
- α-MSHは摂食行動を抑制する重要な神経ペプチドで，α-MSHのメラノコルチン4受容体への作用が摂食行動を抑制する．
- メラノコルチン4受容体は，脳のいくつかの領域で発現しているが，室傍核に多く発現する．弓状核POMC神経は室傍核へ投射し，メラノコルチン4受容体への作用を介して室傍核の神経を活性化して摂食量を抑制する（❻）．室傍核を二次ニューロン（second-order neurons）ともいう．
- POMC遺伝子またはメラノコルチン4受容体の欠損もしくは異常は，マウスやヒトにおいて過食や肥満をもたらす[3-5]．

NPY/AgRP神経
- NPY/AgRP神経は摂食亢進系の空腹感の調節に関与する．
- 摂食亢進系の「NPY/AgRP神経」で産生・分泌されるAgRPは，メラノコルチン4受容体のアンタゴニスト（拮抗薬）として作用することで，摂食亢進に作用する．
- NPYによる摂食亢進作用は，NPY受容体の主にY1およびY5受容体が関与する．Y1およびY5は抑制性シグナルを伝達するGたんぱく質（Gi）が共役した膜受容体であり，NPYのY1/Y5受容体を介した作用は，この受容体を発現した神経細胞の活動を抑制する．

【用語解説】
血液脳関門：脳は，血液と脳実質（神経とグリア）とのあいだの物質輸送が厳しく制限されている．この物質輸送を制限している毛細血管内皮機能を血液脳関門（blood brain barrier：BBB）という．BBBは，毛細血管内皮の細胞間隙がとても狭く，アストロサイトによって毛細血管が覆われており，この毛細血管内皮やアストロサイトに発現する輸送体を用いて，物質の輸送・輸送制限を行っている．たとえば，グルコースやNa$^+$などはBBBを通過するが，たんぱく質やコレステロールは通過しない．

● MEMO ●
POMCとα-MSH（❺）：プロホルモンのPOMCは，視床下部弓状核のPOMC神経に発現するプロホルモン転換酵素のPC1とPC2によって切断されて，最終的に神経ペプチドのα-MSHが産生される．一方，下垂体前葉に存在する副腎皮質刺激ホルモン（ACTH）産生細胞は主にPC1のみを発現するため，α-MSHでなく，ACTHが産生される．

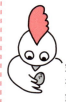

空腹感はNPY/AgRP神経！
飽満感・満腹感はPOMC神経！

【用語解説】
アンタゴニスト：受容体に特異的に結合する物質をリガンド（ligand）という．リガンドのうち，受容体に結合することで活性化させて生物効果を引き起こす物質をアゴニスト（agonist，作動薬）といい，受容体に結合するものの活性化させずにアゴニストの作用を阻害する物質をアンタゴニスト（antagonist，拮抗薬）という．

1 摂食行動を制御する要因：空腹感，食欲，飽満感，満腹感

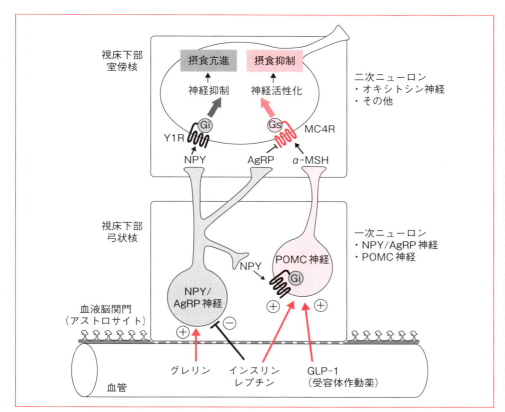

❻ 空腹感に関与するNPY/AgRP神経と満腹感に関与するPOMC神経
Y1R：Y1受容体，MC4R：メラノコルチン4受容体，GsおよびGi：Gたんぱく質共役型受容体に共役するGたんぱく質のαサブユニットの一種．Gsはアデニル酸シクラーゼを刺激（stimulate）して細胞興奮を誘導．Giはアデニル酸シクラーゼを抑制（inhibit）して細胞活動を抑制．二次ニューロンとして室傍核のオキシトシン神経の機能が近年報告されている．腸ホルモンのGLP-1（グルカゴン様ペプチド-1）は不安定で脳まで到達しにくいが，生体で安定な抗肥満薬のGLP-1受容体作動薬は弓状核のPOMC神経に作用して摂食抑制を誘導する．

- Y1とY5受容体は，弓状核のPOMC神経や室傍核のメラノコルチン4受容体を発現した神経に発現している．弓状核のNPY/AgRP神経から放出されるNPYは，弓状核POMC神経や室傍核のメラノコルチン4受容体発現神経の神経活動を抑制することで，摂食量を亢進させる（❻）．
- 弓状核のNPY/AgRP神経は空腹感をつくり出す重要な神経として近年では認知されているが，それは，マウスの弓状核のNPY/AgRP神経を選択的に破壊すると餓死するまで食事を摂らなくなってしまうことや[7]，弓状核NPY/AgRP神経を選択的に活性化すると満腹状態でも摂食行動が誘導されることが実験的に示されたからである[8]．

まとめ
- 恒常性摂食の調節には，血液脳関門がゆるく血液からの末梢情報を感知しやすい弓状核に局在する「NPY/AgRP神経」と「POMC神経」が特に重要な役割を果たしている．

報酬性（非恒常性）摂食調節とその中枢機構
- 報酬性摂食は，主に，中脳の腹側被蓋野のA10と呼ばれるドーパミン産生神経が大脳辺縁系の側坐核に投射する経路（中脳辺縁系経路）と，腹側被蓋野から前頭前野に投射する経路（中脳皮質経路）によって調節される（）．
- これら報酬回路は非常に複雑で，恒常性摂食中枢の視床下部を含め，多くの脳領域と連絡している．たとえば，視床下部の外側野は，恒常性と報酬性の神経信号を統合して，動機づけ行動や報酬追求行動を調節している．

摂食行動に影響を与える生体内因子
- 摂食の調節には，短期・中期・長期的な調節機構がある．

豆知識
古典的中枢：かつての脳破壊実験により，「視床下部外側野」が摂食亢進をつかさどる「摂食中枢」，「視床下部腹内側核」が摂食抑制をつかさどる「満腹中枢」として理解されてきた．しかしその後の研究により，これらの領域は摂食行動を単純に制御するだけではなく，より複雑な役割を果たしていることが明らかにされてきた．一方，1999年以降の研究[6]では，弓状核のNPY/AgRP神経やPOMC/CART神経が摂食行動の制御において中心的な役割を果たすことが示されてきた．これにより，現在では古典的中枢（外側野，腹内側核）から弓状核へと研究対象がシフトし，弓状核が恒常的摂食中枢の重要な神経核として注目されている．

豆知識
快楽・報酬にかかわるドーパミン神経回路の機能破綻と依存症：報酬性摂食中枢の中心的役割を担う中脳の腹側被蓋野に存在するドーパミン神経は，快楽（hedonia；気持ちよさ，楽しさ）と報酬（reward；行動を促進し，繰り返し行わせる動機づけ）の両方に深くかかわる神経である．このドーパミン神経回路は，アルコールやたばこに加え，麻薬，ギャンブル，ゲーム，インターネット，さらには，砂糖や脂質などの食物による快楽と報酬にも関与している．これらの刺激は，依存性の強さに応じて腹側被蓋野ドーパミン神経を活性化させる効果が強い．長期的かつ強力にドーパミン神経を活性化させると，ドーパミンを受け取る側坐核などの神経の感受性が低下し，同じ快感を得るためにより多くのドーパミンが必要となる「耐性」が生じる．この過程が依存症の発症につながる．この神経回路の感受性低下は，依存物質を絶った後も容易に回復しないため，依存症治療を困難にする一因となっている．砂糖や脂肪を多く含む食物に対する依存症も近年問題となっている．

- 短期的な摂食調節は，胃や腸の伸展による機械刺激や消化管ホルモンなどによる．1回あたりの摂食量を制限することで，消化管を通過する食物の量を安定させ，消化・吸収の速度や周期性を維持し，消化管への過度な負担を避けるうえで重要である．
- この短期的な摂食調節によって，食べすぎないように調節している．
- 中・長期的な摂食調節には，脂肪細胞からのレプチンや，生体内のエネルギーの充足状態が関与する．
- 長期的な摂食調節には，すべての栄養に対するフィードバック機構が含まれており，これにより組織中の栄養素貯蔵量が不足したり過剰になったりすることを防いでいる．

機械刺激による短期的な摂食行動調節

- 摂取した食物による胃壁の伸展は強力な飽満感をつくり出すシグナルとなる．
- 胃壁には，機械刺激を受容する感覚神経の終末が豊富に存在し，その多くが迷走神経の感覚神経（求心路）である．この神経を迷走感覚神経とよぶ．
- 機械刺激は，迷走感覚神経の主に有髄神経（A線維）によって感知される．一方，消化管ホルモンなどの化学的刺激は，無髄神経（C線維）によって感知される．
- 迷走感覚神経は，末梢臓器からの情報を感知し，それを神経情報としてすみやかに脳へ伝達することで，迅速な摂食行動を調節している（❷）．
- 胃壁の伸展刺激は1回の摂食量を低減させるための重要な要因であるが，これだけで完全な飽満感や満腹感を生じさせることはできず，十二指腸以降の消化管における栄養素による刺激を含む複数の要因が同時に作用することが重要と考えられている．
- 機械刺激に対する知覚過敏は，膨満感や嫌悪感をともなう食欲不振と関連している*2.
- 近年の報告では，腸での伸展刺激も飽満感や満腹感の創出に関与する可能性が示されている．

食事前後で変動する胃腸膵ホルモンによる短期的な摂食行動調節

- 一般的に，食事開始30分後には，飽満感により食事を終える[10]. このとき，摂取し

【用語解説】

迷走神経の感覚神経（求心路）と運動神経（遠心路）：12対の脳神経のうち，第X脳神経が迷走神経である．迷走神経は胸腔および腹腔の臓器と脳とをつなぐ神経である．この神経束には脳から末梢臓器に情報を伝達する遠心性神経（運動神経）と，末梢臓器から脳へ情報を伝達する求心性神経（感覚神経）の線維が含まれている．運動神経は副交感神経として機能し，神経終末からはアセチルコリンが放出され，循環器系・消化器系・免疫系臓器などの機能を調節している．一方，感覚神経は，体性感覚神経とは異なり，末梢臓器からの意識にのぼらない情報を脳へ伝達している．迷走感覚神経は，空腹感や満腹感に加え，口渇感，悪心，尿・便意，内臓痛などを脳へ伝えている．

*2 本章の「豆知識」(p.14) を参照．

Column　光遺伝学と化学遺伝学による摂食行動・食欲研究のブレイクスルー

　近年の科学的な実験技術の進展により，脳のある領域の1種類の神経だけを人工的に活性化もしくは抑制する技術が開発された．この代表的な技術が，光遺伝学（オプトジェネティクス〈optogenetics〉）と化学遺伝学（ケモジェネティクス〈chemogenetics〉）である．生体内に存在しないリガンドである光に対する人工受容体（光遺伝学受容体），もしくは，化学物質の人工受容体（化学遺伝学受容体）を，目的の脳領域の目的の神経のみに遺伝子導入する技術が開発された．そして，実験したいときのみに光を照射する，もしくは，化学物質を注射することで，人工受容体を発現する1種類の神経を活性化/抑制して，その生物学的効果を観察することで，目的神経が担う機能を評価することが可能となった．

　弓状核のNPY/AgRP神経を，光遺伝学や化学遺伝学によって人工的に活性化すると，満腹状態であっても，空腹時と同量の大量の餌を摂取することが示された．この新しい技術を用いて，弓状核NPY/AgRP神経が摂食亢進を誘導する重要な神経であることが明らかにされた[7].

　恒常性摂食を調節する視床下部と報酬性摂食・食嗜好性を調節する中脳・大脳が相互作用して，甘味や苦味などの味の感受性を調節していることも，光遺伝学や化学遺伝学で示されてきている．「空腹は最高のスパイス」といわれるように，空腹時は食物をおいしく食べるために甘味は感じやすく，苦味は感じにくくなる．この現象が恒常性摂食を担う弓状核NPY/AgRP神経によって調節されていることが光遺伝学と化学遺伝学の技術を用いて明らかにされた．満腹時にNPY/AgRP神経を人為的に活性化して擬似的に空腹状態に近い状態にすると，空腹時と同様に，甘味の感受性が上昇し，苦味の感受性は低下した．まさに，新しい生理学・神経科学の実験技術によって，空腹感が食欲を変化させて，味の感受性と食物への欲求を変化させていることが明らかにされた[9].

1 摂食行動を制御する要因：空腹感，食欲，飽満感，満腹感

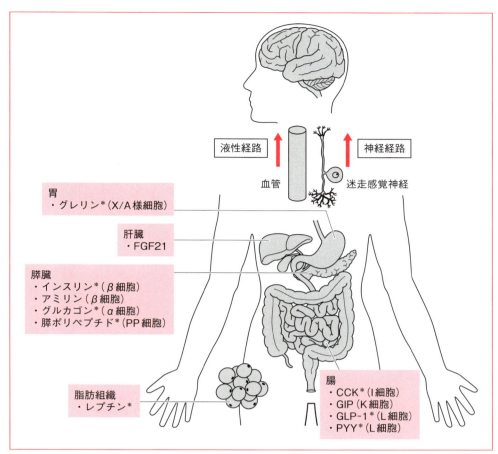

❼ 摂食行動に影響を与える末梢臓器からの因子
グレリンは摂食亢進，FGF21は甘味やアルコールなどの嗜好性調節，そのほかは摂食抑制に関与．
＊：末梢臓器からの因子の受容体が迷走感覚神経に発現しており，神経経路を介して脳へ作用する能力を有するもの．
括弧内は内分泌細胞の種類．
FGF21：fibroblast growth factor 21（線維芽細胞増殖因子21），PYY：peptide tyrosine-tyrosine（ペプチドYY）．

た食物の多くが未消化のまま消化管内にとどまっているものの，血液中のグルコース濃度や胃腸膵ホルモン濃度は上昇する．したがって，血中濃度が増減する食関連因子（❼）が，短期的な摂食調節，すなわち飽満感や早期満腹感の創出に関与している．そして，この短期的な摂食行動調節には迷走感覚神経が大きくかかわっている（）．

- グレリン（ghrelin）：胃の内分泌X/A様細胞で合成・分泌されるペプチドホルモン．食前に最も血中濃度が高く，食後にすみやかに低下する．グレリンは，NPY神経に発現するグレリン受容体を介してNPY神経を活性化して摂食行動を促進させる．
  - 一方，グレリンは生体内で不安定なホルモンのため半減期は約10～15分であり，消化管近傍に分布する迷走感覚神経に発現するグレリン受容体にも作用することで摂食量を亢進させる機構も存在する．
- コレシストキニン（cholecystokinin：CCK）：小腸の特に近位に多く存在する腸内分泌I細胞で合成・分泌されるペプチドホルモン．食事刺激の特にたんぱく質と脂質によって強く分泌される．CCKも血中半減期が1～2分ときわめて短く，消化管近傍に分布する迷走感覚神経に発現するCCK受容体（CCK-A受容体）に作用して，神経系を介して脳へ作用し，摂食抑制を誘導する．
- グルカゴン様ペプチド-1（glucagon-like peptide-1：GLP-1）：グルカゴン遺伝子をもとに腸内分泌L細胞で合成・分泌されるペプチドホルモン．一部は脳の延髄孤束核の神経でも合成・分泌される．腸内分泌L細胞は小腸から大腸にかけて広く分布してい

豆知識

腸ホルモンが鋳型となった新しい摂食抑制薬—GLP-1受容体作動薬：日本で初めて使用可能となった肥満症治療のための摂食抑制薬はマジンドール（サノレックス®，1992年発売）である．そして2024年に，GLP-1受容体作動薬（セマグルチド〈ウゴービ®〉）が抗肥満薬として日本で発売された．これまでの食欲抑制薬開発の歴史は，中枢神経における神経伝達物質の作用を修飾する薬剤の開発から始まった．しかし，これら薬剤は摂食抑制作用以外に，嫌悪・吐き気，脈拍・血圧上昇，弁膜症，不安感・抑うつ・自殺などの副作用が強く，開発・使用中止に追い込まれたケースがほとんどであった．その後，消化管や膵臓から分泌されるホルモン様物質が注目され，これらの受容体が中枢神経系にも発現していることがわかると，研究開発が進展した．特に，腸ホルモンGLP-1を鋳型としたGLP-1受容体作動薬は，副作用が比較的少なく，食欲抑制と肥満改善に効果的であることが示された．

るが，大腸に特に多い．GLP-1は，三大栄養素の刺激以外に，近年では，ゼロカロリー/低カロリーなポリフェノール類，希少糖（アルロース），糖アルコール（キシリトール，エリスリトール），食物繊維，さらには，胃腸伸展刺激などによっても分泌されることが明らかになってきた．

- GLP-1受容体は，食欲調節にかかわる視床下部弓状核POMC神経や延髄孤束核の神経などの中枢神経系や迷走感覚神経に発現しており，GLP-1がこれらGLP-1受容体を介して摂食抑制に寄与する．
- GLP-1も，血中半減期が1〜2分ときわめて不安定なペプチドホルモンのため，生理的なGLP-1の作用としては迷走感覚神経を介した摂食調節が重要な機構と考えられている．
- 一方，日本で2024年より抗肥満薬としても使用が開始されたGLP-1受容体作動薬は，生体内で分解されずに安定した作用をもつ薬剤で，脳神経に発現するGLP-1受容体に作用することで食欲を低下させ，体重を減少させる．
- **インスリン（insulin）**：膵臓のβ細胞で合成・分泌されるペプチドホルモン．血糖値（血中グルコース濃度）の上昇刺激が，β細胞に直接作用することでインスリン分泌を促進する．このグルコース誘導性インスリン分泌促進は，消化管ホルモンのGLP-1やGIP（glucose-induced insulinotropic polypeptide：グルコース依存性インスリン分泌刺激ポリペプチド）[*3]によって増強される[*4]．
  - インスリンの受容体は弓状核のNPY/AgRP神経やPOMC神経に発現しており，インスリンはNPY/AgRP神経の活動を抑制し，POMC神経の活動を活性化することで，摂食抑制に寄与する．

体内の栄養素による中・長期的な摂食行動調節

- 血糖値の変化が食欲に影響を与えることはよく知られているが，これはJ. Mayerが1953年に提唱した「糖定常説（glucostatic theory）」を中心とした考え方であり，血糖値の低下や上昇を感知する視床下部神経が存在し，血糖低下で空腹感・食欲の亢進，血糖上昇で満腹感創出/食欲低下するというものである[11]．1964年以降，大村裕らにより，グルコースによって興奮または抑制される神経が視床下部に存在することが明らかにされた[12,13]．そして，低血糖はNPY/AgRP神経を強く活性化する刺激となる．

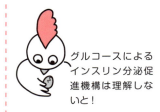

グルコースによるインスリン分泌促進機構は理解しないと！

[*3] GIPは，腸内分泌K細胞で合成・分泌されるペプチドホルモン．腸内分泌K細胞は近位小腸に多く局在する．GIPは，糖質と脂質の摂取によって強く分泌される．GIPも，GLP-1と同じdipeptidyl peptidase-4（DPP-4）というペプチド分解酵素によって分解され，その半減期は約5分である．GIPの摂食行動に対する作用は弱く，インスリン分泌の促進作用に加えてインスリンの同化作用を高める作用が知られている．近年，GIP受容体作動薬やGLP-1・GIP受容体デュアル作動薬が，摂食抑制に作用することが明らかであるが，この薬理作用機序は完全には明らかになっていない．

[*4] 血糖依存的にインスリン分泌を促進させる消化管ホルモン（GLP-1, GIPなど）をインクレチンホルモンという．

Column　希少糖アルロースの腸GLP-1と迷走感覚神経を介した摂食抑制作用

近年，新しい抗肥満薬としてGLP-1受容体作動薬が使用され始め，GLP-1の機能への注目が高まっている．GLP-1受容体作動薬は生体内で安定している一方，腸から分泌される内因性のGLP-1は不安定で，その生体内での役割は不明な点が多く残されていた．

希少糖の一種であるD-アルロースは，天然にわずかにしか存在しないゼロカロリーの甘味を有した成分で，安全性が保証された食品成分として現在認知されている．D-アルロースは，果糖から合成する酵素の発見により工業的に大量生産が可能となった．

腸GLP-1は通常，カロリーを有する栄養素によって分泌されるが，D-アルロースのようなゼロカロリー成分でも分泌促進できることがわかってきた[14]．さらに，アルロースによって分泌された腸GLP-1は，腸や肝門脈周辺に分布する迷走感覚神経終末のGLP-1受容体に作用し，この神経刺激が脳へと伝達されて摂食量を低下させることもわかった[11]．このとき，GLP-1受容体作動薬にみられる嫌悪行動は観察されなかった．

おいしい高脂肪食をたくさん食べて肥満を呈したマウスへ継続的にD-アルロースを投与すると，過食，肥満，糖尿病が改善された．この研究から，D-アルロースのようなゼロ・低カロリー食品成分が腸GLP-1の分泌を促進し，迷走感覚神経を介して脳の選択的領域に作用することで，副作用をともなうことなく過食や肥満を改善できる可能性が示唆された．今後，過食予防に効果的な新しい機能性食品の開発が期待される．

1 摂食行動を制御する要因：空腹感，食欲，飽満感，満腹感

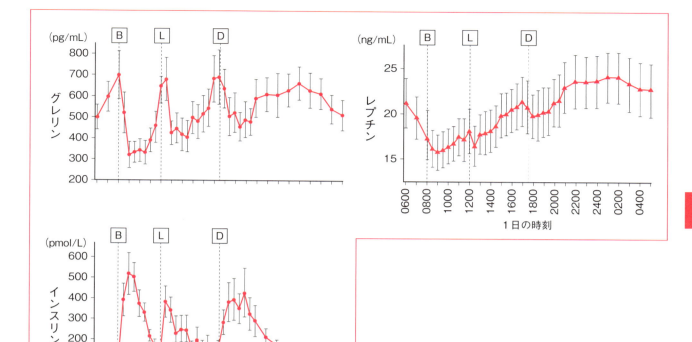

❽ グレリン，インスリン，レプチンの血中濃度の日内変動
健常人10人の24時間の血漿中グレリン，インスリン，レプチンの濃度変動．B：朝食摂取，L：昼食摂取，D：夕食摂取．
(Cummings DE, et al. A preprandial rise in plasma ghrelin levels suggests a role in meal initiation in humans. Diabetes 2001；50：1714-9より)

- 血糖値と同様に，血中アミノ酸濃度，血中脂肪代謝産物（ケトン体，遊離脂肪酸）濃度が，摂食行動に影響を与えるという学説（アミノ酸定常説〈aminostatic theory〉，脂質定常説〈lipostatic theory〉）が提唱されている．これらは，三大栄養素のいずれかが不足すると，その栄養素を求める欲求が高まり，最終的に血中代謝産物の濃度が正常化するという考え方である．

レプチンによる長期的な摂食行動調節
- レプチン（leptin）は，脂肪組織から分泌されるホルモンとして1994年にJ. M. Friedmanらによって発見された．脂肪を蓄積するだけの臓器と考えられていた脂肪組織から分泌性たんぱく質（約16 kDa）が分泌されるというこの発見は，当時大きなインパクトを与えた．
- レプチンは，視床下部弓状核のPOMC神経を強く活性化し，NPY/AgRP神経を抑制することで摂食量を低下させる（❻）．さらに，レプチンによるPOMC神経の活性化は，エネルギー代謝も亢進させ，全身レベルのエネルギー消費も高める．
- レプチンの血中濃度の変化は，食事の前後ですみやかに大きく変動する胃腸膵ホルモンとは異なり，大きく日内リズムを有している[15]．血中レプチン濃度は，朝食前後に最も低く，深夜にかけて上昇してピークに達し，その後減少する（❽）．絶食すると，血中レプチン濃度の上昇は大きく減弱する．
- 血中レプチン濃度は，体重が重く，脂肪組織が多いほど高くなる．
- 食べすぎた場合，余剰のエネルギーは体脂肪として蓄えられる．この蓄積がレプチン分泌を促進する．分泌された過剰なレプチンは視床下部へ作用し，満腹感を増大させるとともに，次の食事量を抑えることで，長期的に摂取エネルギー量を調節する．これにより，増加した体重をもとの体重に戻すようにはたらく．このように，体重を一定に保とうとする現象を「体重恒常性」という．レプチンは体重恒常性に深く関与しており，脂質定常説を支持する重要な分子の一つである．

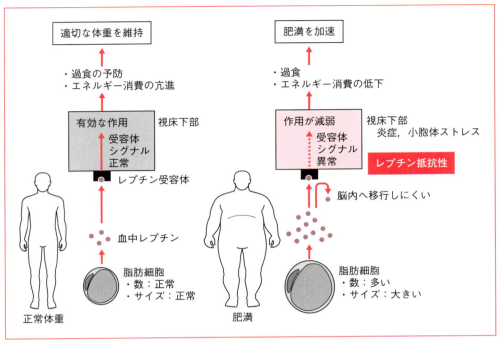

❾ レプチン抵抗性による肥満の加速
継続的な過食などが原因となり視床下部「レプチン抵抗性」（レプチン作用の低下）が発症する．レプチン抵抗性は，レプチンによる過食の予防作用やエネルギー消費の亢進作用が低下するため，さらに肥満を加速させる．

- しかし，血中レプチン濃度が上昇しても過食を抑えられず，体重が増加してしまうことがある．このような過体重や肥満の原因には，レプチンが生体で適切に機能しない「レプチン抵抗性」があげられる（❾）．

2 食事のリズムとタイミング

- 日本を含む多くの国では1日3食（朝食，昼食，夕食）の食習慣が一般的である．
- 一方で，インド，アフリカ，東南アジア，ヨーロッパの一部地域では，文化的・歴史的背景や経済状況の影響により，1日2食が主流の地域も存在する．たとえば，イスラム教圏でのラマダン（断食月）期間中は，夜明け前の朝食と日没後の夕食の2食が一般的となる．日本でも江戸時代後期までは1日2食（朝食と夕食）が一般的であった．
- 1日3食が世界的に一般化された背景には，経済状況や社会的環境（学校，職場，家庭）の改善に加えて，1日3食で摂ることの栄養学的・生理学的な利点が明らかになったことがあげられる．
- 栄養学的観点からは，1日に必要なエネルギーと栄養素の摂取基準が定められた背景より，これらを効率的に摂取するためには，食事を1日3回に分けることで摂取しやすい量となる．そして，1回の食事で大量に摂取しようとすると，栄養バランスが崩れたり，特定の栄養素が不足または過剰になったりするリスクがあるため，1日3食に分けて摂取することが推奨される．
- 生理学的観点からは，食事間隔が短すぎたり，1回の食事量が多すぎたりすると，血糖値の急激な変動が起こりやすくなるため，1日3食に分けることでこれを防ぐことができる．また，消化管への過度な負担を軽減し，消化不良や胃もたれの危険性を低減することができる．
- 近年では，**時間生物学**，そして**時間栄養学**の観点からも，1日3食を規則的に食する

豆知識
レプチン抵抗性の原因：レプチン抵抗性を改善する方法の発見は，過食や肥満の改善につながる可能性があることから，精力的に研究が進められている．しかし現時点では，レプチン抵抗性を改善する治療薬の開発には至っていない．レプチン抵抗性の原因には複数の要因が関与すると考えられているが，そのなかでも特に重要とされるのが「炎症」である．欧米型の高脂肪食を継続的に摂取すると，体重が増加する前の段階で視床下部で炎症が生じ，これがレプチン抵抗性の原因となり，レプチンが適切に視床下部に作用できなくなる結果，過食が抑制されず，体重増加を助長することとなる．

【用語解説】
時間生物学：chronobiology. 時間とともに変化する生理機能，特に，周期性をもつ生物リズム（細胞から個体，個体群）を理解する学問．
時間栄養学：chrononutrition. 栄養学を時間生物学の観点から理解する学問．

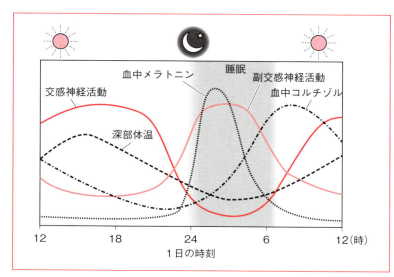

❿ **生体機能とホルモンの日周リズム（24時間リズム）**

メラトニンは，脳の松果体で合成されて血中や脳脊髄液に分泌されるホルモンであり，体温低下と眠気を誘導する．メラトニンの分泌は網膜からの光刺激によって抑制され，日中は低く，夜間の睡眠前にピークに達する24時間周期のリズムをもつ．遠心性交感神経の活動は，日中に高く，夜間に低下するのに対し，遠心性副交感神経の活動は，日中に低く，夜間に高まる．体温も日周リズムに従い，活動期の日中に高く，深夜に向けて低下する．

（八木田和弘．環境時間との不適合による恒常性破綻：概日リズム障害の病態生理学．京府医大誌 2021；130：521-38 より）

食事リズムの重要性が，科学的に明らかになってきている[*5]．

1 概日リズム（サーカディアンリズム）と日周リズムと食事リズム

- 地球上で生息するほぼすべての生物は，さまざまな生理機能において約24時間周期の概日リズム（サーカディアンリズム）を示す．
- 概日リズムとして，睡眠・覚醒，体温，ホルモン，代謝，血圧などがある（❿）．
- 概日リズムの形成には，目から入る光の刺激が重要であり，ヒトを含む多くの生物は，光と闇が交互に訪れる環境に適応してきた．
- ヒトが昼夜変化から隔離された一定の照度での実験室で，時計なしの生活をしても，当初は睡眠や体温などの24時間リズムは維持される．しかし，恒常環境条件で生活し続けると，概日リズムが24時間の周期から徐々にずれてくる．この24時間から少しずれた周期性をフリーランリズムという．
- しかし，実際の生活環境では，昼夜の光刺激や，食事，運動，学校・職場など，周期性のある外部刺激（規則正しい習慣）を受けて，24時間の周期性を保っている．
- このような外部刺激の影響を受けて修正された24時間の概日リズムを日周リズムという．
- 海外旅行でニューヨークに行くと，14時間の時差が生じるため，昼夜のリズムが大きくずれる．この結果，同期していた内因性リズム（概日リズム）と外部環境リズムが非同期状態となり，時差ぼけによる体調不調が生じる．

時計遺伝子とは

- 生体の概日リズムを制御する**時計遺伝子**（clock gene）（⓫）の発見は，時間生物学の発展における大きなブレイクスルーとなった．特に，時計遺伝子の一つであるPeriod遺伝子を中心とした研究がこの分野に大きく貢献し，その成果により2017年にノーベル生理学・医学賞が授与された．
- 時計遺伝子は，発現する臓器と機能の違いから，大きく「中枢時計遺伝子（master clock gene）」と「末梢時計遺伝子（peripheral clock gene）」の2種類に分類される（⓬）．
- 中枢時計遺伝子は，脳の視床下部にある視交叉上核の神経に発現している．視交叉上核の神経は網膜からの光情報を受け取り，その情報が神経内の時計遺伝子発現リズムに影響を与える．
- 中枢時計遺伝子による視交叉上核の神経活動リズムは，肝臓や心臓をはじめとする全身の臓器や細胞に発現する末梢時計遺伝子のリズムに影響を及ぼし，それらの振動周期を調節する．オーケストラにたとえると，中枢時計遺伝子は指揮者，末梢時計遺伝

[*5] 食事のタイミングの重要性についての参考図書として，柴田重信編「時間栄養学―時計遺伝子，体内時計，食生活をつなぐ」（化学同人；2020）などがある．

【用語解説】
概日リズム（サーカディアンリズム）：周期性を有する環境サイクル（昼夜の光や音，食事，運動，睡眠，社会的スケジュールなど）のない一定な環境下において出現するリズム．サーカディアンリズム（circadian rhythm）の語源は，ラテン語のcirca（約）とdies（一日）から成る．概日リズムをつくり出す主たる分子機序は，時計遺伝子が細胞内で自律的につくる，ヒトでは約25時間の周期である．概日リズムは生物の種類によって多少異なる．
日周リズム：diurnal rhythm, daily rhythm．周期性を有する環境サイクルの下の1日のリズム．これは日内リズムまたは日内変動とも呼ばれる．具体的には，時計遺伝子が朝日や朝食で位相を毎日リセットしてできる24時間周期のリズムをいう．

時間（時計）の概念は人間だけがもつ概念だよ．ほかの生物は，光と闇で生活リズムを調節しているよ！

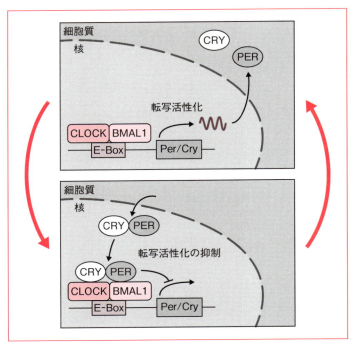

⓫ 時計遺伝子
（鳥居雅樹ほか．細胞時計．脳科学辞典；2020．https://bsd.neuroinf.jp/wiki/時計遺伝子より）

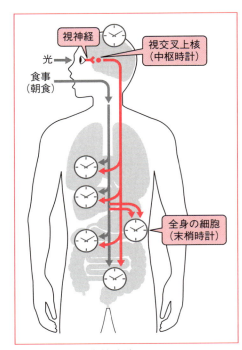

⓬ 中枢時計と末梢時計

子が各楽器にあたり，指揮者のリズムに合わせて各楽器が調和することで，素晴らしい音楽が奏でられる．
- 中枢時計遺伝子は，各臓器・細胞のリズムの同調と，生体の日周リズムの調節に欠かせない．

時計遺伝子へのはたらきかけ

- 現在は，照明により夜間でも屋内は非常に明るく，さらに，夜遅くまでテレビやパソコン，スマートフォンを見ることで，網膜からの光刺激が弱まることのない生活になりがちである．この生活を続けると，中枢時計遺伝子の発現リズムに悪影響を与え，これが睡眠不足や生活リズムの乱れの原因の一つとなっている．
- 解決方法として，朝日の光によって中枢時計遺伝子に刺激を与えること，そして夜は暗い環境に身をおくようにすることで，規則正しい日周リズムづくりを心がける．
- 朝食摂取による末梢時計遺伝子へのはたらきかけも，生体の日周リズムを正常化するために重要であることがわかってきた．
  - 朝食は英語で「breakfast」といい，これは「絶食（fast）を中断する（break）」という意味である．朝食は，最も長い絶食期間を終わらせる食事であり，生体を節約モードから活動モードへ切り替える刺激となる．朝食は末梢時計遺伝子の発現リズムをリセットする強い影響力をもつ．
- 朝日と朝食の同時刺激が，24時間の外部リズムと概日リズムを同調させる役割を果たす．

2 不規則な食事リズムと健康問題

- 肥満と肥満関連疾患（糖尿病，高血圧，高脂血症）は世界規模で増加の一途をたどっており，今後も増加することが予測されている．

夕食のエネルギー過多と肥満

- 近年の研究で，摂取エネルギーが夜型に偏ると，1日の総摂取エネルギーが同じであったとしても，肥満や肥満関連疾患のリスクが高まることが明らかとなっている．
- ヒトを対象とした研究でも，朝食もしくは昼食の摂取頻度や摂取エネルギー割合が多いほどBMI[*6]は低く[16,17]，反対に，夕食の摂取エネルギー割合が多いほどBMIは高

【用語解説】
時計遺伝子（⓫）：概日リズムを制御する遺伝子群．動物では，Clock, Bmal1, Per（Period），Cry（Cryptochrome）などの転写調節因子（たんぱく質）をコードする遺伝子がこれに相当する．転写促進因子（Clock, Bmal1）と転写抑制因子（Per, Cry）が転写-翻訳フィードバックループと呼ばれるしくみによって機能し，それぞれの発現を調節することで，さまざまな遺伝子の発現に概日リズムを与えている．近年では，これら4種類の遺伝子以外にも概日リズムに関与する遺伝子の存在が明らかになってきている．時計遺伝子の発現リズムは，光や食事などの外部刺激（同調因子）によって影響を受ける．

概日リズムと日周リズムは似ているけど少し違うよ！

[*6] body mass index，体格指数．BMI＝体重（kg）/身長の2乗（m^2）．日本肥満学会ではBMI≧25を肥満と定義．

⓭ 夜食症候群の診断基準

A. 夕方または夜間の食事（過食）パターンが以下のいずれか，または両方に当てはまること：
　1. 夕食後に1日の25％以上のエネルギーを摂取する
　2. 1週間に2回以上夜食を食べる
B. 夕方および夜間の食事についての認識と記憶があること
C. 以下の5つの項目のうち3つ以上当てはまること：
　1. 朝の食欲不振，または週4回以上朝食を欠食すること
　2. 夕食後から就寝までの時間，もしくは夜間に強い食事衝動があること
　3. 不眠症（入眠障害もしくは睡眠持続障害不眠症）が週4日以上発症していること
　4. 食べることで再び眠れると考えていること
　5. 気分が頻繁に落ち込む，または夕方に気分が悪化すること
D. この症状によって，強いストレスを感じたり，日常生活，仕事，人間関係などに支障が出ていること
E. 異常な食事パターンが少なくとも3か月以上継続していること
F. この症状が薬物，身体疾患，または他の精神疾患によるものではないこと

（Allison KC, et al. Proposed diagnostic criteria for night eating syndrome. Int J Eat Disord 2010；43：241-7を参考に作成）

いことが示されている[18]．

- 減量を目的とした食事介入実験でも，朝食または夕食で等しくエネルギー制限をした場合，夕食のエネルギー制限のほうが体重減少効果が大きいことが確認されている[19]．
- 「夜7時以降のエネルギー摂取が1日の25％以上」といった基準を含む夜食症候群（night eating syndrome, ⓭）は，減量が難しい肥満者に多くみられ，概日リズムの不均衡として臨床的に定義されている．この夜食症候群の事例からも，夕食以降の夜間の食事量が多いほど，肥満発症のリスクが高まることが明らかになっている．
- 夕食以降の食事が多いと肥満になりやすいメカニズムとして，食事誘発性熱産生[*7]の関与があげられる．たとえ同じエネルギー量の食事を摂取したとしても，朝食→昼食→夕食→夜食の順に食事誘発性熱産生は低下していくことから[20]，夕食以降の食事が多くなると，摂取エネルギーと消費エネルギーのアンバランスが生じやすく，肥満につながりやすいと考えられている．

朝食欠食と肥満

- 朝食欠食も肥満リスクを高めるという多くの研究報告がある．
- 夜食症候群の診断基準に「朝の食欲不振，または週4回以上朝食を欠食すること」という項目があり（⓭），朝食欠食の問題を示唆している．
- 朝食が肥満リスクを低下させる機序として，以下があげられる．
  - 朝食は強い食事誘発性熱産生を誘導して活動期の代謝を活性化する．
  - 朝食は夕食後からの絶食による筋たんぱく質分解を抑制し，骨格筋量の低下に伴う基礎代謝の低下を予防する．
  - 朝食は昼食・夕食・間食の増加を防ぎ，食後の血糖値の急上昇を防ぐ．
  - 朝食は概日リズムと生活リズムを同期させる重要なはたらきを有する．

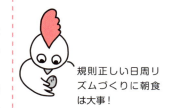

規則正しい日周リズムづくりに朝食は大事！

*7 食事摂取によって生じるエネルギー代謝亢進作用．

引用文献

1) Nakazato M, et al. A role for ghrelin in the central regulation of feeding. Nature 2001；409：194-8.
2) Ford AC, et al. Functional dyspepsia. Lancet. 2020；396：1689-1702.
3) Yaswen L, et al. Obesity in the mouse model of pro-opiomelanocortin deficiency responds to peripheral melanocortin. Nat Med 1999；5：1066-70.
4) Krude H, et al. Severe early-onset obesity, adrenal insufficiency and red hair pigmentation caused by POMC mutations in humans. Nat Genet 1998；19：155-7.
5) Farooqi IS, et al. Clinical spectrum of obesity and mutations in the melanocortin 4 receptor gene. N Engl J Med 2003；348：1085-95.
6) Elmquist JK, et al. From lesions to leptin：hypothalamic control of food intake and body weight. Neuron 1999；22：221-32.
7) Luquet S, et al. NPY/AgRP neurons are essential for feeding in adult mice but can be ablated in

neonates. Science 2005；310：683-5.

8) Aponte Y, et al. AGRP neurons are sufficient to orchestrate feeding behavior rapidly and without training. Nat Neurosci 2011；14：351-5.

9) Fu O, et al. Hypothalamic neuronal circuits regulating hunger-induced taste modification. Nat Commun 2019；10：4560.

10) Lemmens SG, et al. Changes in gut hormone and glucose concentrations in relation to hunger and fullness. Am J Clin Nutr 2011；94：717-25.

11) Mayer J. Glucostatic mechanism of regulation of food intake. N Engl J Med 1953；249：13-6.

12) Oomura Y, et al. Reciprocal activities of the ventromedial and lateral hypothalamic areas of cats. Science 1964；143：484-5.

13) Oomura Y, et al. Glucose inhibition of the glucose-sensitive neurone in the rat lateral hypothalamus. Nature 1974；247：284-6.

14) Iwasaki Y, et al. GLP-1 release and vagal afferent activation mediate the beneficial metabolic and chronotherapeutic effects of D-allulose. Nat Commun 2018；9：113.

15) Cummings DE, et al. A preprandial rise in plasma ghrelin levels suggests a role in meal initiation in humans. Diabetes 2001；50：1714-9

16) Timlin MT, et al. Breakfast eating and weight change in a 5-year prospective analysis of adolescents：Project EAT（Eating Among Teens）. Pediatrics 2008；121：e638-45.

17) Hermenegildo Y, et al. Distribution of energy intake throughout the day and weight gain：a population-based cohort study in Spain. Br J Nutr 2016；115：2003-10.

18) Colles SL, et al. Night eating syndrome and nocturnal snacking：association with obesity, binge eating and psychological distress. Int J Obes（Lond）2007；31：1722-30.

19) Jakubowicz D, et al. High caloric intake at breakfast vs. dinner differentially influences weight loss of overweight and obese women. Obesity（Silver Spring）2013；21：2504-12.

20) 関野由香ほか. 食事時刻の変化が若年女子の食事誘発性熱産生に及ぼす影響. 日本栄養・食糧学会誌 2010；63：101-6.

カコモン に挑戦 ‼

◆ 第38回-69
レプチンに関する記述である. 最も適当なのはどれか. 1つ選べ.
(1) 主に線維芽細胞から分泌される.
(2) 肥満者では, 血中濃度が低下している.
(3) エネルギー消費を抑制する.
(4) 摂食を促進する.
(5) 体脂肪率が上昇すると, レプチン抵抗性が増大する.

◆ 第36回-69
食欲を促進する要因である. 最も適当なのはどれか. 1つ選べ.
(1) 満腹中枢の興奮
(2) 血中グルコース濃度の上昇
(3) 血中遊離脂肪酸濃度の上昇
(4) レプチン分泌量の増加
(5) 胃壁の伸展

解答&解説

◆ 第38回-69　正解(5)
正文を提示し, 解説とする.
(1) 主に脂肪細胞から分泌される.
(2) 肥満者では, 血中濃度が増加している.
(3) エネルギー消費を亢進させる.
(4) 摂食を抑制する.
(5) ○

◆ 第36回-69　正解(3)
解説
(3) 以外はすべて, 食欲を抑制する要因である.

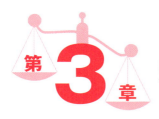

第3章 栄養素の消化・吸収と体内動態

学習目標
- 各栄養素の特徴的な消化過程を理解する
- 各栄養素の特徴的な吸収過程を理解する
- 吸収後の栄養素の体内動態・利用度・排泄までを理解する

要点整理
- ✓ 消化の過程では、3つの消化過程（物理的消化、化学的消化、生物学的消化）が連動することで効率的な消化が行われる．
- ✓ 化学的消化では、基質となる栄養素に応じた消化酵素が存在することで、体内に吸収できる最小分子までの効率的な消化が行われる．
- ✓ 栄養素は、「受動輸送」、「能動輸送」、「膜動輸送」の3つの輸送方式で体内に吸収される．
- ✓ 水溶性栄養素は「門脈系」、脂溶性栄養素は「リンパ系」を通して体内を移動する．
- ✓ 栄養素の消化・吸収過程では、しかるべきタイミング（食前・食後）に必要な栄養素を効率的に体内に取り込むために、消化器系組織が互いに連関した制御を行う．

1 消化・吸収と栄養

1 消化・吸収の概念と種類

- 栄養素の多くは高分子化合物であり、体内に取り込むために低分子化する必要がある．
- 消化管において体内に吸収できる大きさまで分解される過程を「消化」といい、消化物が体内に取り込まれる過程を「吸収」という．
- 消化方式の違いによって、「咀嚼や消化管運動による物理的消化（機械的消化）」、「消化酵素による化学的消化」、「腸内細菌による生物学的消化」の3つに大別される．
- 消化を行う部位の違いによって、「消化管内で行われる管腔内消化」と「小腸絨毛の微絨毛膜表面で行われる膜消化（終末消化）」に分けられる．

栄養素の化学的性質の違いによる分類
- 水溶性栄養素：水に溶解する栄養素．糖質、たんぱく質、水溶性ビタミンおよびミネラル（無機質）．加えて、短鎖脂肪酸や一部の中鎖脂肪酸も水溶性栄養素である．
- 疎水性栄養素：水に不溶である栄養素．脂質（トリグリセリド〈トリアシルグリセロール、中性脂肪〉、コレステロール）、脂溶性ビタミン（A, D, E, K）．長鎖脂肪酸は疎水性栄養素である．

2 栄養素の吸収部位

- 摂取された栄養素のほとんどが小腸（十二指腸から空腸まで）で吸収される（❶）．
- 大腸では、腸内細菌による生物学的消化により産生した短鎖脂肪酸や一部のビタミン・ミネラルが吸収される．
- 摂取した水分の大部分は、小腸および大腸で吸収される．
- 胃では、ある種の薬剤やアルコールは吸収されるが、栄養素や水分はほぼ吸収されない．

【用語解説】
トリグリセリド：三価のアルコールであるグリセロール骨格に脂肪酸がエステル結合したアシルグリセロールは、電気的に中性である．したがって、中性脂肪とも呼ばれ、また、グリセロール骨格に3つの脂肪酸が結合したトリアシルグリセロールはトリグリセリドと同義として扱われることが多い．

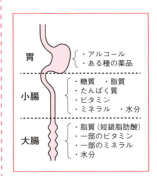

❶ 栄養素の主な吸収部位
（鈴木拓史．消化・吸収と栄養素の体内動態．小林謙一編著．栄養管理と生命科学シリーズ．基礎栄養学．理工図書；2021．p.96より）

2 消化の過程

- 消化の第1段階は，口腔内で行われる（糖質と一部の脂質）．
- 消化の第2段階は，胃内で行われる（主にたんぱく質）．
- 消化の第3段階は，小腸内で行われる（糖質，たんぱく質，脂質，核酸）．
- いずれの消化段階においても，「物理的消化」と「化学的消化」が同時に行われる．
- 食物の消化を効率的に進めるためには，消化腺から分泌される消化液が重要なはたらきを担っている．
- 消化液の分泌は，食物による物理的・化学的刺激だけでなく，自律神経活動および消化管ホルモンによる調節も受ける．
- 消化を必要とする栄養素は，「管腔内消化」と「膜消化（終末消化）」の2段階の消化を経て，吸収できる大きさまで効率的に消化される．

1 口腔内の消化

- 唾液は，漿液と粘液の混合液であり，消化酵素は漿液に含まれる．
- 漿液には，でんぷんを分解するα-アミラーゼと，脂肪を分解する舌リパーゼが含まれる．その他，漿液中には塩化物イオン（Cl^-）や抗菌性のリゾチーム，ペルオキシダーゼが含まれており，感染防御のはたらきも担っている．
- 耳下腺からは，α-アミラーゼを多く含む漿液性の唾液が分泌される．一方，顎下腺からは粘液と漿液の混合液，舌下腺からは粘液を多く含む唾液が分泌される．
- 粘液に含まれるムチンは，口腔内粘膜を保護するだけでなく，食塊をまとまりやすくすることで嚥下を容易にする作用がある．

● MEMO ●
唾液の1日の平均分泌量は1〜1.5 Lであり，pHは6〜7である．唾液は，唾液腺（耳下腺，顎下腺，舌下腺）から分泌される．

2 胃内の消化（❷）

- 胃の粘膜表面には，胃小窩と呼ばれる多数のくぼみがある．胃小窩の内部が胃液を分泌する胃腺である．
- 胃腺には，役割の異なる4種類の上皮細胞（壁細胞，主細胞，G細胞，粘液細胞）が存在する（❸）．

❸ 胃腺の上皮細胞

壁細胞
副交感神経（迷走神経）の神経伝達物質であるアセチルコリン，消化管ホルモンであるガストリン*，ヒスタミンの刺激によって，胃酸（塩酸）を能動的に分泌する．これにより胃内はpH 1〜2の強酸性に保たれている

主細胞
ペプシノーゲンを分泌する．ペプシノーゲンは胃酸（塩酸）によって活性型のペプシンに転換され，たんぱく質の消化を担う．また，主細胞は胃リパーゼも分泌する

G細胞
幽門部に集中して存在する．内分泌細胞であり，消化管ホルモンであるガストリン*を分泌する

粘液細胞
胃内を覆う粘液（ムチン）を分泌し，胃粘膜を保護している

*ガストリン：壁細胞からの胃酸の分泌と主細胞からのペプシノーゲンの分泌を促進するはたらきがある．通常は，胃内のpHが2以下になると分泌が抑制されるため，胃酸やペプシノーゲンが過剰に分泌されることはない．

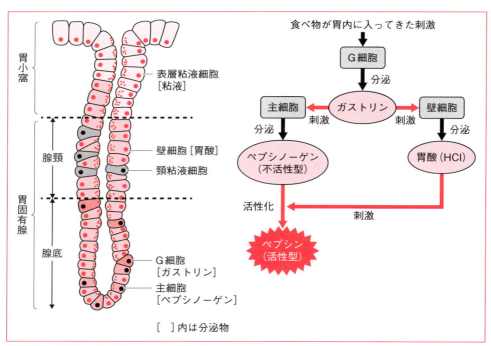

❷ 胃腺の構造と構成細胞，およびペプシンの生成

胃液のはたらき

- 胃液は，1日に約1～2L分泌され，その分泌量は，味覚や嗅覚などの刺激だけでなく，飲食物の量や種類などによって変化する．
- 胃液のはたらきは，たんぱく質と一部の脂質の消化である．
- たんぱく質の消化は，たんぱく質分解酵素であるペプシンによるものである．
- ペプシンは胃内の強酸性下でのみ作用することで，たんぱく質をポリペプチドやオリゴペプチドまで消化する．
- 脂質の消化は，胃リパーゼによるものであり，短鎖および中鎖脂肪酸から成るトリグリセリドに作用する．胃リパーゼの至適pHは中性域であるため胃内の作用は弱い．
- その他の胃液の作用として，殺菌作用がある．胃液中の塩酸やペプシンは，食物に付着した菌（病原菌を含む）の数を著しく減らす作用がある．

3 小腸内の消化

- 小腸では，「蠕動運動」，「分節運動」，「振り子運動」によって，物理的消化が促される（❹）．
- 小腸内の化学的消化を担うのは，膵臓[*1]から分泌される膵液中に豊富に含まれる消化酵素である．
- 膵臓は，膵液を分泌する外分泌腺としての機能と，生体内ホルモンを分泌する内分泌腺としての機能を併せもつ．
- 膵臓の容積の大部分を外分泌腺が占め（約98％），その中に内分泌腺として内分泌細胞が集まるランゲルハンス島が散在している．
- ランゲルハンス島は，α（A），β（B），δ（D）の3種の細胞で構成されている．α細胞からはグルカゴンが，β細胞からはインスリンが，δ細胞からはソマトスタチンがそれぞれ分泌され，血糖値を調節している．

膵液について

- 膵液の分泌量は，1日約0.7～1.5Lである．
- 膵液は，弱アルカリ性（pH 8.5程度）の消化液であり，外分泌腺を構成する腺房細胞と導管上皮細胞がともに炭酸水素イオン（HCO_3^-）と水を分泌するためである．

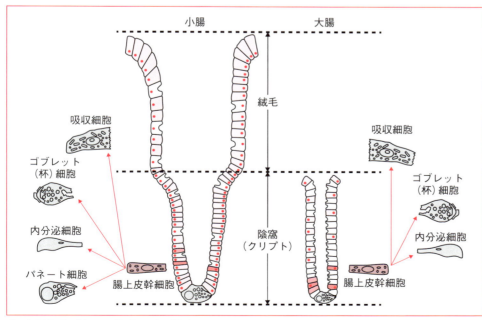

❺ 小腸および大腸の粘膜組織の構造とそれを構成する上皮細胞
（鈴木拓史．消化・吸収と栄養素の体内動態．小林謙一編著，栄養管理と生命科学シリーズ，基礎栄養学．理工図書；2021. p.93より）

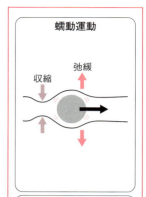
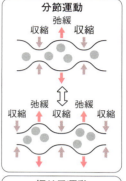
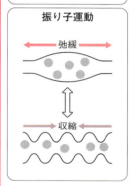

❹ 消化管運動の種類

[*1] 膵臓は，胃の後方に位置する長さ約15cm，重さ80～160gの臓器である．

豆知識

小腸内腔と大腸内腔の構造の違い（❺）：小腸には栄養素を効率的に吸収するために絨毛が発達しているが，大腸に絨毛はない．大腸は表面を平滑にして，内容物の移送をスムーズにさせる構造になっている．それぞれの粘膜組織には役割の異なる上皮細胞が存在し，いずれの上皮細胞も腸上皮幹細胞から分化・成熟する．特に粘液を分泌するゴブレット（杯）細胞の数に違いがある．

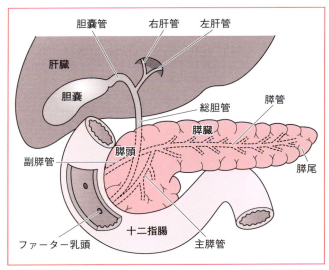

❻ 膵臓の構造と膵液分泌経路および他の臓器との位置関係

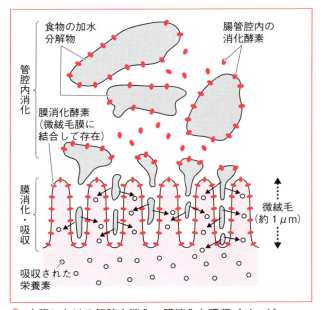

❼ 小腸における管腔内消化・膜消化と吸収イメージ
(田地陽一編．栄養科学イラストレイテッド 基礎栄養学，第4版．羊土社；2020．p.50より)

- 分泌された膵液は，総胆管に合流する膵管を通ってファーター乳頭から十二指腸内にそそがれる（❻）．
- 膵液の分泌は，食事摂取による刺激に対して反応した副交感神経の興奮や消化管ホルモンなどによって促進される．
- 食事摂取による刺激は，セクレチンやコレシストキニン（CCK）などの消化管ホルモンの分泌を誘導し，それらの放出を受けて，膵液の分泌が促進される．
- 胃から十二指腸に移行した直後の胃内容物は酸性度が高いため，膵液に大量に含まれる炭酸水素イオンによってすみやかに中和されることで，その後の小腸管腔における消化活動の基盤を整える．
- 膵液には，すべての主要栄養素を消化する分解酵素が含まれており，これらの酵素が小腸における管腔内消化を担っている．
- 膵液には，食物を構成する動植物の細胞内に存在する核酸（DNA，RNA）を分解するヌクレアーゼも存在し，構成単位であるヌクレオチドまで消化される．

糖質の消化

- 糖質の消化の第1段階は，口腔内の唾液α-アミラーゼによって行われるが，咀嚼して嚥下するまでの時間が比較的短いため，消化作用は比較的弱い．また，唾液α-アミラーゼは胃酸により失活する．
- 膵液は十二指腸にそそがれ，胃酸の影響は受けないため，本格的な糖質の消化は，膵液に含まれる糖質消化酵素（膵液α-アミラーゼ）によって小腸内で行われる．

たんぱく質の消化

- たんぱく質は，胃酸による変性と胃液中のペプシンによって消化されるが，さらなる消化は，膵液に含まれるたんぱく質分解酵素によって行われる．
- 膵液中の主なたんぱく質分解酵素は，「エンド型のトリプシンとキモトリプシン」と「エキソ型のカルボキシペプチダーゼ」である．
- いずれも不活性型のチモーゲンやプロ酵素の形で分泌され，消化液中の活性化因子の作用を受けて活性型となる．
- トリプシンの不活性型チモーゲンであるトリプシノーゲンは，小腸上皮細胞のエンテロペプチダーゼ（エンテロキナーゼ）によって，一部が加水分解されて活性型トリプ

豆知識

すべての栄養素は，小腸上皮吸収細胞に接触しないと体内に吸収されない！：小腸内腔は，輪状ひだ，絨毛，微絨毛の存在により，表面積が極限まで広げられている．この複雑な構造により，吸収細胞と栄養素の接触の機会が飛躍的に高まり，効率的な栄養素の消化・吸収が可能になっている（❼）．

【用語解説】

膵液α-アミラーゼ：でんぷん分子のα-1, 4結合を無作為に切断するエンド型の酵素であり，でんぷんから，マルトース，マルトトリオース，イソマルトースおよびα-限界デキストリンなどを産生する．

たんぱく質分解酵素の分類（エンド型・エキソ型）：トリプシンとキモトリプシンはポリペプチドの中央を切断する「エンド型」酵素である．一方，カルボキシペプチダーゼはカルボキシ基側末端を，アミノペプチダーゼはアミノ基側末端を切断する「エキソ型」酵素である．

- シンになる.
- 活性型トリプシンは，他のチモーゲンやプロ酵素（キモトリプシノーゲン，プロカルボキシペプチダーゼ）を活性化させるため，たんぱく質の消化が著しく高まる.
- 極端にトリプシン活性が高まらないよう，活性を調節するために膵液にはトリプシン阻害因子が含まれている.

脂質の消化

- 脂質は，口腔や胃内に存在するリパーゼによって一部消化されるが，糖質，たんぱく質と同様に，脂質消化の大部分は小腸内の膵リパーゼによって行われる.
- 食物由来のトリグリセリドは水に不溶であるため，そのままの形では水溶性である消化酵素の作用を受けることができない.
- 小腸における物理的消化により，腸液と中性脂肪や膵リパーゼが混合され，エマルションが形成され，これにより，膵リパーゼが作用しやすい環境が生み出される.
- 膵リパーゼは，トリグリセリドの1位および3位の脂肪酸を加水分解し，2-モノアシルグリセロールと脂肪酸に分解する.
- トリグリセリドの分解が進むと，エマルションは小さくなり，肝臓から産生された胆汁中に含まれる胆汁酸によって乳化作用を受け，胆汁酸ミセル（複合ミセル）を形成し，可溶化する.
- このとき，コレステロールや脂溶性の高い栄養素（脂溶性ビタミン）も複合ミセル内に取り込まれる.
- 脂質の分解産物と胆汁酸から成る複合ミセルは，小腸粘膜の微絨毛膜表面に到達すると解離し，脂質成分のみが吸収細胞内に吸収される.

4 膜消化

- 摂取された食物は，管腔内消化によって，ある程度まで低分子化される.
- その後，吸収細胞の微絨毛膜（刷子縁膜）上に存在する膜消化酵素により吸収可能な状態にまで加水分解される.
- この膜上で行われる最終段階の消化を膜消化（終末消化）という.
- 微絨毛の膜上には，栄養素を加水分解するエキソ型の酵素が局在している.
- 糖質であれば，少糖類（二糖類やオリゴ糖）は単糖類まで，たんぱく質であれば，オリゴペプチドはジペプチド・トリペプチドやアミノ酸まで分解される.
- 脂質は，膜消化を必要としない.
- 膜消化を受けた栄養素は，膜上にある近傍の輸送体を介して吸収細胞内に取り込まれる.

3 管腔内消化の調節

- 管腔内消化を支える消化液（唾液，胃液，膵液，胆汁）の分泌は，食物による物理的・化学的刺激，自律神経ならびに消化管ホルモンの刺激によって調節されている.
- 消化液の分泌応答は，「脳相」，「胃相」，「腸相」の3つに分けて考えることができる.

1 脳相，胃相，腸相

脳相

- 食物が胃に到達する前に起こる消化液の分泌や消化管運動の応答を「脳相（頭相）」という.
- 脳相では，感覚神経を介した刺激のうち，視覚，嗅覚，聴覚の刺激により，迷走神経（副交感神経）を介して消化液の分泌を促進させる応答性を示す（例：レモンを想像す

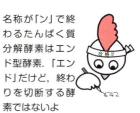

名称が「ン」で終わるたんぱく質分解酵素はエンド型酵素.「エンド」だけど，終わりを切断する酵素ではないよ

【用語解説】
エマルション（emulsion）：本来は混ざり合わない水と油が，撹拌されることで，微小滴となって分散した状態.

 豆知識

もし活性型で分泌されたらどうなる？：ヒトの組織は，多くのたんぱく質で構成されている．たんぱく質分解酵素が活性型で分泌されれば，自身の組織も分解してしまう（自己消化）．膵液が流れる膵管や十二指腸も例外ではない．そのため，膵臓ではたんぱく質分解酵素を不活性型（チモーゲンやプロ酵素の型）で分泌し，十二指腸に流入してきた際に活性型に変化させるしくみをもつ.

❽ 自律神経のはたらき

		交感神経	副交感神経
主な神経伝達物質		ノルアドレナリン	アセチルコリン
消化管への作用	唾液の分泌	促進（粘性の高い唾液）	促進（粘性の低い漿液性の唾液）
	消化液の分泌	抑制	促進
	消化管の運動	抑制	促進
膵臓への作用	インスリンの分泌	抑制	促進
副腎髄質への作用	アドレナリン分泌	促進	—
循環器系への作用	心臓の拍動	促進	抑制
	血圧	上昇	下降
泌尿器系への作用	膀胱括約筋	収縮（排尿抑制）	弛緩（排尿促進）
排便への作用	肛門括約筋	収縮（排便抑制）	弛緩（排便促進）

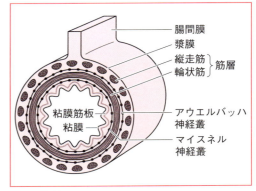

❾ 腸管断面図

ると唾液分泌が促進される）．
- 食物を摂取した場合は，その際に感じる味覚および口腔内の物理的・化学的刺激が，さらなる消化液の分泌ならびに消化管運動を促進させる．

胃 相
- 胃に食物が到達した際に起こる消化液の分泌や消化管運動の応答を「胃相」という．
- 胃相では，胃に食塊が移送されると，食塊の物理的な刺激を受けて，迷走神経および壁在神経叢を介した胃酸，ガストリン，ペプシノーゲンなどの分泌が促進される．
- 食物の分解産物による化学的な刺激や食物の物理的な刺激は，幽門部のG細胞からのガストリンの分泌を促す．

腸 相
- 胃内容物が十二指腸に移送されることによって起こる消化液の分泌や消化管運動の応答を「腸相」という．
- 腸相では，胃内容物が十二指腸に移送された際の化学的な刺激によって，小腸上皮内分泌細胞からセクレチンやCCKなどの消化管ホルモンが分泌される．
- 分泌された各種消化管ホルモンにより，消化液の分泌や消化管の運動性が制御される．

2 自律神経系による調節

- 自律神経系は，自身の意思とは無関係に中枢神経からの刺激を内臓や皮膚に伝える神経である．
- 自律神経系の特徴として，各々の組織や器官に交感神経と副交感神経の2種類の神経があり，交感神経の末端からは主にノルアドレナリンが，副交感神経からはアセチルコリンが分泌される．
- 両自律神経系はおたがいに拮抗的（対抗的）に作用し，その二重支配によって各組織のはたらきが調節されている（❽）．
- 一般的に，消化管は副交感神経の興奮によって消化液の分泌や消化管運動が亢進する．
- 消化管の運動は，「管腔側に近いマイスネル神経叢」と「筋層を挟んで漿膜側にあるアウエルバッハ神経叢」の2種類の神経叢（多数の神経細胞などが集まっている部分）のはたらきで調節されている（❾）．

最新の研究情報
これまで体内に栄養素が流入してきたか否かを感知するセンサーは，主に消化管内に存在し，消化管内からの刺激を迷走神経が受け取ることで，消化液の分泌や消化管運動が制御されていると考えられてきた．しかし近年，栄養センサーは消化管内だけでなく，肝門脈にも存在することが明らかになった．特に，Na^+-グルコース共輸送体であるSGLT3を介した栄養感知システムは，門脈内を流れる栄養素を感知し，摂食行動（満腹感，摂食量の減少）の制御に関与することが示唆されている[1]．

【用語解説】
マイスネル神経叢：粘膜筋板と輪状筋のあいだにあり，粘液の分泌や絨毛運動を調節している．
アウエルバッハ神経叢：縦走筋と輪状筋のあいだにあり，主に消化管の収縮運動を調節している．

ⓘ 主な消化管ホルモン

消化管ホルモン	内分泌細胞の種類	分泌細胞の分布	分泌刺激	主な生理作用
ガストリン	G細胞	胃	食物による物理的刺激 食物による化学的刺激 迷走神経の興奮	胃酸の分泌促進 ペプシノーゲンの分泌促進
セクレチン	S細胞	十二指腸 空腸	酸性度の高い胃内容物	膵臓からのHCO_3^-の分泌促進 胃酸・ガストリンの分泌抑制 胃内容物の十二指腸への移送抑制
コレシストキニン (CCK)	I細胞	十二指腸 空腸	ペプチド・アミノ酸 脂肪の分解産物	胆嚢の収縮 膵液酵素の分泌促進 摂食行動を抑制
GIP	K細胞	十二指腸 空腸	糖質（単糖類，少糖類） 脂肪の分解産物	インスリンの分泌促進
GLP-1	L細胞	空腸 回腸	糖質（単糖類，少糖類） 多価不飽和脂肪酸 食物繊維	糖質の吸収促進 腸内容物の通過時間の遅延 食欲調節 インスリンの分泌促進
ソマトスタチン	D細胞	胃 小腸 膵臓	食物による化学的刺激	ガストリンなどの消化管ホルモンの分泌抑制（消化管） インスリン・グルカゴン分泌を抑制（膵臓）
グレリン	X/A様細胞	胃	食物による化学的刺激	摂食の亢進 成長ホルモンの分泌促進
レプチン	P細胞	胃 （脂肪細胞からも分泌）	食物による化学的刺激	摂食の抑制 脂肪細胞から分泌されるレプチンも同様の生理作用をもつ
モチリン	M細胞	小腸 大腸	胆汁による刺激	消化管の運動性亢進
ニューロテンシン	N細胞	小腸 大腸	脂肪の分解産物 短鎖・中鎖脂肪酸	消化管の収縮運動

GIP (glucose-dependent insulinotropic polypeptide；グルコース依存性インスリン分泌刺激ポリペプチド)，GLP-1 (glucagon-like peptide-1；グルカゴン様ペプチド-1).

3 消化管ホルモンによる調節

- 消化管では，20種以上の消化管ホルモンが分泌され，体内でも最大の内分泌器官といえる．
- 消化管ホルモンは，消化管粘膜に存在する種々の内分泌細胞から分泌され，消化管運動や消化液分泌を調節している．
- 消化管ホルモンは，「食物からの物理的・化学的刺激」と「神経性刺激」によって分泌が調節されている（ⓘ）．

消化管ホルモンが異なる組織のはたらきを連動（同調）させ，しかるべきタイミングの効率的な栄養素の消化・吸収を支えているんだ

4 吸収の過程

1 膜の透過

- 摂取した食物に含まれる水分や栄養素を体内に取り込むためには，消化による低分子化と細胞内を通過させる過程（膜透過）を経る必要がある．
- 栄養素の大半は小腸において吸収される．
- 胃ではアルコールやある種の薬剤，回腸では胆汁酸やビタミンB_{12}，大腸では水分，ナトリウムやカリウムなど一部の電解質および腸内細菌の産生産物が吸収される．
- 水分は，約90％が小腸において吸収され，残り10％が大腸から吸収され，口腔や胃からはほとんど吸収されない．

- 終末消化を終えた栄養素は，吸収細胞内に取り込まれた後に体内に入る．
- 栄養素の膜透過経路は，「吸収細胞の中を通過する細胞路（細胞内輸送：intracellular transport）」と「細胞間隙を通る細胞外路（傍細胞輸送：paracellular transport）」の2つの経路がある．
- 微絨毛膜あるいは基底膜を物質が透過する際の輸送方式は，「受動輸送（単純拡散ならびに促進拡散）」，「能動輸送」，「膜動輸送（エンドサイトーシス，エキソサイトーシス）」の3つに分けられ，輸送する物質によって輸送方式が異なる．

【用語解説】
細胞内輸送：微絨毛膜の通過，細胞内の移送，そして毛細血管・リンパ管側（基底膜）の細胞内から毛細血管あるいはリンパ管への輸送の3段階に分けられる．

2　受動輸送（⓫，⓬）

- 受動輸送は，細胞内外の濃度勾配に従ったエネルギーを必要としない輸送方式であり，「輸送体を必要としない単純拡散」と「輸送体を必要とする促進拡散」に分けられる．
- 受動輸送では，栄養素は濃度の高いほうから低いほうへ輸送され，基本的に濃度勾配が大きいほど輸送の速度は速くなる．
- 促進拡散は，単純拡散より輸送速度は速いが，輸送体の輸送能力に限りがあるため，輸送される栄養素の濃度が高い場合は輸送速度が上がらなくなる現象（飽和現象）が起こる．
- 輸送体を介した物質輸送では，類似した構造の物質が共存する場合は，それぞれの物質の輸送が競合的に阻害されることがある．
- 疎水性物質（脂肪酸，2-モノアシルグリセロール，脂溶性ビタミン，コレステロールなど）は，単純拡散により細胞内に輸送される．
- フルクトースは，微絨毛膜のGLUT5（glucose transporter 5）を介して促進拡散により細胞内に取り込まれ，毛細血管への移送は基底膜に存在するGLUT2（glucose

⓫　**栄養素の輸送方式**

	受動輸送		能動輸送	膜動輸送
	単純拡散	促進拡散		
濃度勾配	従う	従う	逆らうことも可能	逆らうことも可能
輸送担体	なし	あり	あり	なし
エネルギー（ATP）	不要	不要	必要	必要
輸送速度の飽和	なし	あり	あり	なし
競合阻害	なし	あり	あり	なし
輸送される栄養素	脂溶性ビタミン 脂肪酸	フルクトース アスパラギン酸 グルタミン酸	グルコース ガラクトース L-アミノ酸 水溶性ビタミン	カイロミクロン中の脂肪および脂溶性栄養素

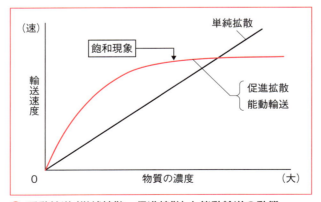

⓬　受動輸送（単純拡散・促進拡散）と能動輸送の動態

transporter 2）を介して促進拡散により移送される．
- ミネラルや水溶性ビタミンは，種類や量，生体の状態などにより輸送方式が異なる．

3 能動輸送

- 能動輸送は，細胞内外の濃度勾配に従わず，エネルギーと輸送体を必要とする輸送方式であり，エネルギーに依存した積極的な輸送方式である．
- 輸送速度は速く，濃度の低いほうから高いほうへの濃度勾配に逆らって輸送することができる．
- 受動輸送である促進拡散と同様に，飽和現象や競合阻害がみられる．
- 輸送される物質が直接エネルギーを利用する「一次性能動輸送」と，一次性能動輸送で生じた濃度勾配を利用する「二次性能動輸送」がある（⓭）．
- 小腸上皮細胞には，複数のアミノ酸輸送体が存在する．アミノ酸の多くは，Na^+ポンプの駆動力を利用した能動輸送で細胞内に取り込まれる．
- 一方，ジペプチド・トリペプチドに関しては，細胞内外の水素イオン（H^+）の濃度勾配を利用したH^+/ジペプチド・トリペプチド共輸送体を介して能動輸送される．
- 同一の輸送体を介して吸収されるアミノ酸の場合は，それぞれのアミノ酸の吸収が競合的に阻害されるが，ジペプチド・トリペプチドに競合阻害作用はないため，アミノ酸よりもペプチド輸送のほうが速い．

4 膜動輸送（⓮）

- 膜動輸送には，細胞膜の一部が陥入して細胞外の物質を細胞内に取り込む「エンドサイトーシス（endocytosis）」と細胞内の分泌顆粒の膜が細胞膜と融合して開口して分泌顆粒の中身を細胞外に排泄する「エキソサイトーシス（exocytosis）」がある．
- エンドサイトーシスは飲食作用ともいわれる．
- エキソサイトーシスは開口分泌ともいわれ，ホルモン，神経伝達物質，ペプチドなどを細胞内から細胞外へと分泌する方式である．
- 脂質の基底膜から乳び管（リンパ管）への移送は，エキソサイトーシスによって行われる．

5 栄養素等の吸収

1 炭水化物（⓯）

- 糖質のうち，高分子多糖類であるでんぷんは，α-アミラーゼによる管腔内消化を受ける．

⓭ **単糖類の二次性能動輸送**

- 単糖であるグルコースやガラクトースの能動輸送では，まず一次性能動輸送として，吸収細胞の基底膜に存在するNa^+ポンプ（Na^+/K^+-ATPアーゼ：ナトリウムチャネル）を介して細胞外へNa^+が輸送される．これにより細胞内のNa^+の濃度が低下する
- その濃度勾配に従って，管腔側からNa^+が細胞内に流入する．この際に，微絨毛膜にグルコースが存在すると，二次性能動輸送として，Na^+とグルコースを共輸送するナトリウム依存性グルコース輸送体（sodium-dependent glucose transporter 1：SGLT1）がNa^+とともにグルコースを細胞内に輸送する
- ガラクトースも，グルコースと同様にSGLT1を介した二次性能動輸送により輸送される．吸収細胞内から血管側への排出は，GLUT2を介した促進拡散により輸送される

栄養素の種類によって体内への吸収様式が異なるので要注意！

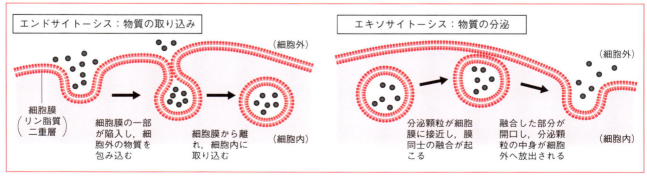

⓮ 膜動輸送
（田地陽一編．栄養科学イラストレイテッド　基礎栄養学，第4版．羊土社；2020．p.55より）

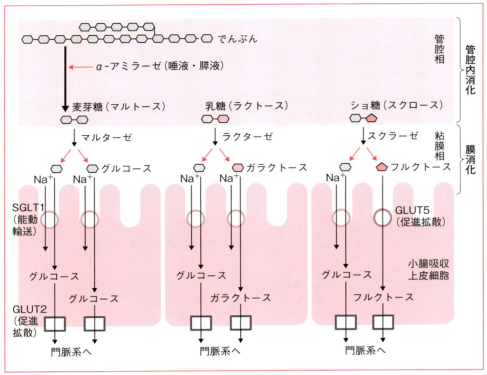

⑮ 代表的な糖質の消化と吸収
(鈴木拓史．消化・吸収と栄養素の体内動態．小林謙一編著．栄養管理と生命科学シリーズ．基礎栄養学．理工図書；2021．p.110より)

⑯ 糖質の膜消化にかかわる二糖類分解酵素

マルターゼ
マルトース（麦芽糖）のα-1, 4結合を加水分解して，2分子のグルコースを生成する

イソマルターゼ
イソマルトースやα-限界デキストリンなどのα-1, 6結合を加水分解して，グルコースを生成する

スクラーゼ
スクロース（ショ糖）を加水分解して，グルコースとフルクトースを生成する

ラクターゼ
ラクトース（乳糖）を加水分解して，ガラクトースとグルコースを生成する

トレハラーゼ
トレハロースのα-1, 1結合を加水分解して，2分子のグルコースを生成する

- でんぷんの管腔内消化によって生じた二糖類や食物中に存在するスクロースなどの二糖類は，小腸微絨毛膜に局在する膜消化酵素の作用を受けて単糖類にまで分解されて吸収される．
- 糖質の膜消化にかかわる二糖類分解酵素は，5種類存在し，その多くがα-グルコシダーゼに属している（⑯）．
- 二糖類分解酵素によって生成した単糖類（グルコース，ガラクトース，フルクトースなど）は，糖輸送体（糖輸送担体）を介して吸収細胞内に取り込まれる．
- ヒトの消化酵素では消化することができない食物繊維や難消化性糖質は，消化されずに大腸に移行する．
- 食物繊維や難消化性糖質は，大腸において腸内細菌による発酵を受けると，短鎖脂肪酸（酢酸，酪酸，プロピオン酸など）が生成される．
- 短鎖脂肪酸は，大腸から吸収されてエネルギー源（約2 kcal/g）として利用される．

2　たんぱく質（⑰）

- たんぱく質は，管腔内消化を受けた後，微絨毛膜上の膜消化酵素による膜消化を受け，輸送体を介して吸収細胞内に取り込まれる．
- たんぱく質の消化は，まずはじめに胃液中のペプシンによって行われる．ペプシンは，たんぱく質をポリペプチドやオリゴペプチドまで分解する．
- 次に，膵液中のトリプシンおよびキモトリプシンにより，アミノ酸が2～6個結合したオリゴペプチドまで分解される．膵液中にはエキソ型のカルボキシペプチダーゼも含まれるため，少量のアミノ酸も生成される．
- 管腔内消化によって生じたオリゴペプチドは，微絨毛膜に局在するアミノペプチダーゼやジペプチダーゼなどの膜消化酵素の作用を受けて，アミノ酸やジペプチド・トリペプチドまで分解される．
- 膜消化によって生じたアミノ酸は，微絨毛膜と基底膜に存在する輸送体を介して吸収

5 栄養素等の吸収

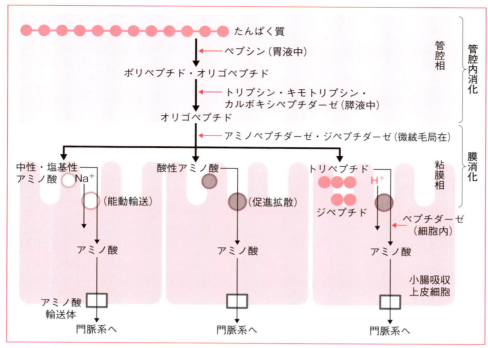

⓱ たんぱく質の消化と吸収
（鈴木拓史．消化・吸収と栄養素の体内動態．小林謙一編著．栄養管理と生命科学シリーズ．基礎栄養学．理工図書；2021．p.112より）

される．アミノ酸の性質によって輸送系が異なり，中性アミノ酸輸送系，塩基性アミノ酸輸送系，酸性アミノ酸輸送系など複数の輸送系が存在している．
- 多くのアミノ酸がNa^+の移動にともなう二次性能動輸送で細胞内に輸送されるのに対して，ジペプチドやトリペプチドは，H^+/ジペプチド・トリペプチド共輸送体を介して細胞内に能動輸送される．
- 吸収細胞内に取り込まれたジペプチドやトリペプチドは，細胞内のアミノペプチダーゼによってアミノ酸まで分解される．
- 細胞内のアミノ酸は，基底膜のアミノ酸輸送体を介して毛細血管に移行し，門脈から肝臓へと輸送される．

3 脂 質（⓳）

- 脂質（トリグリセリド）は，口腔内の舌リパーゼと胃内の胃リパーゼによる消化を受けるが，胃までに受ける消化はわずかであり，脂質の大部分が膵リパーゼによって消化される．
- 脂質の分解産物がCCKやGIPなどの消化管ホルモン分泌を促進するため，胃の運動が抑制される．そのため，脂質の胃内滞留時間は他の栄養素よりも長い．
- 食物に含まれる脂質の大部分は，長鎖脂肪酸で構成されるトリグリセリド（long-chain triacylglycerol：LCT）である．
- 脂質を含む酸性の胃内容物が胃から十二指腸に流入すると，この刺激を受けて消化管ホルモンであるセクレチンやCCKが分泌される．
- セクレチンやCCKの分泌刺激を受けると，胆嚢からは胆汁が，膵臓からは膵液が十二指腸に分泌される．
- 食物中のトリグリセリドは，エマルションの状態で膵リパーゼの作用を受ける．
- 膵リパーゼは，活性化因子であるコリパーゼの存在下で安定した活性を保ちつつ，グリセロールの1位と3位の脂肪酸を加水分解し，2-モノアシルグリセロールと脂肪酸を生成する．

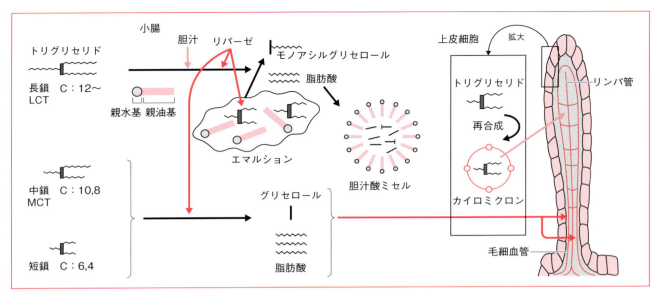

⑱ 脂質の消化と吸収
（田地陽一編．栄養科学イラストレイテッド　基礎栄養学．第4版．羊土社；2020．p.60より）

- その後，胆汁酸とミセルを形成しつつ，コレステロールや脂溶性ビタミンを取り込むことで複合ミセルを形成する．
- 複合ミセルは，吸収細胞の微絨毛膜表面で開裂し，吸収細胞内に2-モノアシルグリセロールと脂肪酸などを受動輸送（単純拡散）により移送する．

胆汁について

- 脂質の消化にとって重要なはたらきをもつ胆汁は，胆嚢[*2]に溜められている．
- 胆汁の分泌量は，1日あたり0.5～1.0 Lである．
- 食物由来の脂肪の分解産物などが上部小腸に達すると，その刺激を受けてCCKが放出される．CCKには，胆嚢を収縮させる作用があり，胆汁分泌が促進される．
- 胆汁中には，**胆汁酸**，胆汁色素（ビリルビン），コレステロール，電解質などが含まれているが，消化酵素は含まれていない．
- 胆汁として十二指腸へ排出された一次胆汁酸は，腸内細菌の作用を受け，二次胆汁酸（デオキシコール酸，リトコール酸）となる．
- 二次胆汁酸は，いずれも回腸下部にある輸送体を介して能動的に吸収される．
- 吸収された二次胆汁酸は，門脈を経て肝細胞に再び取り込まれて，胆汁産生に再利用される．
- この再利用の過程を腸肝循環といい，分泌された胆汁酸の約90％が再吸収されて，再利用される．

長鎖脂肪酸の吸収

- 小腸吸収細胞内に取り込まれた長鎖遊離脂肪酸は，滑面小胞体で活性化されアシルCoA（活性型の脂肪酸）となる．
- その後，これらのアシルCoAがモノアシルグリセロールとエステル結合することで，トリグリセリドが吸収細胞内で再合成される．
- 吸収細胞内で再合成されたトリグリセリドは，ゴルジ体においてリン脂質，コレステロールおよびアポリポたんぱく質と合わさり，カイロミクロン（chylomicron：キロミクロンともいう）を形成する．
- カイロミクロン内の脂溶性成分は，基底膜からエキソサイトーシスにより乳び管（リンパ管）に放出され，胸管を経て鎖骨下静脈に入り，大静脈へと移行する．

正常な胆汁分泌下では，単純拡散で吸収される脂質は，ほとんどが体内に吸収されるんだ

[*2] 胆嚢は，長さ約8 cm，容積50 mLの嚢状（袋状）の器官である．また，肝臓で産生された胆汁を一時的に貯蔵するだけでなく，濃縮する器官でもある．

【用語解説】
胆汁酸：胆汁の主成分である胆汁酸は，強力な界面活性作用をもつ．その作用により，脂質を乳化させることで膵リパーゼによる消化を助ける．肝細胞においてコレステロールを材料として合成される．合成直後の胆汁酸は，一次胆汁酸（コール酸，ケノデオキシコール酸）として胆汁中に含まれる．

●MEMO●
回腸で回収された二次胆汁酸によって，肝臓における胆汁合成量が調整される（フィードバック調節）．

短鎖・中鎖脂肪酸の吸収

- 中鎖脂肪酸から構成されるトリグリセリド（medium-chain triacylglycerol：MCT）は，胃リパーゼと膵リパーゼの作用も受けてグリセロールと中鎖脂肪酸に分解される．
- 鎖長の短い脂肪酸は，水溶性が高いため，複合ミセルに取り込まれることなく吸収細胞に取り込まれる．
- 細胞内の短鎖あるいは中鎖脂肪酸は，グリセロールとのエステル化を受けにくいためカイロミクロンも形成しない．
- 短鎖・中鎖脂肪酸は，水溶性が高いため，単糖類やアミノ酸などと同様に毛細血管から吸収されて，門脈を経て肝臓に運ばれる．

リン脂質，コレステロールの吸収

- リン脂質であるレシチンは，膵液中のホスホリパーゼA_2により，リゾレシチンと脂肪酸になる．
- 食品中のコレステロールエステルは，膵液中のコレステロールエステラーゼによってエステル結合が加水分解されて，コレステロールと脂肪酸になる．
- コレステロールは，LCTの分解産物である2-モノアシルグリセロールや長鎖脂肪酸および胆汁酸とともに複合ミセルを形成し，LCTと同様に微絨毛膜から単純拡散で取り込まれる．
- 吸収細胞内では，コレステロールエステルやリン脂質に再合成され，カイロミクロンを形成することでリンパ管から大静脈へと移行する．

4 ビタミン

脂溶性ビタミン

- 脂溶性ビタミン（ビタミンA，ビタミンD，ビタミンE，ビタミンK）は，胆汁酸や他の脂質消化物とともに複合ミセルを形成することで，小腸微絨毛膜から単純拡散により細胞内に取り込まれる．
- 脂溶性ビタミンは，食事中の脂質成分とともに体内に吸収されるため，食事中の脂質は脂溶性ビタミンの吸収効率を高めるはたらきがある．

ビタミンA

- 動物性食品中のビタミンAは，レチニルエステル（レチノールと脂肪酸のエステル）として存在している．また，植物性食品中のビタミンAは，プロビタミンA（β-カロテン[*3]など）として存在している．
- 動物性食品から摂取されたレチニルエステルは，微絨毛膜に局在するビタミンAエステル加水分解酵素によって，脂肪酸とレチノールに加水分解されることで吸収細胞内に取り込まれる．
- 吸収細胞内のレチノールは，脂肪酸とエステル結合してレチニルエステルとなりカイロミクロンに取り込まれる．
- レチノールを含んだカイロミクロンは，カイロミクロンレムナントになった後に肝臓に取り込まれる．
- 肝臓に取り込まれたレチニルエステルは肝臓で貯蔵される．貯蔵されたレチニルエステルは，必要に応じてレチノール結合たんぱく質およびトランスサイレチンと複合体を形成して輸送される．
- 動物性のレチノールの吸収率が70～90％に対して，植物性のβ-カロテンの吸収率は14％程度と低い．

ビタミンD

- ビタミンDは，ビタミンAと同様に小腸において複合ミセルを介した単純拡散により吸収細胞内に取り込まれた後，カイロミクロンに取り込まれて，最終的に肝臓に運ばれる．

最新の研究情報

栄養素の消化・吸収能は加齢にともない低下する？：糖質の消化・吸収機能は加齢にともなって低下することが知られている．一方，脂質やたんぱく質の消化・吸収能力は加齢の影響を受けにくいと考えられている．また，脳機能の老化によって，小腸絨毛形態や機能が衰退する可能性がある．（Suzuki T, et al. Exp Gerontol 2022 Jun 15；163：111795．doi：10.1016/j.exger.2022.111795より）

[*3] β-カロテンは，吸収細胞に取り込まれた後にβ-カロテン開裂酵素によってレチナールに転換され，その後レチノールに変換されてビタミンAの作用を示す．β-カロテンのビタミンAとしての作用効力は，レチノールの1/12である．

- 肝臓において25位に水酸基（–OH）が付加されて25-ヒドロキシビタミンDとなり，ビタミンD結合たんぱく質と結合した形で血液中を移動した後，腎臓に取り込まれる．腎臓では，1α位に水酸基が付加され，活性型ビタミンD（$1\alpha, 25(OH)_2$ビタミンD）となり，生理作用を示す．

ビタミンE
- ビタミンEは，カイロミクロンに取り込まれて最終的に肝臓に運ばれる．肝臓からは，VLDL（超低密度リポたんぱく質）に取り込まれた形で血液中を輸送される．

ビタミンK
- ビタミンKは，カイロミクロンに取り込まれて最終的に肝臓に運ばれる．肝臓からは，ビタミンEと同様にVLDLに取り込まれた形で血液中を輸送される．
- 緑黄色野菜などに由来するK_1（フィロキノン）と腸内細菌によって産生されるK_2（メナキノン）が存在し，ビタミンK_2は，主に結腸から吸収される．

水溶性ビタミン
- 食品中の水溶性ビタミンは，補酵素型で存在し，そのほとんどが酵素たんぱく質に結合している．
- ビタミンB_{12}および葉酸以外のビタミンB群は，消化管内で消化酵素の作用を受けて遊離型になった後に小腸から吸収される．
- ビタミンCは，遊離型のアスコルビン酸として存在し，そのまま小腸から吸収される．
- ビタミンB_1（チアミン），B_2（リボフラビン），ビタミンC，ビオチン，パントテン酸などは，腸管からNa^+とともに能動輸送される．
- 胃内で解離した遊離型ビタミンB_{12}は，R-たんぱく質（ハプトコリン）と結合することで，胃内でも安定な状態を保つ．その後，小腸で消化を受けて，再び遊離型になる．
- 小腸内の遊離型ビタミンB_{12}は，胃の壁細胞から分泌される糖たんぱく質（内因子）と結合した形で回腸において吸収される．

5 ミネラル

- ミネラルは，水に溶解するとイオン化し，その大部分が小腸から吸収される．一部のミネラルは大腸でも吸収される．

カルシウム
- カルシウムは，カルシウム塩として食物中に含まれている．消化の過程で遊離し，カルシウムイオン（Ca^{2+}）となることで腸管から吸収される．腸管内のCa^{2+}は，細胞路と細胞外路のいずれかを通って毛細血管に入る．
- 細胞路を経る場合は，微絨毛膜から単純拡散によって細胞内に取り込まれる．その後，カルシウム結合たんぱく質の作用を受けて細胞内を移送される．細胞内からは，カルシウムポンプ（Ca^{2+}-ATPアーゼ）のはたらきで能動輸送によって毛細血管内に移送される．
- 細胞路を介したカルシウムの吸収と輸送は，ビタミンDの作用により調節されている．
- 細胞外路を経る場合は，単純拡散によるCa^{2+}の吸収経路であり，主に空腸下部から回腸で行われる．この経路は，ビタミンDに依存した調節は受けない．

鉄
- 鉄は，肉や魚などに含まれるヘム鉄と，植物性食品，乳類，卵などに含まれる非ヘム鉄に分けられる（⑲）．
- 鉄は，主に小腸上部で吸収される．
- 鉄の腸管吸収率は，体内鉄の保有量によって変動し，消化管は鉄を吸収するだけでなく，過剰な鉄を排出するはたらきも担っている．
- 吸収された鉄は，鉄結合性たんぱく質（トランスフェリン）と結合した形で血液中を

---

⑲ ヘム鉄と非ヘム鉄

ヘム鉄

二価鉄（Fe^{2+}）とポルフィリンから成る錯体である．他の食品成分の影響を受けにくく，吸収率が高いという特徴がある

非ヘム鉄

吸収率が低く，かつその吸収効率は他の食品成分の影響を強く受ける．食品中の非ヘム鉄は，三価鉄（Fe^{3+}）として存在するが，そのほとんどが二価鉄（Fe^{2+}）に還元されることで腸管から吸収される．また，還元作用の高いビタミンCや動物性たんぱく質とともに摂取することで，吸収を高めることができる

移送される．

6 水

- 消化管内には，食事や飲料由来の水分や消化液に含まれる水分が多量に存在する．
- 水の吸収は，消化管全体でも行われるが，主に小腸と大腸で行われる．
- 水の吸収量は，大腸よりも小腸のほうが多い．
- 水の体内への吸収は，消化管管腔内と血管とのあいだの浸透圧の差に依存した受動輸送である．
- 消化管管腔内の浸透圧が高くなると，体内から消化管内へ水が移動することで浸透圧性の下痢になる．消化管管腔内の浸透圧が高くなる原因としては，消化不良，難消化性物質の摂取などがあげられる．

6 栄養素の体内動態

- 摂取された栄養素は，種々の消化液に含まれる消化酵素によって化学的消化を受ける．
- その消化過程は，栄養素の種類によって異なり，体内に吸収することができる大きさまで効率的に消化することで最終消化産物を得ている（❼）．
- 体内に吸収された栄養素は，栄養素がもつ化学的性質の違いによって，体内への吸収経路や体内動態が異なる．
- 化学的性質とは，「水に溶ける性質（水溶性）」あるいは「水に溶けない性質（疎水性，脂溶性）」を指す．

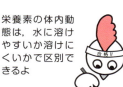

栄養素の体内動態は，水に溶けやすいか溶けにくいかで区別できるよ

1 門脈系（水溶性栄養素の体内動態）

- 単糖類，アミノ酸やペプチド，ミネラル（無機質），水溶性ビタミンおよび短鎖・中鎖脂肪酸などの水溶性栄養素は，吸収細胞内から毛細血管に移送される．
- 腸管内に張りめぐらされた毛細血管内を流れる血液は，門脈に集合し，肝臓へと運ばれる．
- その後，肝臓内を通過し，肝静脈を通って心臓に送られる．心臓からは，全身で必要な栄養素を豊富に含んだ血液が末梢組織へと送られる．

2 リンパ系（疎水性栄養素の体内動態）

- 長鎖脂肪酸，2-モノアシルグリセロール，コレステロール，リン脂質および脂溶性ビタミンなどの疎水性栄養素は，吸収細胞内でカイロミクロンを形成し，乳び管に移送される．
- 乳び管は，太いリンパ管につながっており，疎水性栄養素を含んだリンパ液は，胸管を経て左鎖骨下静脈に入り，最終的に心臓を経て全身に送られる．

7 生物学的利用度

- 生物学的利用度（生物学的有効性）は，食べ物に含まれる栄養素や含有する他の成分が相互作用したり，体調や腸内環境など生体の状態が変化したり，調理・加工方法を変えたりするだけで容易に変化する．

1 消化吸収率

- 消化吸収率とは，摂取した食物中の栄養素がどの程度消化・吸収されたかを示す数値である．
- 消化吸収率は，摂取した食物中に存在する特定栄養素量と糞便中に排出された特定栄養素量を差し引いた値から算出される（見かけの消化吸収率）[*4]．
- 糞便中には食物の未消化物や腸内細菌および消化液に由来する内因性の成分が含まれる．純粋に食物中に含まれる特定栄養素のみの消化吸収率（真の消化吸収率）[*5]を求めるために，内因性の特定栄養素量を除外する必要がある．
- 内因性成分の排泄量は，目的とする特定栄養素を全く含まない食事を摂ったときの糞便排泄量から求める．

2 栄養価

- 栄養素は，物質ごとに化学的・生物学的用途や代謝プロセスが異なる．
- 同じカテゴリー（糖質，脂質，たんぱく質）に属する栄養成分であったとしても，栄養価（栄養学的な価値や利用度）が必ずしも一致するわけではない．
- 代謝性糖質は，保有エネルギー量が異なる．100 gあたりのエネルギー量は，ブドウ糖が342 kcal，果糖が375 kcal，砂糖（ショ糖）が391 kcalと異なる[*6]．
- 脂質に関しては，食品が保有する脂肪酸組成によって栄養価が異なる．特に，n-3系（ω3）脂肪酸（α-リノレン酸，エイコサペンタエン酸，ドコサヘキサエン酸など）とn-6（ω6）系脂肪酸（リノール酸，γ-リノレン酸，アラキドン酸など）には，生体内で合成することができない必須脂肪酸に該当する脂肪酸が含まれる．
- たんぱく質に関しても，食品が保有するアミノ酸組成によって栄養価が異なる．生体を構成する20種類のアミノ酸が，均等に含まれるたんぱく質は栄養価の高いたんぱく質といえる．

8 栄養素の排泄 (20)

- 三大栄養素（糖質，脂質，たんぱく質）は，吸収後は体内で異化・同化作用を経て効率的に利用される．
- 三大栄養素は，主にエネルギー源となったり，糖新生や脂肪酸合成の材料となったりするため，そのままの形で排泄されることはない．
- 食物繊維は，大腸内で腸内細菌による発酵を受けるが，発酵に用いられなかったものは糞便で排泄される．
- 脂溶性ビタミンは，積極的な排泄機序はない．
- 水溶性ビタミンやミネラルの多くが，体内での必要量が充足された時点で，過剰なものはすみやかに尿中に排泄される．
- 水溶性栄養素を過剰に摂取した場合は，腎機能が正常であれば，尿中にすみやかに排泄されるため，過剰摂取となるリスクは低い．
- ナトリウムとカリウムは，一般的に完全に吸収され，腎臓における再吸収と排泄のバランスで血漿中濃度が維持されている．
- 微量ミネラルの一部（鉄，亜鉛，銅，マンガン）は，尿中への排泄はごくわずかであり，消化管上皮細胞の剥離，消化液中への流出，出血などを理由とした損失が主な排泄機序となる．

[*4] 見かけの消化吸収率（%）＝摂取量－糞中排泄量/摂取量×100

[*5] 真の消化吸収率（%）＝摂取量－（糞中排泄量－糞中内因性排泄量）/摂取量×100

真の消化吸収率のほうが，見かけの消化吸収率よりも高くなる！

最新の研究情報

摂取する糖質の質の違いが小腸機能に異なる影響を与えることが明らかになっている．特に，グルコースよりもフルクトースのほうが小腸機能の回復作用が強く，希少糖アルロースは，非代謝性糖類ではあるが，フルクトースと同様の小腸機能回復作用を有することが報告されている．（Suzuki T, et al. Nutrients 2022 Aug 7 ; 14 : 3230. doi : 10.3390/nu14153230より）

[*6] 「日本食品標準成分表（八訂）増補2023年」を参照．

たんぱく質の栄養価は，「量」ではなく，「質」で決まる！

8　栄養素の排泄

⑳ 各栄養素の腸管吸収率・相対生体利用率ならびに体外排泄機序†

	栄養素	腸管吸収率*	相対生体利用率**	積極的な排泄の有無	排泄機序
三大栄養素	糖質	90%以上	―	なし	―
	たんぱく質	90%以上	―	なし	たんぱく質（アミノ酸）由来のアンモニアは、尿素へ変換されて尿中へ排泄される
	脂質	90%以上	―	なし	―
食物繊維	食物繊維	―	―	あり	糞便による排泄
脂溶性ビタミン	ビタミンA	（レチノール）70〜90%	―	なし	―
	ビタミンD	55〜99%	―	なし	―
	ビタミンE	（低い場合）21〜29%（高い場合）51〜86%	―	なし	―
	ビタミンK	―	―	なし	―
水溶性ビタミン	ビタミンB$_1$	―	60%	あり	必要量を満たすと尿中排泄が促進される
	ビタミンB$_2$	―	64%	あり	必要量を満たすと尿中排泄が促進される
	ナイアシン	―	60%	なし	―
	ビタミンB$_6$	―	73%	あり	必要量を満たすと尿中排泄が促進される
	ビタミンB$_{12}$	50%	―	あり	胆汁中に内因性のビタミンB$_{12}$類縁化合物が多く排泄されるが、半数が腸肝循環により再吸収され、残りの半数は糞便へ排泄される
	葉酸	―	25〜81%（食事性葉酸）50%（狭義の葉酸）	あり	必要量を満たすと尿中排泄が促進される
	パントテン酸	―	70%	あり	必要量を満たすと尿中排泄が促進される
	ビオチン	―	80%	あり	必要量を満たすと尿中排泄が促進される
	ビタミンC	（200 mg/日まで）90%（1 g/日以上）50%以下	―	あり	必要量を満たすと尿中排泄が促進される
多量ミネラル	ナトリウム	―	―	あり	尿中への排泄だけでなく、消化液や汗などに含まれる内因性Naは、糞便や発汗によっても排泄される
	カリウム	―	―	あり	尿中への排泄だけでなく、消化液や汗などに含まれる内因性Kは、糞便や発汗によっても排泄される
	カルシウム	25〜30%	―	あり	必要量を満たすと尿中排泄が促進される
	マグネシウム	40〜60%	―	あり	必要量を満たすと尿中排泄が促進される
	リン	60〜70%	―	あり	必要量を満たすと尿中排泄が促進される
微量ミネラル	鉄	（ヘム鉄）50%（非ヘム鉄）15%	―	なし	充足時は、消化管上皮細胞の剥離にともない排泄される。出血、月経血による損失が大きい
	亜鉛	30%	―	なし	尿中排泄量は少ない。むしろ腸管粘膜の脱落、消化液（膵液・胆汁）の分泌にともなう糞便中への排泄、発汗と皮膚の脱落が主な排泄ルート
	銅	50%	―	なし	肝臓から胆汁を経て便として体外に排泄、ごく少量は尿中に排泄
	マンガン	1〜5%	―	なし	胆汁から腸管に分泌されてその多くは糞便中に排泄される
	ヨウ素	（ヨウ化物形態）100%	―	あり	最終的に、尿中へと排泄される
	セレン	（含セレンアミノ酸）90%	―	あり	主に尿中に排泄されるが、一部は糞便中や呼気中にも排泄される
	クロム	（三価クロム）1%	―	あり	最終的に、尿中へと排泄される
	モリブデン	88〜93%	―	あり	必要量を満たすと尿中排泄が促進される

―：一般的にほぼ吸収されると考えられているため、吸収率に関する報告がない、または正確な腸管吸収率、相対生体利用率が不明.
†：日本人の食事摂取基準（2020年版）の記載内容を参照.
*：腸管吸収率：腸管における吸収率. **：相対生体利用率：遊離型のビタミンの生体利用率を100％と仮定したときの食事性ビタミンの生体利用率を相対値で示した数値.

3　栄養素の消化・吸収と体内動態

引用文献
1) Bacharach SZ, et al. Glucose Sensing in the Hepatic Portal Vein and Its Role in Food Intake and Reward.CellMol Gastroenterol Hepatol 2023；16：189-99.

参考文献
・田地陽一編. 栄養科学イラストレイテッド　基礎栄養学, 第4版. 羊土社；2020.
・小林謙一編著. 栄養管理と生命科学シリーズ. 基礎栄養学. 理工図書；2021.
・柴田克己, 合田敏尚編. 国立研究開発法人 医薬基盤・健康・栄養研究所監修. 健康・栄養科学シリーズ. 基礎栄養学, 改訂第6版. 南江堂；2020.

3

栄養素の消化・吸収と体内動態

カコモン に挑戦 ‼

◆ 第38回-70
栄養素の吸収と体内動態に関する記述である．最も適当なのはどれか．1つ選べ．
(1) フルクトースの吸収には，エネルギーを必要とする．
(2) 中鎖脂肪酸の吸収には，胆汁酸を必要としない．
(3) アミノ酸の吸収は，ナトリウムイオンによって抑制される．
(4) ビタミンAは，アルブミンと結合し吸収される．
(5) 鉄の吸収は，体内の鉄貯蔵量に影響されない．

◆ 第37回-69
栄養素の吸収・移送の仕組みに関する組合せである．最も適当なのはどれか．1つ選べ．
(1) 栄養素：グルコース　微絨毛膜での吸収方式：促進拡散　主な移送経路：リンパ管
(2) 栄養素：長鎖脂肪酸　微絨毛膜での吸収方式：促進拡散　主な移送経路：門脈
(3) 栄養素：コレステロール　微絨毛膜での吸収方式：単純拡散　主な移送経路：門脈
(4) 栄養素：アミノ酸　微絨毛膜での吸収方式：能動輸送　主な移送経路：門脈
(5) 栄養素：ビタミンB$_{12}$　微絨毛膜での吸収方式：能動輸送　主な移送経路：リンパ管

◆ 第35回-70
管腔内消化の調節に関する記述である．最も適当なのはどれか．1つ選べ．
(1) 胃相とは，食物が胃に入る前に起こる胃液分泌の変化をいう．
(2) 消化管運動は，交感神経系により促進される．
(3) ガストリンは，ペプシノーゲンの分泌を抑制する．
(4) コレシストキニンは，膵リパーゼの分泌を促進する．
(5) セクレチンは，胃酸の分泌を促進する．

解答&解説

◆ 第38回-70　正解(2)
解説
(1) フルクトースは，受動輸送の促進拡散で吸収されるため，輸送体（GLUT5）を介して吸収されるがエネルギーは必要としない．
(2) ○
(3) アミノ酸輸送体にはアミノ酸－Na$^+$共輸送体が存在する．ナトリウムイオンの存在で吸収が促進されることはあっても抑制されることはない．
(4) 脂溶性ビタミンであるビタミンAは，胆汁酸複合ミセルに内包されて吸収される．
(5) 体内の鉄貯蔵量が低下すると鉄の吸収が促進されることが知られているため，影響を受ける．

◆ 第37回-69　正解(4)
解説
(1) グルコースは，二次性能動輸送により吸収された後，門脈系を介して移送される．
(2) 長鎖脂肪酸は，胆汁酸複合ミセルからの単純拡散で吸収された後，リンパ系で移送される．
(3) コレステロールは，長鎖脂肪酸と同様の吸収方式と移送方式である．
(4) ○
(5) 水溶性ビタミンであるビタミンB$_{12}$は，刷子縁膜にある受容体を介して腸上皮細胞内に吸収され，側底膜では一次性能動輸送体を介して門脈系で移送される．

◆ 第35回-70　正解(4)
解説
(1) 食物が胃に入る前の反応は脳相によるものである．
(2) 消化管運動は，副交感神経により促進される．
(3) ガストリンは，ペプシノーゲンの分泌を促進させる．
(4) ○　コレシストキニンの作用に，膵液酵素の分泌促進があり，膵液酵素には膵リパーゼが含まれる．
(5) セクレチンは，胃酸の分泌を抑制する．十二指腸への胃内容物の流入刺激を受けて，胃における消化の終了を指示するホルモンである．

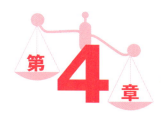

第4章 炭水化物の栄養

- 糖質（炭水化物）の栄養学的特徴と分類を理解する
- 食後および食間期と，臓器により異なる糖質代謝の概要を理解する
- 血糖値の調節にかかわるホルモンと臓器ごとの役割を理解する
- 糖質と脂質，たんぱく質との代謝のかかわりを理解する
- 難消化性糖質の分類と生理作用について理解する

- ✓ 糖質はその重合度（結合している単糖の数）により，単糖類，少糖類，多糖類に分類される．
- ✓ 糖質代謝には，ATP（エネルギー）生成を目的とした解糖系，クエン酸回路と，グルコースからのグリコーゲン合成と分解，糖質以外からグルコースが生成される糖新生系，またエネルギーの獲得に直接かかわらないペントースリン酸回路やグルクロン酸経路がある．
- ✓ 血液中に含まれるグルコース濃度を血糖値という．食後にはインスリンのはたらきにより，血中のグルコースは肝臓，筋肉，脂肪組織に取り込まれ蓄積される．
- ✓ エネルギー不足のときに糖質や脂質を供給することで，たんぱく質はエネルギー源とならずに体たんぱく質合成に使用可能となる（たんぱく質節約作用）．
- ✓ 難消化性炭水化物には，食物繊維（不溶性食物繊維と水溶性食物繊維）と難消化性糖質（難消化性オリゴ糖と糖アルコール）がある．

1 糖質の体内代謝

1 糖質の栄養学的特徴

炭水化物の概要と栄養学的役割
- 炭水化物は，$C_n(H_2O)_m$の化学式をもつ化合物である．炭水化物は，ヒトの消化酵素で消化されエネルギー源として利用される糖質と，ヒトの消化酵素では消化されない食物繊維に分けられる（炭水化物＝糖質＋食物繊維）．一般的に，炭水化物と糖質は同義語として使用されることが多い．
- 糖質は，エネルギー源として最も多く摂取している栄養素であり，その多くを穀物から得ている．

糖質の分類
- 糖質はその重合度（結合している単糖の数）により，①単糖類，②少糖類，③多糖類に分類される（❶）．
- 単糖類とは，これ以上加水分解できない糖質で，栄養学上重要なのは炭素5個から成る五炭糖と炭素6個から成る六炭糖である．
- 五炭糖（ペントース）は核酸の構成成分として重要で，体内ではグルコースからペントースリン酸回路でつくられる．六炭糖（ヘキソース）には，食品中に含まれるグルコース，フルクトース，ガラクトースなどがある．
- 少糖類は，単糖が2〜10分子程度，グリコシド結合で連なった構造をもつ．単糖が2分子結合した二糖類には，グルコースとフルクトースから成るスクロース，グルコー

❶ 炭水化物の分類

分類			種類	構造模式図	所在
炭水化物	糖質	単糖類	グルコース	G	穀類は果物に含まれる
			フルクトース（果糖）	F	果物，果汁，はちみつに含まれる
			ガラクトース	Ga	グルコースと結合して乳糖として乳に含まれる
		少糖類 二糖類	スクロース（ショ糖）	G+F	砂糖のこと
			マルトース（麦芽糖）	G+G	水あめに多く含まれる
			ラクトース（乳糖）	G+Ga	母乳や牛乳に含まれる
			オリゴ糖	Ga+Ga+G（ガラクトオリゴ糖） F+F+G（フルクトオリゴ糖）	単糖が3〜10個結合したもの
		多糖類	でんぷん	G+G+G+G+G…	グルコースが多数結合．穀類，いも類に多く含まれる
			グリコーゲン	G+G+G+G+G…	グルコースが多数結合．動物の肝臓や筋肉に含まれる
	食物繊維	不溶性	セルロース，ヘムセルロースなど		植物性食品に含まれる．植物の細胞壁の成分
		水溶性	ペクチン，アルギン酸など		果物や海藻に含まれる

G：グルコース，F：フルクトース，Ga：ガラクトース．

ス2分子から成るマルトース，グルコースとガラクトースから成るラクトースがある．

- 多糖類には，でんぷんとグリコーゲンがあり，少糖類よりもさらに多数の単糖がグリコシド結合により高分子構造を形成している．
- でんぷんはグルコースが多数結合した植物の貯蔵多糖で穀類に多く含まれ，ヒトが最も多く摂取している糖質である．でんぷんの構造は，グルコースがα-1,4グリコシド結合で直鎖状に連なったアミロースと，α-1,6グリコシド結合による枝分かれをもつアミロペクチンから成る．
- グリコーゲンは，グルコースがα-1,4グリコシド結合で重合した直鎖構造と，α-1,6グリコシド結合によって枝分かれ構造が組み合わさり，その構造はアミロペクチンよりも複雑である．グリコーゲンは肝臓にはその重量の約5％（約100g），筋肉には同様に1％（約250g）が含まれている．

2 食後・食間期[*1]の糖質代謝（❷）

- グルコースの代謝経路には，ATP（エネルギー）生成を目的とした解糖系，クエン酸回路（TCA回路）とそれに続く電子伝達系がある．さらにグルコースからグリコーゲン合成と分解，糖質以外からグルコースが生成される糖新生系もエネルギーの調整にかかわる．また，エネルギーの獲得に直接かかわらないペントースリン酸回路やグルクロン酸経路がある．

食後の代謝

解糖系

- 解糖系は，細胞内に取り込まれたグルコースが，ピルビン酸あるいは乳酸に代謝される経路で，10あるいは11段階の反応から成る．これらの反応はすべて細胞質で行われる．この経路は酸素を消費することなく補酵素NAD^+がグルコースを酸化し，嫌気的な条件でもグルコースが乳酸まで代謝されるあいだに，差し引き2分子のATPを生成する．
- 解糖系の主要な役割は，ATPの生成である．ATPは，心筋や骨格筋などの筋肉が収縮するエネルギーや，代謝経路を構成する化学反応においてエネルギーを必要とする場合に用いられる．

クエン酸回路（TCA回路）

- 解糖系で生じたピルビン酸は，好気的条件下では細胞質からミトコンドリアのマト

[*1] 食間期とは，食事と食事の間という意味で，食事を終えてから約2時間後が目安である．

ATPは，アデニン，リボースと3つのリン酸から成るアデノシン三リン酸のこと．摂取した糖質や脂質などの異化代謝によって生じたエネルギーは，ATPの高エネルギー結合に蓄えられ，必要に応じて使用されるんだ

【用語解説】
嫌気的，好気的：急激な運動により，肺からの酸素の供給が不足する状態を嫌気的という．反対に，安静時や軽い運動のように肺からの酸素の供給が十分な状態を好気的という．

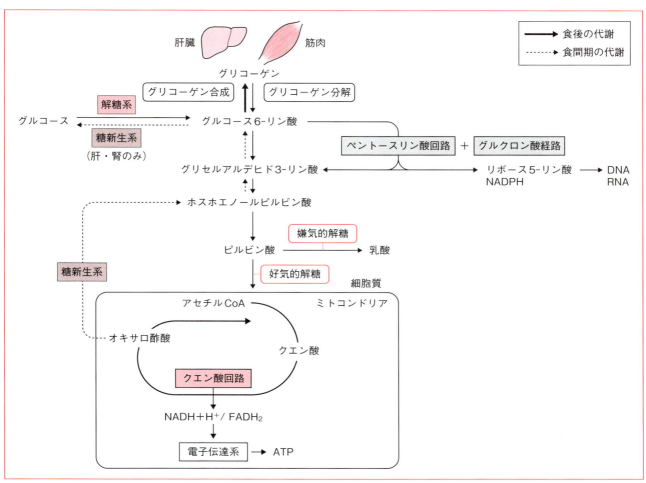

❷ 糖質代謝の概略図

リックスに輸送される．クエン酸回路では，アセチルCoAのアセチル基部分が分解されて，CO_2とGTP，さらに補酵素（NAD^+とFAD）を酸化して$NADH+H^+$，$FADH_2$を産生する．

- クエン酸回路が一回転するあいだに，2分子のCO_2，3分子の$NADH+H^+$，1分子の$FADH_2$が生じる．$NADH+H^+$と$FADH_2$の水素は，電子伝達系でATPの生成に利用される．

グリコーゲンの合成

- グリコーゲン合成の原料は，食後などに血中に存在するグルコースである．食後に血糖値が高くなると，インスリンの作用によりグルコースからグリコーゲンが合成され肝臓と筋肉に蓄えられる．多数のグルコースがつながったグリコーゲンは，動物にとっての貯蔵多糖である．
- グリコーゲンは，解糖系と同じようにグルコースがグルコース6-リン酸に変換され，その後ウリジン2-リン酸グルコース（UDP-グルコース）を経て，グリコーゲン合成酵素（グリコーゲンシンターゼ）の作用で合成される．
- 肝臓と筋肉では，蓄えられているグリコーゲンの役割は異なる．

食間期の代謝

グリコーゲンの分解

- グリコーゲンは，グリコーゲンホスホリラーゼの作用でグルコース1-リン酸が切り出され，その後，グルコース6-リン酸へと転換される．
- グルコース6-リン酸は肝臓ではグルコース-6-ホスファターゼによってグルコースに変えられ，血中に放出される．一方，筋肉では，グルコース-6-ホスファターゼが存

アセチルCoAは，糖質，脂質，たんぱく質の代謝系の中間体として関与する物質．最終的にATPを産生するよ

【用語解説】
酸化：栄養素が酸化される際には大量のエネルギーが生み出される（物の燃焼と同様）．細胞内は空気中よりも酸素濃度が低いために，栄養素から水素原子が奪われる酸化が起こりやすい．

在しないため，血中にグルコースとして放出されることはない．細胞内で解糖経路をたどって分解され，エネルギー源として使用された後，乳酸として血中に放出される．

糖新生系

- 血糖値の低下は脳細胞に重大な影響を及ぼす．脳には**血液脳関門**が存在するため，高分子の脂肪酸は通過できずエネルギー源として利用できない．そこで低分子のグルコースが貴重なエネルギー源となる．
- グルコースの一部はグリコーゲンとして肝臓に貯蔵されているものの，食事によって十分な糖質を供給できない状況下では，半日～1日程度で枯渇する．そのため，血糖としてグルコースを供給するために糖質以外の物質をグルコースに変換する糖新生系が必要となる．
- 糖新生に利用される主な材料は，筋肉たんぱく質の分解によって供給されるアミノ酸（糖原性アミノ酸），脂肪細胞のトリグリセリド*2の分解で生じるグリセロール，および筋肉における嫌気的解糖によって生じる乳酸である．これらは，解糖系と逆行する代謝経路でグルコースに変換される．
- 糖新生系にかかわる臓器は主に肝臓で，腎臓でも一部行われる．

その他の代謝経路

ペントースリン酸回路

- 体内で消費されるグルコースのほとんどは，解糖系でピルビン酸に変換される過程でエネルギー産生に使用される．ペントースリン酸回路は，細胞に必要な五炭糖とNADPHを得るために，グルコースを代謝する経路である．
- 五炭糖のリボースあるいはデオキシリボースは核酸の構成成分であり，NADPHは脂肪酸合成の際に必要な補酵素である．

グルクロン酸経路

- グルクロン酸経路はグルクロン酸抱合による解毒や多糖類の合成にかかわる経路である．UDP-グルコースまではグリコーゲン合成と同じ経路をたどり，最終的にペントースリン酸回路と合流し，グルコース6-リン酸に戻る．
- ヒトなどの一部の霊長類以外では，グルクロン酸経路中間体のL-グルクロン酸からアスコルビン酸（ビタミンC）を誘導することができる．

3 糖質代謝の臓器差と臓器間連携（❸）

- 糖質はほとんどの細胞でエネルギー源であり，どの臓器でも糖質代謝は行われているが，各臓器によってグルコースの利用割合は異なる．
- 肝臓はエネルギー獲得以外の糖質代謝も活発である．脳と赤血球は糖質のみをエネルギーとして消費する．筋肉は筋運動のための独特な代謝を行う．脂肪組織では糖質をトリグリセリドに変換して蓄積する．

肝臓

- 肝臓はグルコースを最も利用する臓器である．食後，血糖値が高い状態ではグルコー

【用語解説】

血液脳関門（BBB）：不適切な物質が脳内に侵入しないようにはたらくバリアであり，分子の大きさや輸送体の有無により選択的に脳に物質を取り込む仕組みである．

*2 トリグリセリドは，肉や魚・食用油など食品中の脂質や，体脂肪の大部分を占める物質．トリアシルグリセロールや中性脂肪とも呼ばれる．

グリセロールは，3個の炭素原子に水酸基（-OH）がついた三価アルコール．トリグリセリドはグリセロールに3個の脂肪酸分子がエステル結合したものだよ

豆知識

グルクロン酸抱合：生体が体外へと廃棄したい脂溶性の化合物を水溶性に変換するために，脂溶性の高い化合物に，水溶性の高い小さな分子を結合させる反応を抱合という．グルクロン酸は水に対して高度に可溶性の物質であり，動物体内において，体外へ排出したい脂溶性の高い化合物にグルクロン酸を結合させる．なお，体外から入ってきた異物だけでなく，ビリルビンのような体内で生成された老廃物に対してグルクロン酸を結合する反応も知られている．

❸ 糖質代謝の臓器差

		脳	肝臓	筋肉	脂肪組織	赤血球
好気的解糖	グルコース→ピルビン酸→クエン酸回路→ATP産生	○	○	○	○	
嫌気的解糖	グルコース→乳酸，ATP			○ 激しい運動時		○
グリコーゲン合成	グルコース→グリコーゲン		○	○		
糖新生	糖原性アミノ酸，乳酸，グリセロール→→グルコース		○ 糖新生の材料をグルコースに変換	○ 糖新生の材料（糖原性アミノ酸）を供給	○ 糖新生の材料（グリセロール）を供給	

スをGLUT2により取り込み，グリコーゲンとして蓄える．血糖値が低下するとグリコーゲンを分解して得られたグルコースを血中に放出する．
- 肝臓のグリコーゲンが使い果たされてもグルコースが不足する場合には，肝臓で糖新生を行い，アミノ酸やグリセロール，乳酸を材料としてグルコースを作り出し，血中に放出する．糖新生は一部腎臓でも行われるが，大部分は肝臓で行われる．

脳
- 脳の重量は成人体重の2％程度にもかかわらず，生体の全エネルギー消費量の約20％を消費している．脳の主要なエネルギー源はグルコースである．
- 脳はグリコーゲンなどエネルギー源となるものを貯蔵しておくことができないため，絶えず血流を介してグルコースを得る必要がある．

赤血球
- 赤血球はミトコンドリアをもたないため，クエン酸回路と電子伝達系が存在しない．もっぱら解糖系からのみエネルギーを得るため，血糖の維持は赤血球にとって重要である．

筋肉
- 食後の血糖上昇によりインスリンが放出されると，インスリンに応答したGLUT4により筋細胞へグルコースの取り込みが促進され，グリコーゲンが合成される．
- 筋肉中のグリコーゲンは筋収縮のためのエネルギーとしてのみ利用され，血糖値の維持には関与しない．これは，筋肉は肝臓とは異なりグルコース-6-ホスファターゼが存在せず，グリコーゲンが分解されてできたグルコース6-リン酸をグルコースに変換することができないためである．

脂肪組織
- 脂肪組織はGLUT4によりグルコースを取り込み，解糖系やクエン酸回路によりエネルギー獲得に用いるほか，ペントースリン酸回路にも使用され，NADPHの供給などに使用される．NADPHは脂肪酸合成の際に必要な補酵素である．
- 脂肪組織のエネルギー消費量は少なく，余剰なグルコースからトリグリセリドを合成して細胞内に貯蔵する．
- 生体内でエネルギーが必要なときには，トリグリセリドはホルモン感受性リパーゼによって脂肪酸とグリセロールに加水分解される．このグリセロールは脂肪組織では利用できず，血液を介して肝臓に輸送されたのち，糖新生に用いられる．

2 血糖とその調節

- 血糖とは血液中に含まれるグルコースのことで，その濃度を血糖値という．健常者の空腹時血糖値はおおよそ70〜110 mg/dLの範囲で調節されている．これは脳が通常グルコースをエネルギー源として使用し，絶えず血液からグルコースの供給を必要とするためである．
- 食後にはインスリンのはたらきにより，血中のグルコースは肝臓，筋肉，脂肪組織に取り込まれ蓄積される．肝臓では，血液中のグルコースからグリコーゲンを合成し，貯蔵する．筋肉でも同様にグリコーゲンを合成し，貯蔵する．脂肪組織では，血液中のグルコースを取り込み，トリグリセリドを合成する．
- 空腹時にはグルカゴン，アドレナリン，グルココルチコイドなどのホルモンにより，糖新生が進行する．脂肪組織では，トリグリセリドを脂肪酸とグリセロールに分解し，グリセロールは糖新生の材料として使われる．筋肉では，グリコーゲンを分解し，乳酸やアラニンを生成する．

---

2 血糖とその調節

【用語解説】
GLUT2：グルコーストランスポーター（GLUT）は細胞膜にあって細胞内へのグルコースの取り込みや細胞外へのグルコースの放出に関与する．GLUT2はGLUT4とは異なり，インスリンに依存せずグルコースの輸送を行う．

 最新の研究情報

スポーツ栄養と糖質代謝：運動時のエネルギー源は主に糖質と脂質であるが，生体内に貯蔵されている糖質（主に筋および肝グリコーゲン）の量は脂肪に比べてはるかに少ない．グリコーゲンの減少・枯渇が筋疲労やパフォーマンス低下の原因となるため，筋グリコーゲンの速やかな回復のためには，その直接の材料である糖質を十分量摂取しなければならない．糖質だけでなく，たんぱく質も同時に摂取すると，インスリン分泌が顕著に高まる．このインスリン分泌促進効果には消化管ホルモンが関与しており，消化管ホルモンのGIPは脂質を摂取した際にその分泌が強力に刺激される．牛乳は糖質の含有量はそれほど多くないが，消化管ホルモンの分泌を刺激するたんぱく質と乳化された脂質（乳脂肪）をバランスよく含んでおり，糖質と牛乳の混合溶液は運動後のグリコーゲン回復に効果的である[1]．

 豆知識

グリコーゲンローディング：エネルギー源であるグリコーゲンを体内に多く貯蔵するための運動量の調節と栄養摂取の方法．カーボローディングともいう．試合の数日前から食事で多くの糖質を摂取し，あらかじめ筋グリコーゲン濃度を高めておくことで運動パフォーマンスの向上を狙う．

ホルモン感受性リパーゼは，脂肪組織にトリグリセリドをグリセロールと脂肪酸に分解する酵素．この酵素は，空腹時に分泌されるアドレナリンなどのホルモンにより活性化され，食後に分泌されるインスリンにより抑制されるんだ

1　インスリンの作用

- インスリンは，膵臓のランゲルハンス島β細胞から分泌されるペプチドホルモンである．インスリンは主に筋肉，脂肪細胞，肝臓に作用する．
- インスリンの作用は次の通りである．
  - 組織へのグルコースの取り込み：インスリンは血液中のグルコースを筋肉，肝臓，脂肪細胞に取り込ませ，エネルギー源として利用できるようにする．その結果，血糖値が低下する．
  - グリコーゲンの合成促進：エネルギーが各組織に供給され，それでもグルコースが過剰に体内に存在するときには，グリコーゲン合成を促進させ，肝臓と筋肉に貯蔵させる．
  - 脂肪組織におけるトリグリセリドの合成促進：過剰に存在するグルコースを，脂肪組織に取り込ませ，トリグリセリドを合成して貯蔵させる．
  - 体たんぱく質の合成促進：各組織へのアミノ酸吸収を促進させ，体たんぱく質合成も促進させる．一方で体たんぱく質の分解は抑制させる．

2　血糖曲線（④）

- 血糖曲線は食後の血糖値の変動をグラフで表したものである．縦軸に血糖値（mg/dL），横軸に食後の経過時間（分）を示す．
- 食後は血糖値が上昇し，食後30〜60分でピークの120〜150 mg/dLに達する．インスリンは基礎分泌として常時分泌されているが，食後の血糖値上昇に応じて追加分泌される．これにより，上昇した血糖値は食後90〜120分で空腹時の値に戻る．空腹時の血糖値に戻るまでの時間が長引く場合は，耐糖能が低下している可能性がある．
- 食後120分を経過すると血糖値は，膵臓から分泌されるグルカゴン，副腎皮質から分泌されるアドレナリンおよびグルココルチコイドにより，肝臓でのグリコーゲンの分解と糖新生が促されることで，一定レベルに保たれる．

豆知識

GI：グライセミック・インデックス（Glycemic Index）の略で，食後血糖値の上昇を示す指標．GIは，食品に含まれる糖質の吸収度合いを示し，摂取2時間までの血液中の糖濃度を計ったものである．高GI食は，食後の高血糖を引き起こすと同時に，上昇した血糖値を下げるためにβ細胞からのインスリン分泌を促し，高インスリン血症を招く危険性がある．

【用語解説】
耐糖能：グルコースを処理する能力．一般的に年齢が高くなるにつれて，耐糖能は低下する．

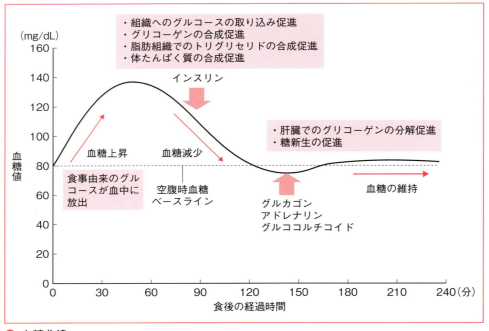

④　血糖曲線

血糖値を下げるホルモンは，インスリン1種のみ．上げるホルモンは全部で5種（グルカゴン，アドレナリン，成長ホルモン，チロキシン，グルココルチコイド）．血糖値を上げる仕組みのほうが充実しているよ！

3 肝臓の役割

●肝臓は血糖値の調節における重要な臓器である．その調節機構には，①グルコースの取り込み，②グリコーゲンの合成・分解，③糖新生がある．

グルコースの取り込み

●食後，小腸で吸収されたグルコースは門脈を通って肝臓に取り込まれる．肝細胞へのグルコースの取り込みはGLUT2を介して行われる．

●GLUT2はインスリンの影響を受けず，促進拡散によってグルコース濃度の高い方から低い方へグルコースを輸送する．食後のグルコースを含む門脈血からすみやかに大量のグルコースを肝細胞内へ取り込み，血中のグルコースを適切な濃度に下げることができる．

グリコーゲンの合成・分解

●食後，血糖値が上昇したときには取り込んだグルコースをグリコーゲンに変換する．肝臓は通常100 g程度のグリコーゲンを蓄え，およそ400 kcalのエネルギーを保持することができる．

●食間期，血糖値が低下したときにはグリコーゲンを分解する．肝臓にはグルコース-6-ホスファターゼが存在し，グリコーゲンの分解で産生されたグルコース6-リン酸をグルコースに変換する．これを血中に放出して血糖値の維持に寄与する．

糖新生

●肝臓では糖原性アミノ酸，グリセロール，乳酸からグルコースを産生できる．糖新生はグルカゴン，グルココルチコイドによって促進され，インスリンで抑制される．

4 筋肉・脂肪組織の役割

●筋肉は，食後血糖値が上昇するとインスリンの作用によりGLUT4を介してグルコースを取り込む．取り込まれたグルコースからグリコーゲンが合成され，筋肉に貯蔵される．

●筋肉にはグルコース-6-ホスファターゼが存在せず，グリコーゲンを分解してグルコース6-リン酸をグルコースに変換することができない．そのため，筋肉グリコーゲンは，血糖値の調節には寄与しない．筋肉に貯蔵されたグリコーゲンは，運動などの筋収縮のためのエネルギー源としてのみ使われる．

●脂肪組織でのグルコースの取り込みも，GLUT4が担っている．食後血糖値上昇により脂肪組織に取り込まれたグルコースは，トリグリセリドとして蓄えられる．

●脂肪組織において，インスリンはグルコースの取り込みとトリグリセリドの合成を促進させる．一方で，血糖値が低下したときに分泌される．グルカゴン，アドレナリン，チロキシン，成長ホルモンはホルモン感受性リパーゼにはたらきかけ，トリグリセリドがグリセロールと脂肪酸に分解される．グリセロールは糖新生に利用され，脂肪酸はβ酸化を受けてアセチルCoAに分解されたのちにエネルギー源として利用される．

5 コリ回路，グルコース・アラニン回路

●糖新生によってグルコースを合成するためには，基質として乳酸やアミノ酸（糖原性アミノ酸），グリセロールが必要である．筋肉から肝臓に基質が供給され，肝臓における糖新生で産生されたグルコースを筋肉へ帰還させる回路が存在する．筋肉で生成された乳酸を血液によって肝臓に供給する回路がコリ回路，アミノ酸を供給する回路がグルコース・アラニン回路である（❺）．

コリ回路

●運動時の骨格筋はグリコーゲン分解で得られたグルコース6-リン酸を解糖系でピルビン酸に分解し，クエン酸回路，電子伝達系で酸素を使いATPを合成する．しかし，

【用語解説】

糖原性アミノ酸：クエン酸回路の中間体であるオキサロ酢酸から解糖系（糖新生系）を経由して，グルコースに転換されうるアミノ酸のことである．20種類のアミノ酸のうち，アセチルCoAにのみ転換されるリシン，ロイシン（ケト原性アミノ酸）以外のアミノ酸は，糖原性アミノ酸の性質をもつ．

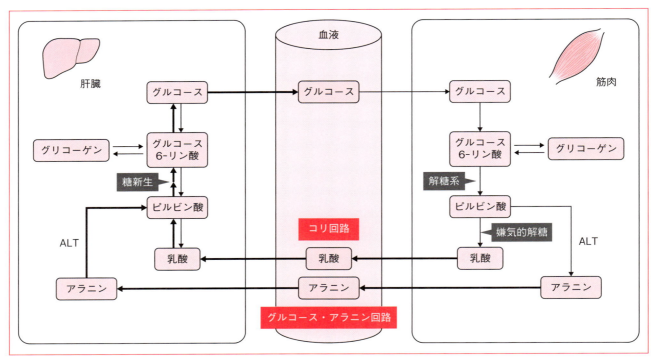

❺ コリ回路, グルコース・アラニン回路

急激な運動時には酸素が不足し嫌気的条件となるため, ピルビン酸から乳酸が生じる.
- 乳酸は血液によって肝臓に運ばれ, ここで糖新生によりグルコースに再合成される. 再合成されたグルコースは血液を介して筋肉に戻り, エネルギー源として利用される. このような筋肉と肝臓との循環を, コリ回路と呼ぶ.

グルコース・アラニン回路
- 飢餓や絶食時には, 筋肉中のたんぱく質の分解によって, アミノ酸が生じる.
- アミノ酸（主にアラニン）は血液を介して肝臓に取り込まれ, ピルビン酸を経て糖新生によりグルコースに変換される. このような筋肉と肝臓の経路を, グルコース・アラニン回路という.

3 他の栄養素との関係

1 相互変換

糖質と脂質
- グルコースと脂肪酸はともにクエン酸回路で酸化分解され, エネルギーを産生できる栄養素である.
- 余剰のグルコースは, 肝臓と筋肉ではグリコーゲンに合成されるほか, 脂肪組織ではアセチルCoAを経由して脂肪酸に変換され, トリグリセリドとして貯蔵脂肪となる.
- 貯蔵脂肪（トリグリセリド）は, 必要に応じて脂肪酸とグリセロールに分解される. グリセロールはグルコースに再合成され, 血糖の補給に用いられる. 脂肪酸はグルコースを再合成することはできないが, β酸化によってアセチルCoAとなり, クエン酸回路に合流しエネルギー産生に用いられる.

糖質とたんぱく質
- 食事由来のたんぱく質や筋肉に蓄えられているたんぱく質は分解されてアミノ酸となり, 糖新生に用いられる（糖原性アミノ酸）.

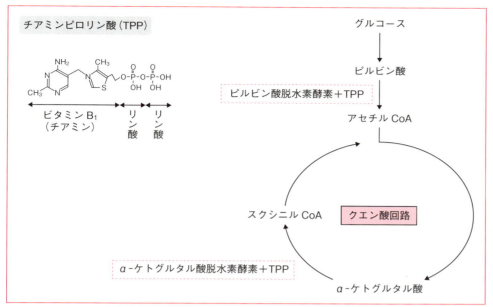

❻ 糖質の代謝におけるビタミンB₁の補酵素としての作用

- 糖質を材料として可欠アミノ酸の合成も可能であり，解糖系（ピルビン酸）やクエン酸回路（オキサロ酢酸，α-ケトグルタル酸*³）の中間代謝物から，各種アミノ酸が合成される．

2　ビタミンB₁必要量の増加

- ビタミンB₁はチアミンピロリン酸*⁴（thiamine pyrophosphate：TPP）として，ピルビン酸をアセチルCoAに変換するピルビン酸脱水素酵素や，α-ケトグルタル酸をスクシニルCoAに変換するα-ケトグルタル酸脱水素酵素などの**補酵素**としてはたらく（❻）．
- 糖質が多い食事を摂取した場合は，ビタミンB₁の必要量が増加する．ビタミンB₁不足や糖質過剰摂取では，糖代謝が正常に進行せず，ビタミンB₁欠乏症である脚気症状が現れる．
- ビタミンB₁の推奨量は，成人男性1.1〜1.2 mg/日，成人女性0.8〜0.9 mg/日である（18〜64歳）²⁾．
- 脂肪酸がβ酸化してアセチルCoAになる過程では，ビタミンB₁を補酵素とする酵素は存在しない．このためエネルギー源が脂質となる場合は，糖質となる場合と比べてビタミンB₁の消費量が少なくてすむ．これを「脂質のビタミンB₁節約作用」という．

3　たんぱく質節約作用

- たんぱく質は本来，生体の構成成分や酵素などのたんぱく質合成に使用される．
- たんぱく質は，エネルギー必要量に対してエネルギー摂取量が少ない場合や，エネルギーの供給源のほとんどがたんぱく質の場合にはエネルギー源として使われる．
- エネルギー不足のときに糖質や脂質を供給することで，たんぱく質はエネルギー源とならずに体たんぱく質合成に使用可能となる．これを「たんぱく質節約作用」という．

*³ 2-オキソグルタル酸ともいう．

*⁴ チアミンニリン酸（thiamine diphosphate：ThDP，TDP）ともいう．

【用語解説】
補酵素：酵素のはたらきを補助する有機化合物であり，補酵素の多くは"ビタミン"から生体内で作られている．

4 難消化性炭水化物

1 不溶性食物繊維，水溶性食物繊維

- 食物繊維は，「ヒトの消化酵素で消化されない食物成分」と定義されている．植物性食品だけでなく，動物性食品のキチンなども含まれる．
- 食物繊維は，水に溶けない不溶性食物繊維と溶ける水溶性食物繊維に大別される（❼）．
- 食物繊維の生理作用（❽）．
  - 咀嚼回数を増加させ，それが満腹中枢を刺激するため，摂食量を低下させる．
  - コレステロールを主材料に肝臓で合成される胆汁酸を吸着して，糞便とともに体外へ排出する作用がある．このため胆汁酸合成に体内のコレステロールが利用され，結果的に血清コレステロール値の改善効果につながる．
  - 食物繊維がもたらす粘性によりグルコースの吸収速度が低下し，血糖値の急激な上昇が抑制される．
  - 糞便量を増加させる．糞便量の増加により，直腸壁の圧力が高まり，排便反射を起こすことから，便秘の予防と改善効果がある．
  - 腸内細菌叢にはたらきかけ，善玉菌を増やすことで腸内環境を整える．

❼ 不溶性食物繊維と水溶性食物繊維の種類と多く含む食材

不溶性食物繊維		水溶性食物繊維	
種類	多く含む食材	種類	多く含む食材
セルロース	キャベツやごぼうなどの野菜	ペクチン	にんじん，オクラなどの野菜，りんごや柑橘類などの果物
ヘミセルロース	穀類・豆類	グルコマンナン	こんにゃく
リグニン	ココア・全粒小麦粉	アルギン酸	海藻
キチン	エビ・カニの殻	β-グルカン	大麦
キトサン	エビ・カニの殻，キノコ	アガロース	寒天

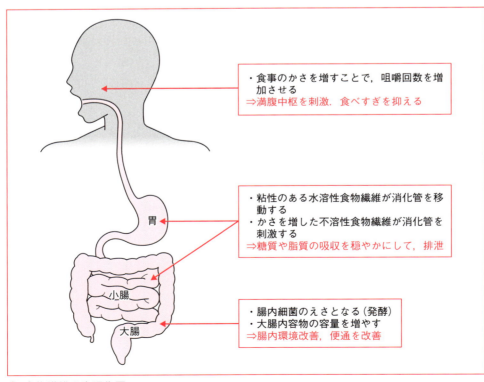

❽ 食物繊維の生理作用

4　難消化性炭水化物

❾ 食物繊維と難消化性糖質の構造

食物繊維		難消化性糖質	
不溶性食物繊維	水溶性食物繊維	難消化性オリゴ糖	糖アルコール
【例：セルロース】β-グルコース分子がグリコシド結合により直鎖状に重合した高分子	【例：ペクチン】ガラクツロン酸とメチルエチル化したメチルエステル化ガラクツロン酸が重合した高分子　分子量は5～36万	【例：ガラクトオリゴ糖】グルコースを末端とし，複数のガラクトースが2～8個結合した構造	【例：キシリトール】キシロースから合成される糖アルコール　化学式 $C_5H_{12}O_5$

Gal-(Gal)$_n$-Glu

Gal：ガラクトース
Glu：グルコース
n：1-7

2　難消化性糖質（❾）

- 難消化性糖質とは，難消化性オリゴ糖と糖アルコールを指すことが多い．どちらもヒトの消化酵素で消化を受けない．
- 難消化性糖質は1～10個程度の単糖を含む構造をしているのに対し，食物繊維の大半を占める難消化性多糖類（セルロースやペクチン）は1分子あたり数百～数千以上の単糖で構成されている．
- 難消化性オリゴ糖：単にオリゴ糖と呼ばれることも多い．2～10個程度の単糖から構成され，消化・吸収される二糖類（マルトース，スクロース，ラクトースなど）を除いたものである．天然の食品にも含まれるが，人工的につくられたラフィノース，イソマルトオリゴ糖，ガラクトオリゴ糖などが食品に使用されている．
- 糖アルコール：単糖またはオリゴ糖に水素添加して還元したもので，ヒドロキシ基（-OH）をもつ構造であることから，アルコールの仲間に分類される．キシリトール，エリスリトール，ソルビトールなどがある．低エネルギーで甘味が強いため，甘味料として用いられている．消化・吸収されないものが多いが，エリスリトールのように体内に吸収されるものもある．
- 高分子の食物繊維と異なり，難消化性糖質はある一定量以上を摂取すると，腸内の浸透圧が高くなり，腸内に水分が移動してくるため下痢を誘発することがある．

●MEMO●
糖アルコールは，水に溶解する際に吸熱する性質がある．糖アルコールを含む食品を摂取したときに冷たさを感じる理由である．

3　腸内細菌叢と短鎖脂肪酸

ヒトの腸内細菌叢

- ヒトの大腸内には100種類以上，100兆個の腸内細菌が棲息しており，腸内細菌叢（腸内フローラ）を形成している．ヒトの糞便は水分が60～80％を占め，固形物の約50％が腸内細菌である．
- 腸内細菌は，ヒトに対する作用から次の3つに分類される．
  - 有用菌：ビフィズス菌，ラクトバチルス，腸球菌などの乳酸菌群などのように，宿主の健康維持にはたらく菌が含まれる．
  - 日和見菌：通常は生体に影響を及ぼさないが，抵抗力が低下したときに悪影響を及ぼす．バクテロイデス，大腸菌などのように，ビタミン合成など宿主に有用な側面と，アミン産生などの腸内腐敗や，感染など宿主に有害な側面をあわせもつ菌が含まれる．
  - 有害菌：ウェルシュ菌（クロストリジウムの一種），ブドウ球菌，緑膿菌のように，

55

宿主の健康阻害に作用する菌.
- 腸内細菌叢により，ビタミンB_2，B_6，B_{12}，葉酸，ビオチン，パントテン酸，ビタミンKなどが合成され，ヒトとの共存関係が成り立っている.

プレバイオティクス，プロバイオティクス，シンバイオティクス

- プレバイオティクス（prebiotics）：水溶性食物繊維，難消化性オリゴ糖，糖アルコールなどは，消化されずに大腸に移行し，腸内細菌によって発酵を受けやすい成分である．これらを摂取することで，大腸内のpHを低下させ，酸性環境に弱い有害菌の増殖を抑制し，酸性環境に強い有用菌の増殖を促す.
- プロバイオティクス（probiotics）：ビフィズス菌などの有用菌，あるいはそれらの生菌を含む食品を直接摂取することで，有用菌の腸内細菌叢への定着を図る.
- シンバイオティクス（synbiotics）：プレバイオティクスとプロバイオティクスを組み合わせた食品のことである．オリゴ糖や食物繊維を添加したヨーグルトなどがその例である.

短鎖脂肪酸

- ヒトの消化酵素で消化を受けなかった難消化性成分は，大腸で腸内細菌により発酵を受け，短鎖脂肪酸（酢酸，プロピオン酸，乳酸，コハク酸，酪酸など），二酸化炭素，メタンガス，水素ガスなどに分解される.
- 短鎖脂肪酸の一部は生体内に取り込まれて利用され，約2 kcal/gのエネルギー源となる．短鎖脂肪酸が大量に生成されると，大腸管腔内のpHは低下し，やや酸性となる.

【用語解説】
短鎖脂肪酸：脂肪酸のうち，炭素の数が6個以下のものが短鎖脂肪酸と呼ばれ，酢酸，プロピオン酸，酪酸などが含まれる．大腸内のpHを低下させて，有用菌の増殖を促す.

引用文献
1）丸山まいみほか．牛乳・糖質混合溶液の摂取が運動後のインスリン分泌に及ぼす影響．日本スポーツ栄養研究誌 2018：11：79-85.
2）厚生労働省．「日本人の食事摂取基準（2025年版）」策定検討会報告書．令和6年10月.

カコモン に挑戦‼

◆ 第37回-71
食後の糖質代謝に関する記述である．最も適当なのはどれか．1つ選べ.
(1) 脂肪組織へのグルコースの取り込みが亢進する.
(2) 肝臓グリコーゲンの分解が亢進する.
(3) グルコース・アラニン回路によるグルコースの合成が亢進する.
(4) 脂肪酸からのグルコース合成が亢進する.
(5) グルカゴンの分泌が亢進する.

◆ 第36回-71
糖質代謝に関する記述である．最も適当なのはどれか．1つ選べ.
(1) 空腹時は，筋肉への血中グルコースの取り込みが亢進する.
(2) 空腹時は，肝臓でのグリコーゲン分解が抑制される.
(3) 空腹時は，グリセロールからのグルコース合成が亢進する.
(4) 食後は，乳酸からのグルコース合成が亢進する.
(5) 食後は，GLP-1（グルカゴン様ペプチド-1）の分泌が抑制される.

◆ 第35回-72
血糖の調節に関する記述である．最も適当なのはどれか．1つ選べ.
(1) 食後には，グルカゴンは，筋肉へのグルコースの取り込みを促進する.
(2) 食後には，インスリンは，肝臓のグリコーゲン分解を促進する.
(3) 食後には，単位重量当たりのグリコーゲン貯蔵量は，肝臓よりも筋肉で多い.
(4) 空腹時には，トリグリセリドの分解で生じたグリセロールは，糖新生に利用される.
(5) 急激な無酸素運動時のグルコース生成は，主にグルコース・アラニン回路による.

解答&解説

◆ 第37回-71　正解(1)
正文を提示し，解説とする.
(1) ○
(2) 肝臓グリコーゲンの合成が亢進する.
(3) グルコース・アラニン回路によるグルコースの合成が低下する.
(4) グリセロールからのグルコース合成が亢進する.
(5) グルカゴンの分泌が低下する.

◆ 第36回-71　正解(3)
正文を提示し，解説とする.
(1) 空腹時は，筋肉への血中グルコースの取り込みが低下する.
(2) 空腹時は，肝臓でのグリコーゲン合成が抑制される.
(3) ○
(4) 空腹時は，乳酸からのグルコース合成が亢進する.
(5) 食後は，GLP-1（グルカゴン様ペプチド-1）の分泌が促進される.

◆ 第35回-72　正解(4)
正文を提示し，解説とする.
(1) 食後には，インスリンは，筋肉へのグルコースの取り込みを促進する.
(2) 食後には，インスリンは，肝臓のグリコーゲン合成を促進する.
(3) 食後には，単位重量当たりのグリコーゲン貯蔵量は，肝臓よりも筋肉で少ない.
(4) ○
(5) 急激な無酸素運動時のグルコース生成は，主にコリ回路による.

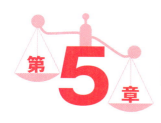

第5章 脂質の栄養

学習目標
- 脂質の構造的特徴や生体内での代謝反応を理解する
- 脂質分子が臓器間輸送される際の形状や特徴の違いを理解する
- コレステロールの代謝調節機構およびコレステロールより産生される分子を理解する
- 脂肪酸の質の違いとそれぞれの摂取基準およびその設定理由を理解する
- 脂質代謝と他の栄養素代謝の関連性を理解する

要点整理
- ✓ 食後は身体に脂質を蓄積する同化反応が亢進し，食間期では異化反応が亢進することで，脂質を利用したエネルギー産生が活性化する．
- ✓ 脂質分子はたんぱく質分子（アポたんぱく質やアルブミン）と結合することで血液中に溶解し，末梢臓器に供給される．
- ✓ 細胞内への糖質供給が遮断された状況では，脂肪酸のβ酸化により産生されたアセチルCoAがケトン体合成に利用され，産生されたケトン体を利用できる臓器ではエネルギー産生基質として利用される．
- ✓ コレステロールは細胞膜の構成成分であるが，細胞内で過剰になると遺伝子レベルでコレステロール生合成経路を抑制するフィードバック阻害機構がはたらく．
- ✓ 脂肪酸には必須脂肪酸と呼ばれる生体内で生合成できない分子が存在し，食事から摂取する必要がある．

1 脂質の体内代謝

1 脂質の栄養学的特徴

- 脂質はエーテルやクロロホルムなどの有機溶媒[*1]に融解する性質の分子であり，分子構造の違いから単純脂質，複合脂質，誘導脂質の3種類に分類される．
- 脂質は糖質，たんぱく質と同様にエネルギー源となる栄養素であり，三大栄養素のなかでも1gあたりからのエネルギー産生量が最も多い（9 kcal）．一方で，脂質の過剰摂取は肥満や脂肪肝をはじめとした生活習慣病の発症リスクを増加させる．

単純脂質
- 単純脂質には，トリグリセリド（トリアシルグリセロール，中性脂肪）や蝋（ろう）が含まれ，グリセロールもしくは，アルコールに脂肪酸が結合した構造をしている．トリグリセリドは脂肪組織（白色脂肪組織）や肝臓などの臓器に蓄えられる（❶）．

複合脂質
- 複合脂質には，リン脂質，糖脂質，リポたんぱく質が含まれる．グリセロリン脂質は細胞および細胞内に存在する細胞小器官の形質膜の主要成分として分布している（❷）．その他，スフィンゴリン脂質があり，そのなかのスフィンゴミエリンは，脳や神経細胞に多く含まれ，神経細胞の軸索を覆うミエリン鞘の主成分である．

誘導脂質
- 誘導脂質には，ステロール類，脂肪酸が含まれ，コレステロールはコレステロール骨格を有する性ホルモンなどのステロイドホルモンやビタミンDの産生に利用される．

[*1] 他の物質を溶かす性質をもつ有機化合物．

豆知識
ステロールとコレステロール：4つの炭素環がつながった構造の骨格．A環の3位にヒドロキシル基（–OH）が結合したものがステロールであり，さらにD環の17位に短いアルキル鎖がついた分子がコレステロールである．

ステロール

コレステロール

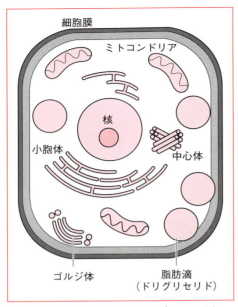

❶ 細胞の構成と脂肪滴（トリグリセリド）　　❷ 細胞膜の構成成分とリン脂質分子の構造

- 脂肪酸は，炭素数の違いから短鎖（炭素数6以下），中鎖（炭素数8～10），長鎖（炭素数12以上）脂肪酸に分けられる．加えて，二重結合の有無によっても飽和脂肪酸（二重結合をもたない），不飽和脂肪酸（二重結合をもつ）に分けられる（後出❿参照）．

2　食後・食間期（空腹時）の脂質代謝

- 摂取した脂質（主にトリグリセリド）は小腸管腔内で消化酵素（リパーゼ）によって分解された後，小腸上皮細胞内への輸送とトリグリセリドへの再構成を経てリンパ管へ放出され，全身をめぐる．
- 食事直後は，膵臓ランゲルハンス島β細胞から分泌されるインスリンの作用によって同化反応が促進し，トリグリセリドの蓄積が促進されるのと同時に分解が抑制される．
- 食間期は脂質をエネルギー源として消費する異化反応が促進する．絶食時間が長くなることでグルカゴンなど，異化反応を促進するホルモンが分泌され，脂肪組織に蓄積されたトリグリセリドの分解反応が亢進する．
- トリグリセリドの分解により生じた脂肪酸は肝臓や骨格筋に輸送されて代謝される．

脂質の消化・吸収・再構成　（❸）[1]

- リン脂質は膵臓から分泌されるホスホリパーゼによってsn-2位の脂肪酸が切り出される．ホスホリパーゼによって脂肪酸が切り出されて残ったリゾリン脂質は，胆汁酸塩と胆汁酸ミセルを形成し，小腸上皮細胞内に輸送される．
- トリグリセリドは胆嚢より小腸管腔内に分泌された胆汁によって乳化し，膵臓より分泌される消化酵素，膵リパーゼの作用でグリセロール骨格のsn-1位およびsn-3位部分の脂肪酸が加水分解によって切り出される．脂肪酸が2分子切り出されて残った2-モノグリセロール（グリセロール骨格のsn-2位にのみ脂肪酸が結合した分子）と長鎖脂肪酸は胆汁酸塩と胆汁酸ミセルを形成し，小腸上皮細胞内に吸収される．
- 小腸上皮細胞へ吸収されたリゾリン脂質，2-モノグリセロールは細胞内で脂肪酸と再エステル化し，リン脂質およびトリグリセリドに再構成される．
- 再構成されたトリグリセリド，リン脂質はコレステロールエステルおよびアポリポたんぱく質とともにカイロミクロンを形成する．カイロミクロンはリンパ管へ放出された後，左鎖骨下静脈を経由して血液中に合流する．
- 短鎖脂肪酸，中鎖脂肪酸は脂肪酸分子であるが，小腸上皮細胞からリンパ管へは放出されずに血中へと放出され門脈を経由して肝臓へ運ばれる．

【用語解説】

sn-位：グリセロール骨格の結合位置を示すstereospecific numberingの略称．脂質の構造を説明する際に用いられ，グリセロリン脂質はsn-1位および2位に脂肪酸が結合し，sn-3位に極性基が結合する．

ミセル：水に溶けやすい親水基および油に溶けやすい疎水基をもつ分子（界面活性剤）が疎水基どうしを集合させて形成された球状の会合体．ミセルの疎水基は内側に位置するため，脂肪酸はミセルの内側に取り囲まれた状態で存在する．

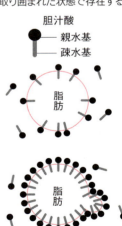

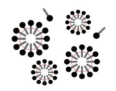

ミセルが水中に分散（＝乳化）

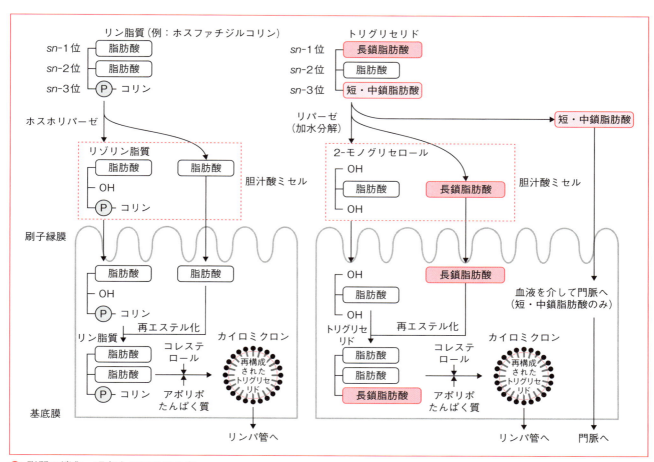

❸ 脂質の消化・吸収と再エステル化

食後の脂質代謝 (❹)

- 小腸上皮細胞から放出されたカイロミクロンは，骨格筋，脂肪組織などの末梢臓器へ輸送され，それら組織の毛細血管内皮表面に局在するリポたんぱく質リパーゼの作用でグリセロールと脂肪酸に加水分解され，遊離した脂肪酸が組織に取り込まれる．
- 脂肪組織に輸送された遊離脂肪酸は，グリセロールに再エステル化されることでトリグリセリドへと再構成され，空腹時に必要なエネルギー源として貯蔵される．また，骨格筋に輸送されたものはATP（アデノシン三リン酸）の産生に使われる．
- 肝臓では，インスリンの作用によりトリグリセリド合成の律速酵素であるAcyl CoA：diacylglycerol acyltransferase（DGAT）[*2]が活性化し，肝細胞でのトリグリセリド蓄積と血中への脂質分泌が促進される．

食間期（空腹時）の脂質代謝 (❹)

- 食間期は，脂肪組織に蓄積されているトリグリセリドのホルモン感受性リパーゼによる分解が促進され，血液中にグリセロールと脂肪酸が大量に放出される．
- 遊離脂肪酸はアルブミンと結合した形で血中を移動し，末梢臓器に輸送された後に，ミトコンドリア内でのβ酸化によって代謝され，エネルギーとなる．
- ミトコンドリアに取り込まれた脂肪酸はミトコンドリア外膜に存在する，アシルCoA合成酵素によって脂肪酸CoAに変換され，ミトコンドリア外膜を通過可能になる．ミトコンドリア外膜−内膜間で脂肪酸CoAはアシルカルニチンによってアシル基部分がカルニチンに転移し，カルニチン輸送たんぱく質によってミトコンドリア内膜を通過する．
- ミトコンドリア内膜を通過したアシルカルニチンは再度，脂肪酸CoAに変換され，β酸化を受け，最終的にアセチルCoAへと代謝される．

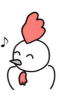

炭素数の少ない短鎖脂肪酸や中鎖脂肪酸は水に溶けやすい性質だから血液を介して輸送されるんだね！

[*2] DGATはDGAT1とDGAT2の2種類が存在する．DGAT1は小胞体でトリグリセリドを合成する機能を有し，VLDLの血中分泌に寄与している．一方でDGAT2は細胞質でトリグリセリドを合成し，肝臓での脂肪蓄積（脂肪肝形成）に寄与している．

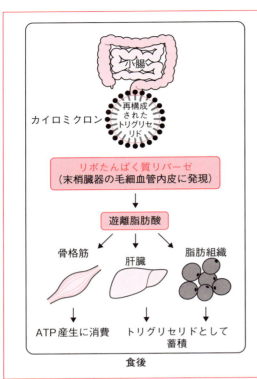
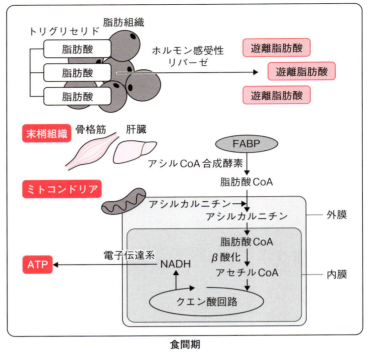

❹ 食後・食間期の脂質代謝
FABP：脂肪結合たんぱく質，NADH：ニコチンアミドアデニンジヌクレオチド．

- 短鎖脂肪酸と中鎖脂肪酸は脂肪酸CoAおよびアシルカルニチンに変換されなくてもミトコンドリア内膜・外膜を通過でき，β酸化に利用される．
- 食間期の肝臓では，脂肪酸のβ酸化により産生されたアセチルCoAを基質にケトン体を産生する．

3 脂質代謝の臓器差

- 骨格筋は主に脂質を消費する臓器である．一方，肝臓や白色脂肪組織はエネルギー供給が必要な際に備えてトリグリセリドとして蓄積することができる．
- 脂質代謝の臓器差には，各臓器の細胞が有するミトコンドリア量や発現する遺伝子の違いが寄与している．

骨格筋での脂質代謝

- 骨格筋はエネルギー産生基質として糖質，脂質を利用し，酸素を十分に利用できる好気的状況においては脂質の利用が高まる．
- 酸素供給が不十分であると嫌気的代謝が優位となり脂質代謝は減少する．

肝臓での脂質代謝

- 食後は，摂取した脂質や過剰になった糖質から生合成された脂肪酸から，トリグリセリドを産生し，血中へ放出もしくは肝臓細胞内に蓄積する．
- 食間期は，白色脂肪組織における脂肪分解により血中へ放出された遊離脂肪酸を利用したβ酸化が亢進し，遊離脂肪酸は最終的にアセチルCoAへと代謝される．
- 産生されたアセチルCoAはクエン酸回路において代謝されるが，アセチルCoAが過剰になった場合はケトン体の合成に利用される．

白色脂肪組織での脂質代謝

- 白色脂肪細胞にはほとんどミトコンドリアが存在せず，細胞の大部分を蓄積された脂肪滴が占めている．
- 絶食時に分泌されるグルカゴンや運動時に分泌されるアドレナリンによってホルモン

豆知識
Uncoupling protein (UCP) はミトコンドリアの内膜に局在し，プロトン輸送体として電位勾配を消失させることにより電子伝達系とATP合成とを脱共役するたんぱく質である．脱共役の際に熱としてエネルギーを放散する役割を有し，骨格筋や褐色脂肪組織に発現する．白色脂肪組織には発現していない．

感受性リパーゼ（hormone sensitive lipase：HSL）が活性化し，細胞内に蓄えられていたトリグリセリドの分解が促進されることで末梢臓器に供給される（脂肪動員）．
- HSLに加えて，脂肪細胞トリグリセリドリパーゼ（adipose triglyceride lipase：ATGL）およびモノグリセリドリパーゼ（monoglyceride lipase：MGL）が協調することで効率的な脂肪分解が行われる．

褐色脂肪組織での脂質代謝
- 白色脂肪組織と異なり，多数のミトコンドリアが存在し，脂質を消費して熱産生を行う．
- 褐色脂肪細胞に存在する脂肪滴は1つ1つが小さい形状をしている．
- 細胞が脂肪滴を有するため，脂肪組織となっているが，発達過程における組織の起源は白色脂肪組織とは異なる．

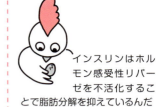
インスリンはホルモン感受性リパーゼを不活化することで脂肪分解を抑えているんだ

2 脂質の臓器間輸送

- 脂質分子は疎水性であるため，そのほとんどは血液に溶解することができない．
- トリグリセリド，リン脂質，コレステロールは水溶性のリポたんぱく質複合体として輸送される．
- 長鎖脂肪酸はアルブミンと結合することで血液に溶解が可能になる．
- 短・中鎖脂肪酸は親水性が高いため，そのままの形状で血液に溶解できる．

1 リポたんぱく質（⑤）[2]

リポたんぱく質の種類と特徴
- 水に不溶の脂質分子が血中に溶解するためのカプセル様の形状であり，粒子径や密度（比重）が種類によって異なる．
- コアの脂質が多く，密度（比重）が小さいものから順に，カイロミクロン＜VLDL＜IDL＜LDL＜HDLに分類され，それぞれ異なる生理機能を有する．

カイロミクロン
- 小腸上皮細胞内で，食事由来のモノアシルグリセロールや脂肪酸が再エステル化されることで産生されたトリグリセリドを多く含むリポたんぱく質．
- 食後の血液中に大量に出現する．
- 小腸上皮細胞で産生された直後のカイロミクロンはアポたんぱく質CⅡおよびEを有していない．
- 血中でもともと有していたアポたんぱく質AⅠおよびAⅣが脱離し，HDLからアポたんぱく質CⅡとEを受け取る．
- カイロミクロンがもつアポたんぱく質CⅡが，リポたんぱく質リパーゼ（LPL）に接触することでリパーゼ活性が高まり，内包されているトリグリセリドの分解が促進される．その結果，分解によって生じた脂肪酸が末梢組織に分配される．トリグリセリド割合が低下したカイロミクロンはカイロミクロンレムナントと呼ばれる．
- カイロミクロンレムナントのアポたんぱく質E[*3]が，肝臓に発現するアポE受容体にリガンドとして特異的に結合することで肝臓への輸送が可能になる．

VLDL
- 肝臓で合成されたVLDLは，トリグリセリド，コレステロールエステルおよび脂溶性ビタミンを末梢臓器に輸送する役割をもつ．
- 食後，食間期を問わず血液中に存在し，特に食後は増加する．
- 肝臓で産生されたVLDLはアポたんぱく質B-100しか有していないが，血中でHDLよりアポたんぱく質CⅡとEを受け取る．

●MEMO●
リポたんぱく質の模式図
【リポたんぱく質の辺縁部】
親水性のアポたんぱく質，リン脂質，遊離コレステロール（水溶性を保つための界面活性化剤の役割）

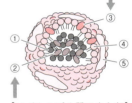

【リポたんぱく質の中心部】
疎水性のトリグリセリド，コレステロールエステル（水に不溶性）

①トリグリセリド
②コレステロールエステル
③遊離コレステロール
④リン脂質
⑤アポたんぱく質

【用語解説】
VLDL：very low density lipoprotein（超低密度リポたんぱく質）
IDL：intermediate density lipoprotein（中間密度リポたんぱく質）
LDL：low density lipoprotein（低密度リポたんぱく質）

[*3] アポたんぱく質Eが欠損しているモデルでは，肝臓でのカイロミクロン取り込みが妨げられ，血中コレステロールの増加や動脈硬化が生じる．

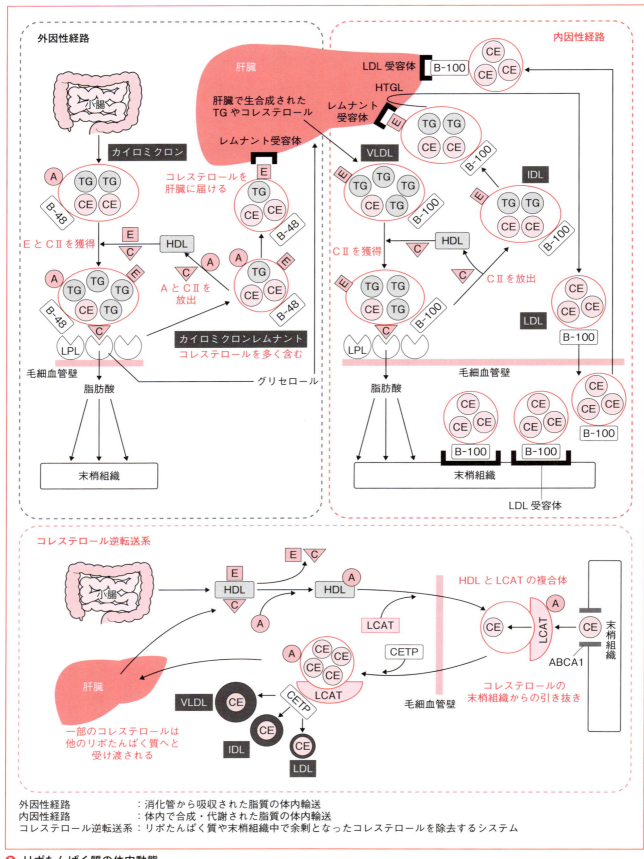

❺ **リポたんぱく質の体内動態**
A：アポたんぱく質AI，ABCA1：ABCトランスポーターA1，B-48：アポたんぱく質B-48，B-100：アポたんぱく質B-100，C：アポたんぱく質CⅡ，CE：コレステロールエステル，CETP：コレステロールエステル転送たんぱく質，E：アポたんぱく質E，TG：トリグリセリド，LCAT：レシチン・コレステロールアシル転移酵素，LPL：リポたんぱく質リパーゼ，HTGL：肝性トリグリセリドリパーゼ．

- カイロミクロン同様にLPLの作用でトリグリセリドが分解され，粒子サイズが小さくなったIDLに変換される．

IDL
- 大部分のIDLは肝臓の内皮細胞表面に発現し，肝性トリグリセリドリパーゼ（HTGL）の作用によってトリグリセリドの大半が加水分解され，LDLへと変換される．
- 一部のIDL（ヒトの場合10〜25％）は肝臓のアポE受容体の認識を受けて取り込まれる．

LDL
- LDLの主な役割は，肝臓で産生したコレステロールを末梢臓器に輸送することである．
- IDLがトリグリセリドの加水分解によりLDLへと変換される際に表面のアポたんぱく質Eが脱離するため，LDLの表面にはアポたんぱく質B-100のみが存在する．
- 末梢組織に発現しているLDL受容体がアポたんぱく質B-100を認識することで，LDLは各組織に取り込まれ，内包しているコレステロールを末梢組織に分配する．

HDL
- 末梢臓器に過剰に蓄積したコレステロールを回収する機能がある．
- カイロミクロン，VLDL，IDLの代謝過程において，必要なアポたんぱく質を渡し，不要なアポたんぱく質を受け取る．
- HDLは肝臓と小腸で産生され，肝臓から分泌されたものはアポたんぱく質Eが多く，小腸で合成されたものはアポたんぱく質Eよりもアポたんぱく質AIを圧倒的に多く有す．
- HDL粒子上には，レシチン・コレステロールアシル転移酵素（lecithin-cholesterol acyltransferase：LCAT）が存在し，遊離型コレステロールをコレステロールエステルに変換することでHDL中心部に蓄積する．
- コレステロールエステル転送たんぱく質（cholesteryl ester transfer protein：CETP）を介して，コレステロールエステルをVLDL，IDL，LDLへ輸送する．

2 遊離脂肪酸

- グリセロールやコレステロールに結合せずに単独で存在する脂肪酸．
- 血液中に大量に存在するたんぱく質であるアルブミンと結合した形で血液中に存在する．
- 炭素鎖の数に関係なく，短鎖，中鎖，長鎖どの脂肪酸もアルブミンと結合して血液中を移動する．
- 血液を介して骨格筋や肝臓に輸送された遊離脂肪酸は，細胞膜に局在する脂肪酸輸送たんぱく質（fatty acid transport protein：FATP）によって細胞内へ取り込まれる．

3 ケトン体（❻）

- 絶食時など，血糖値が著しく減少し，脳や心筋への糖質供給が困難になった状況でエネルギー産生の基質として利用される．
- 肝臓や腎臓における脂肪酸のβ酸化が亢進し，アセチルCoAが過剰蓄積した際に，アセチルCoAからアセト酢酸，3-ヒドロキシ酪酸，アセトンが生合成され，これら3つの分子が総称してケトン体と呼ばれる．
- ケトン体は酸性物質であるため，血中濃度が高くなると血液pHが酸性方向に傾く（低くなる）ため，アシドーシスと呼ばれる状態におちいり，ケトン尿や呼気へのアセトン排出が増加する．
- 肝臓はケトン体合成を行う主要臓器であるが，ケトン体の分解に必要な3-ケト酸CoAトランスフェラーゼが発現していないため，ケトン体をエネルギー源として利

豆知識

LDL受容体はアポB-100のC末端側を認識しており，アポB-48には認識部位が存在しない．そのためアポB-100を有していないカイロミクロンおよびカイロミクロンレムナントは組織中に取り込むことができない．

【用語解説】

レシチン・コレステロールアシル転移酵素（LCAT）：レシチン（ホスファチジルコリンおよびホスファチジルエタノールアミンが主成分）のsn-2位の脂肪酸が遊離型コレステロールに転移する．

豆知識

ABCトランスポーターA1（ATP-binding cassette protein A1：ABCA1）：末梢組織の細胞膜に存在し，細胞内の過剰なコレステロールをアポたんぱく質AIに受け渡すことでHDL粒子の形成を促す．

ケトアシドーシスは，血中のケトン体濃度が著しく増加することで発生するアシドーシスであり，口渇，多飲，多尿，体重減少，全身倦怠感が症状として現れる．糖尿病患者は，インスリン抵抗性もしくは分泌不全のために血中グルコースを利用できず，細胞内のグルコースが枯渇することでケトン体産生が促進してしまう．そのため，糖尿病の急性合併症としてケトアシドーシスは代表的な症状である

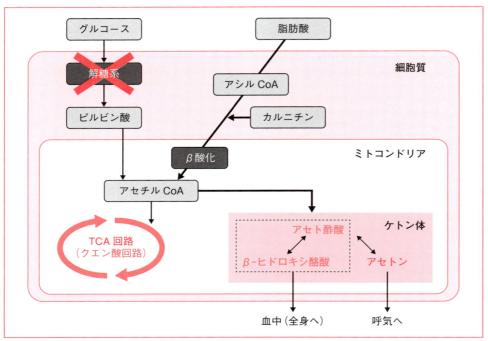

❻ 脂肪酸代謝とケトン体合成

用できない.

3 コレステロール代謝の調節

- コレステロールは主に肝臓でアセチルCoAを基質として産生される.
- 食事から摂取するコレステロールを外因性コレステロール,体内で合成されるコレステロールを内因性コレステロールと呼ぶ.生体内コレステロールのおよそ70〜80％は内因性コレステロールに由来する.
- 小腸上皮細胞および肝臓で産生されたリポたんぱく質に含まれるコレステロールは,末梢組織に輸送された後に,細胞膜の構成成分として機能する.

1 コレステロールの合成・輸送・蓄積（❼）

コレステロールの生合成

- アセチルCoAとアセトアセチルCoAから3-ヒドロキシ-3-メチルグルタリルCoA（HMG-CoA）が生成され,コレステロール生合成経路の律速酵素であるHMG-CoAレダクターゼ（還元酵素）の反応によってメバロン酸が産生される.
- メバロン酸は,以降の多段階の酵素反応を経て,コレステロールへと代謝される.
- コレステロール生合成の中間代謝産物であるスクアレンは,スクアレンモノオキシゲナーゼのN末端に結合することで,安定化させ,コレステロール生合成反応を促進する.

コレステロールの輸送と蓄積

- 肝臓で合成されたコレステロールはLDLによって血中に輸送され,LDL受容体を介して肝臓および肝外組織で取り込まれる.
- HDLへのコレステロール逆転送機構が破綻すると,細胞内でのコレステロール過剰蓄積が生じる.
- LDL,HDLによるコレステロール輸送機能のバランスの乱れは心血管疾患（動脈硬化など）の引き金になる.

> 豆知識
>
> 外因性コレステロールの吸収率は平均50％とされているが,性別,年齢による影響を受け,個人差が大きい.

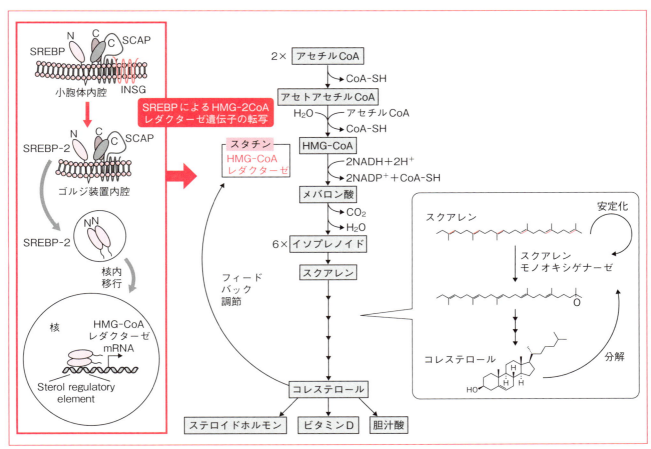

❼ コレステロールの生合成とフィードバック阻害

2 コレステロール生合成のフィードバック調節機構（❼）

コレステロールのフィードバック調節
- 細胞内のコレステロール濃度が高まると，小胞体へコレステロールが輸送される．小胞体膜のコレステロール濃度増加が引き金となり，コレステロール生合成関連遺伝子の転写因子である sterol element binding protein（SREBP）-2 の核内移行が阻害される．
- SREBP-2 の阻害によりコレステロール生合成の律速酵素である HMG-CoA レダクターゼの遺伝子発現量が減少し，コレステロール生合成が抑制される．これをフィードバック調節という．
- コレステロールはスクアレンモノオキシゲナーゼに結合することで分解を促進し，コレステロール生合成をフィードバック阻害する．

コレステロールの細胞内取り込みの抑制
- LDL受容体の遺伝子発現も SREBP-2 によって制御されており，コレステロール蓄積にともなう SREBP-2 阻害を介して LDL 受容体の発現量が減少する．
- LDL 受容体の発現量減少により，血中から LDL を取り込む効率がわるくなるため，細胞内コレステロール濃度の増加が抑制される．

3 コレステロール由来の体成分

ステロイドホルモンの産生（❽）
- ステロイドホルモンとは，コレステロール骨格を有するホルモンの総称である．
- 主なステロイドホルモンは，副腎皮質と生殖腺（精巣，卵巣，胎盤）で合成される．
- コレステロールのアルキル鎖が CYP11A1 によって切断され，プレグネノロンに変換

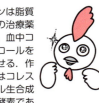

スタチンは脂質異常症の治療薬であり，血中コレステロールを低下させる．作用機序はコレステロール生合成の律速酵素である HMG-CoA レダクターゼの阻害！

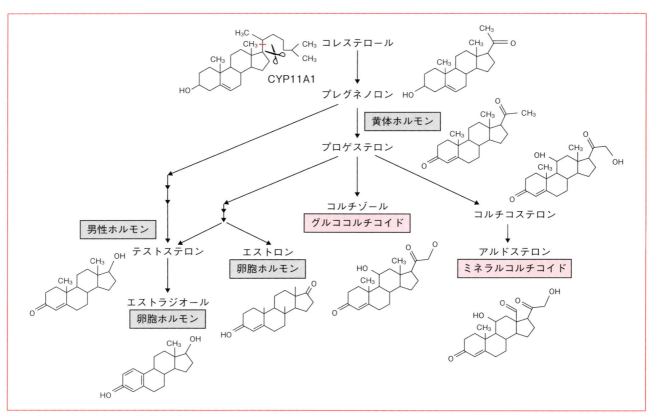

❽ ステロイドホルモンの産生経路

されることで，ステロイドホルモンの産生が開始する．
- 男性ホルモン（テストステロン）や女性ホルモン（プロゲステロン，エストロン，エストラジオール）などの性ホルモンもコレステロール骨格を有するため，ステロイドホルモンに分類される．

その他のコレステロール由来の成分
- ビタミンDの生合成の材料としてコレステロールが用いられる．
- 肝臓において合成される胆汁酸（ラウリル酸，タウロコール酸）もコレステロールを材料として生合成される．
- 胆汁酸は肝臓においてコレステロールから，複数のシトクロムP450系酵素（CYP27A1, CYP7A1, CYP7B1など）による反応を経て合成される．

4　コレステロールの排泄機構と胆汁酸の腸肝循環（❾）

- 体内に存在するコレステロールの約50％は胆汁酸に変換されたのち体外に排出される．
- 肝臓で生合成された胆汁は，一時的に胆嚢に蓄えられ，食物が腸内へ流入した際に十二指腸へ分泌される．
- 脂溶性ビタミンやコレステロールなど水に溶けにくい食物成分とミセルを形成することで小腸上皮細胞への消化と輸送を補助する．
- 胆汁に含まれる一次胆汁酸は，腸内細菌によって二次胆汁酸へと変換され，ほとんどが回腸から再吸収されて肝臓に戻る．これを腸肝循環という．
- 再吸収された二次胆汁酸は，一次胆汁酸へと代謝されて再利用されるだけでなく，肝臓における胆汁酸の生合成をフィードバック調節する．

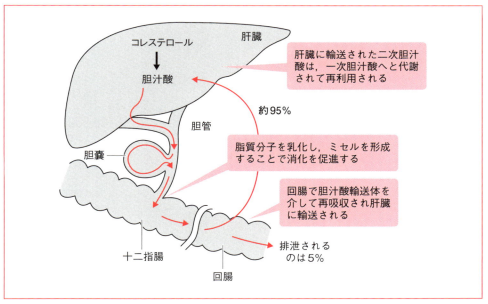

❾ 腸肝循環の経路

4 摂取する脂質の量と質の評価

1 脂肪エネルギー比率[3]

- 国民健康・栄養調査の結果から，国民1人あたりの総脂質摂取量は，1954年では20.9 gであったのに対し，2019年では61.3 gであり，約2.9倍増加している．
- 「日本人の食事摂取基準（2025年版）」では，脂質エネルギー比率の目標量が1歳以上から設定されており，男女ともに20〜30％と定められている．
- 2019年度の国民健康・栄養調査における20歳以上を対象とした総数の脂肪エネルギー比率の結果では，全体の40％が上限値である比率30％を超えている．
- 脂肪エネルギー比率が30％を超えている人数割合を男女別にみると，男性では35％，女性では44.4％という結果が示され，男女ともに上限値を上回り，また，女性のほうが脂肪エネルギー比率が高いことが報告されている．
- 年齢別では，30〜39歳の47.2％が最大で，70歳以上の32.3％が最小である．どの年齢層においても上限値を上回っている．
- エネルギー産生にかかわる脂質分子ではないが，脂質異常症の重症化予防を目的に，コレステロール摂取量は200 mg/日未満が望ましいとの記載が「日本人の食事摂取基準（2020年版）」で新たに追加され，2025年版でも踏襲されている．

2 主な脂肪酸の分類（❿）

飽和脂肪酸（⓫）

- 飽和脂肪酸には，カプリル酸（8：0）[*4]，カプリン酸（10：0），ラウリン酸（12：0），ミリスチン酸（14：0），パルミチン酸（16：0），ステアリン酸（18：0）などがあり，主に動物性食品（畜肉や乳製品）に多く含まれる．
- 飽和脂肪酸は，摂取量を少なくすることで，総コレステロールとLDLコレステロールが低下し循環器疾患リスクが低くなるという報告をもとに，男女ともに3〜14歳は10％，15〜17歳は8％，18歳以上は7％エネルギー以下に抑えるという目標量が食事摂取基準で設定された．

[*4] これらカッコ内は，炭素数：二重結合数．

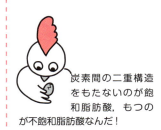

炭素間の二重構造をもたないのが飽和脂肪酸，もつのが不飽和脂肪酸なんだ！

5 脂質の栄養

⑩ 主な脂肪酸の分類

脂肪酸の分類			脂肪酸名	炭素数	二重結合数	含有食品
鎖長による分類	短鎖脂肪酸 炭素数6以下	飽和度による分類	飽和脂肪酸（二重結合なし）			
			酪酸	4	0	乳製品，バター
			カプロン酸	6	0	乳製品，バター
	中鎖脂肪酸 炭素数8, 10		カプリル酸	8	0	乳製品，バター
			カプリン酸	10	0	乳製品，バター
	長鎖脂肪酸 炭素数12以上		ラウリン酸	12	0	パーム油
			ミリスチン酸	14	0	動物油，魚油
			パルミチン酸	16	0	動物油，魚油
			ステアリン酸	18	0	動物油，魚油
			アラキジン酸	20	0	落花生油
			ベヘン酸	22	0	菜種油，落花生油
			リグノセリン酸	24	0	落花生油
		一価不飽和脂肪酸（二重結合1個）	二重結合の位置による分類 n-7系	パルミトオレイン酸	16	1	魚油，鯨油
			n-9系	オレイン酸	18	1	植物油，動物油
		多価不飽和脂肪酸（二重結合2個以上）	n-6系	リノール酸	18	2	植物油
				γ-リノレン酸	18	3	月見草油
				アラキドン酸	20	4	魚油，肝油
			n-3系	α-リノレン酸	18	3	植物油
				エイコサペンタエン酸 (EPA)	20	5	魚油
				ドコサヘキサエン酸 (DHA)	22	6	魚油

赤字：必須脂肪酸．
（田地陽一編．栄養科イラストレイテッド 基礎栄養学，第4版．羊土社；2020．p.90より）

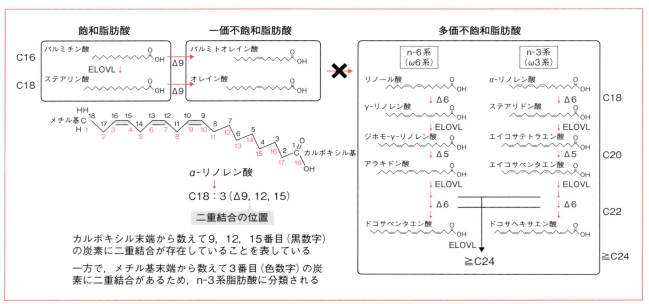

⑪ 脂肪酸伸長・不飽和化経路と炭素の数え方の説明
Δ：不飽和酵素を表している．
ELOVL (Elongases of very long chain fatty acid)：長鎖脂肪酸の炭素鎖を伸長する酵素．

不飽和脂肪酸（⑩）

- 不飽和脂肪酸は，大きく，一価不飽和脂肪酸と多価不飽和脂肪酸に分けられる．
- 炭素間の二重結合を1つもつのが一価不飽和脂肪酸，2つ以上もつのが多価不飽和脂肪酸である．必須脂肪酸は多価不飽和脂肪酸に含まれる．

一価不飽和脂肪酸

- 一価不飽和脂肪酸には，ミリストオレイン酸 (14:1, n-7系)，パルミトオレイン酸 (16:1, n-7系)，オレイン酸 (18:1, n-9系)，エルカ酸 (22:1, n-9系) などがある．
- オレイン酸は植物油に多く含まれ，日常摂取する一価不飽和脂肪酸で最も多い．
- 一価不飽和脂肪酸は生体内に存在するΔ9不飽和化酵素によって飽和脂肪酸から産生

することが可能であるため，摂取の目安量が設定されていない．
- 脂肪酸の二重結合が，天然のシス(cis)型ではなく，トランス(trans)型の構造を有する脂肪酸をトランス脂肪酸と呼ぶ．
- トランス脂肪酸の過剰摂取は，血液中のHDLコレステロールの減少，LDLコレステロールの増加を促し，冠動脈性心疾患のリスクを高める．
- 心血管系疾患のリスク低下を目的に，トランス脂肪酸の目標摂取基準量は総エネルギー摂取量の1％未満にすることがWHOより推奨されている．

多価不飽和脂肪酸

n-6系脂肪酸

- n-6系脂肪酸には，リノール酸(18：2，n-6系)，γ-リノレン酸(18：3，n-6系)，アラキドン酸(20：4，n-6系)などがあり，γ-リノレン酸やアラキドン酸はリノール酸の代謝産物である．
- 日本人が摂取するn-6系脂肪酸の98％はリノール酸である．リノール酸は植物に多く存在し，大豆油，コーン油，サフラワー油などの食用調理油が主要な摂取源である．
- 日常生活に障害がなく（静脈栄養などの必要がない），自由に食事を摂取できる健康な日本人では，n-6系脂肪酸の欠乏が原因と考えられる皮膚炎などの報告はないため，食事摂取基準では目標量は設定せず，目安量のみが設定されている．
- 推定エネルギー必要量の違いから，目安量は性別で異なり，男性のほうが女性よりも多い（付録「日本人の食事摂取基準（2025年版）」の **4**〈p.153〉を参照）．

n-3系脂肪酸

- n-3系脂肪酸には，α-リノレン酸(18：3，n-3系)と魚介類由来のエイコサペンタエン酸(EPA)(20：5，n-3系)，ドコサペンタエン酸(DPA)(22：5，n-3系)，ドコサヘキサエン酸(DHA)(22：6，n-3系)などがある．
- n-3系脂肪酸の摂取割合のおよそ60％はα-リノレン酸が占める．
- α-リノレン酸のおよそ10〜15％が体内でEPAやDHAに変換される．
- α-リノレン酸の欠乏により皮膚炎などの症状が生じること，一定量以上を日常的に摂取することで心筋梗塞の死亡リスクが減少することから，n-3系脂肪酸は食事摂取基準では目安量が設定されている．
- α-リノレン酸の過剰摂取が前立腺がんの罹患リスクを増加させる可能性が報告されているため，具体的な数値は定められていないが過剰摂取に注意する必要がある．
- EPAやDHAの摂取量と虚血性心疾患，心不全の発症リスクには負の相関が報告されており，摂取が推奨されている．

必須脂肪酸

- 哺乳類はΔ12不飽和化酵素やΔ15不飽和化酵素をもっていないため，n-3系およびn-6系脂肪酸を生合成することができず，食事から摂取する必要がある．これらの脂肪酸を総称して必須脂肪酸と呼ぶ．
- 植物や植物プランクトンはΔ12不飽和化酵素やΔ15不飽和化酵素をもっており，細胞内でn-3系およびn-6系脂肪酸を生合成することができる．そのためヒトにおける必須脂肪酸の供給源は植物性油脂および魚油である．
- n-6系脂肪酸であるアラキドン酸はリノール酸から少量生合成されるが，必要量には満たないため食事から摂取する必要がある．
- リン脂質に結合する多価不飽和脂肪酸は，細胞膜の柔軟性，流動性に寄与することが知られ，神経細胞を構成するリン脂質には多価不飽和脂肪酸が結合した分子が多く存在する．
- 妊娠中は胎児の神経組織形成に必要なアラキドン酸やn-3系脂肪酸であるDHAの摂取目安量が増加する．
- 乳児もリノール酸，α-リノレン酸，EPA，DHAの摂取が成長に必須であるため，

最新の研究情報

魚類もΔ12不飽和化酵素やΔ15不飽和化酵素をもっていないため多価不飽和脂肪酸を生合成できないが，食物連鎖において植物プランクトンを摂食することでn-3系およびn-6系脂肪酸が含有されるようになる．

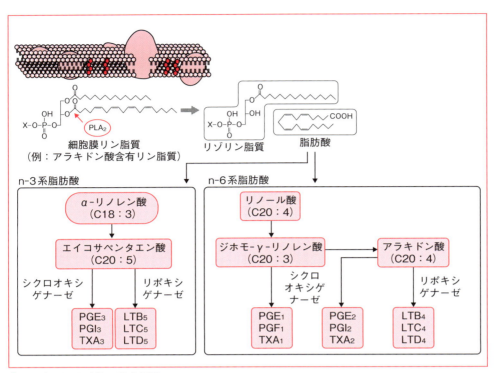

⓬ エイコサノイドの産生経路
PG：プロスタグランジン，TX：トロンボキサン，LT：ロイコトリエン．

n-6系脂肪酸，n-3系脂肪酸について食事摂取基準で目安量を示されている．

3 脂肪酸由来の生理活性物質 ⓬

- アラキドン酸やEPA，DHAなどの多価不飽和脂肪酸は生体膜を構成するリン脂質に結合した形で存在し，ホスホリパーゼによって加水分解されて遊離する．
- 炭素数20の脂肪酸であるアラキドン酸やEPAからシクロオキシゲナーゼやリポキシゲナーゼによってプロスタグランジン（PG）やトロンボキサン（TX）およびロイコトリエン（LT）が産生される．
- PGは五員環の酸化様式の違いや側鎖部の二重結合の違いによって分類され，20種以上が報告されている．血圧上昇・降下，子宮筋の収縮，血管拡張，平滑筋への作用，末梢神経作用，局所ホルモン様作用などがある．
- TXは酸素を含む六員環を骨格にもち，二重結合を2つもつという特徴がある．TXのなかでもA$_2$（TXA$_2$）には，強い血小板凝集促進や血管収縮作用がある．
- LTは構造に3つの共役二重結合を有し，炎症反応やアレルギー反応，喘息などの発症に深くかかわっている．好中球の走化性を活性化し，気管支収縮作用，血管拡張作用，血管透過性を亢進する．

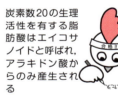

炭素数20の生理活性を有する脂肪酸はエイコサノイドと呼ばれ，アラキドン酸からのみ産生される

5 他の栄養素との関係

1 ビタミンB$_1$節約作用 ⓭

- ビタミンB$_1$は糖質（主にグルコース）を解糖系で代謝した際に産生されるピルビン酸がミトコンドリア内でアセチルCoAに変換される際に補酵素として機能するため，大量の糖質が代謝されてビタミンB$_1$が欠乏する．一方，脂質はβ酸化により代謝され，アセチルCoAを産生するため，ビタミンB$_1$を利用せずにエネルギーを産生できる．

 豆知識

脂質代謝におけるビタミンB群の役割：脂肪酸β酸化時にはビタミンB$_2$，ビオチンが補酵素として必要なため，それらビタミンB群の不足に注意する．

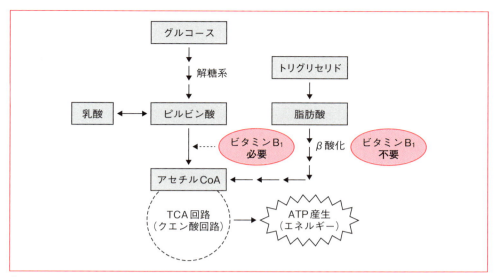

⓭ 脂質代謝亢進によるビタミンB_1および糖質の節約作用

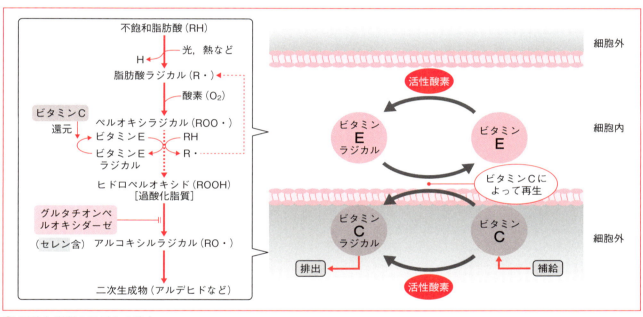

⓮ 過酸化脂質のラジカル除去

- エネルギー源としての脂質の利用は，ビタミンB_1の消費を節約できる．

2　エネルギー源としての糖質の節約作用

- 脂質1gのエネルギーは9kcalであり，糖質1gのエネルギーである4kcalの2倍以上エネルギー産生が可能となる．
- 主なエネルギー源を脂質とすることで，食事における糖質の使用量を節約できる．
- 運動時に利用されるエネルギー基質は運動強度（十分に酸素を消費して代謝ができるか否か）によって異なり，運動強度40〜60％のレベルでは有酸素系の代謝が活発となり脂質が優先的に利用される．この際に利用できる脂質量が少ないと糖質源として骨格筋のグリコーゲンを消費してしまい，運動の継続が困難になる．

3　脂質の過酸化と抗酸化能を有する栄養素 ⓮

- 多価不飽和脂肪酸は二重結合を多く含むことから，化学構造上，酸化を受けやすく，

生体内で脂肪酸ラジカル，ペルオキシラジカルを経由して過酸化脂質に変換されやすい．抗酸化能を有する栄養素であるビタミンEおよびビタミンCは，ペルオキシラジカルからラジカルを抜き取り体外へ排出することで過酸化脂質の産生を抑える．

● 過酸化脂質の抑制に寄与するビタミンEは脂溶性ビタミンであるため，油と一緒に摂取することで体内への吸収率が高まる．

● ビタミンEの抗酸化能：ビタミンEは，ペルオキシラジカル（ROO-）に水素と電子を供給してヒドロペルオキシドへと還元することで脂質連鎖反応を停止させる．その際にビタミンEは酸化を受けて酸化ビタミンE（ビタミンEラジカル）となる．

● ビタミンCの抗酸化能：水溶性のビタミンCは，細胞膜表面でビタミンEラジカルを還元することで，ビタミンEの抗酸化能を回復させる．その際にビタミンCは酸化を受けて酸化ビタミンC（ビタミンCラジカル）となり尿を介して体外へ排出される．

引用文献
1）今泉勝己．脂肪の消化と吸収．栄養学雑誌 1996；54：271-83.
2）新井洋由．血しょうリポたんぱく質の構造と生理機能．油化学 1991；10：858-68.
3）厚生労働省．令和元年国民健康・栄養調査報告．令和2年12月.

5

脂質の栄養

カコモン に挑戦 ‼

◆ **第38回-72**
脂質代謝に関する記述である．最も適当なのはどれか．1つ選べ．
(1) 食後は，血中VLDL濃度が低下する．
(2) 食後は，リポたんぱく質リパーゼが活性化する．
(3) 食後は，ホルモン感受性リパーゼが活性化する．
(4) 空腹時は，血中遊離脂肪酸濃度が低下する．
(5) 空腹時は，肝臓でケトン体合成が抑制される．

◆ **第34回-75**
脂質の栄養に関する記述である．最も適当なのはどれか．1つ選べ．
(1) 脂肪酸の利用が高まると，ビタミンB_1の必要量が増加する．
(2) パルミチン酸は，必須脂肪酸である．
(3) エイコサペンタエン酸（EPA）は，リノール酸から合成される．
(4) エイコサノイドは，アラキドン酸から合成される．
(5) α-リノレン酸は，n-6系脂肪酸である．

解答 & 解説

◆ **第38回-72　正解（2）**
解説
(1) 食後は肝臓でのVLDL産生がさかんになるため血中VLDL濃度は上昇する．絶食時はVLDL産生が減弱するため血中VLDL濃度が低下する．
(2) ○
(3) 食後は，ホルモン感受性リパーゼは食事によって分泌されるインスリンによって不活化する．カイロミクロンに含まれるトリグリセリドを加水分解するリポたんぱく質リパーゼが活性化する．
(4) 空腹時は，ホルモン感受性リパーゼの活性化によって脂肪組織に蓄積しているトリグリセリドから脂肪酸が加水分解されて血中へ放出され，血中遊離脂肪酸濃度は上昇する．
(5) 空腹時は，過剰な遊離脂肪酸が肝臓へ取り込まれ，β酸化によって大量のアセチルCoAが産生される．アセチルCoAの蓄積によりピルビン酸デヒドロゲナーゼが阻害され，アセチルCoAはクエン酸回路ではなくケトン体合成に利用される．

◆ **第34回-75　正解（4）**
解説
(1) ビタミンB_1は糖質代謝の補酵素であるため，脂肪酸利用が高まり糖質利用が減少するとビタミンB_1の必要量は減少する．脂肪酸の代謝ではビタミンB_2およびビオチンが補酵素として機能する．
(2) パルミチン酸は脂肪酸生合成経路で産生できるため必須脂肪酸ではない．
(3) エイコサペンタエン酸はn-3系脂肪酸であるため，n-6系脂肪酸であるリノール酸からは合成できない．
(4) ○
(5) α-リノレン酸はn-3系脂肪酸である．γ-リノレン酸はn-6系脂肪酸である．

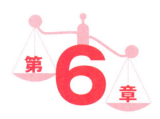

第6章 たんぱく質の栄養

- たんぱく質が摂取され，消化，吸収，利用されるプロセスを理解する
- 各臓器におけるたんぱく質・アミノ酸の代謝の違いやはたらきを理解する
- 20種類のアミノ酸の名前と分類，役割，機能を理解する

- ✓ たんぱく質は身体の各部位（髪，爪，内臓，筋肉など）の主要な構成成分の一つである．
- ✓ たんぱく質は1gあたり4kcalを生み出すエネルギー源でもある．
- ✓ たんぱく質は20種類のアミノ酸で構成されている．
- ✓ アミノ酸価は不可欠アミノ酸のバランスを数値化したものであり，最大スコアは100である．アミノ酸価100の食品は質の高いたんぱく質である．
- ✓ 動物性食品の多くはアミノ酸価100であり，植物性食品はアミノ酸価が100に満たないものが多い．
- ✓ 単一の食品のみの食生活を送ることは少なく，複数の食品選択のなかで各アミノ酸が補足，補完されることでアミノ酸プロファイルが形成されている．
- ✓ 食事から質の高いたんぱく質を十分に摂取することは，筋量の維持につながる．

1 たんぱく質・アミノ酸の体内代謝

1 たんぱく質・アミノ酸の栄養学的特徴

- たんぱく質は生体の主要な構成成分の一つであり，髪，爪，内臓，筋肉など多くの組織はたんぱく質から作られている．また，たんぱく質は組織の構成だけでなく，酵素反応や物質輸送，免疫反応などにも関与する．
- たんぱく質は糖質や脂質と同様にエネルギー源としても利用でき，燃焼すると1gあたり4kcalのエネルギーを生み出す．
- たんぱく質は，20種類のアミノ酸（❶）がペプチド結合によりつながってできている．
- たんぱく質は糖質や脂質とは異なり，分子内に窒素（N）を含んでいる．
- すべてのアミノ酸はL-α-アミノ酸であり，α位の炭素原子（C）にアミノ基（-NH₂），カルボキシル基（-COOH）が結合している．α-炭素の3つ目には水素原子（H），4つ目に側鎖（R）が結合する（❷）．それぞれのアミノ酸を特徴づけているのは側鎖の構造の違いである（❶）．

2 食後・食間期のたんぱく質・アミノ酸代謝

たんぱく質・アミノ酸の消化・吸収経路

- 食物は咀嚼によって細かくかみ砕かれ，唾液と混ぜられる．唾液中にはたんぱく質の消化酵素は含まれないため，口腔内では物理的消化のみが行われ，胃に送られる．
- たんぱく質の消化は胃から始まる．食物に含まれるたんぱく質は，胃液に含まれる胃酸（塩酸：胃腺の壁細胞から分泌）やペプシンの作用を受け（胃腺の主細胞から分泌される不活性型のペプシノーゲンが塩酸によりpHが下がり活性化する），アミノ酸が複数つながったポリペプチドまで分解される．

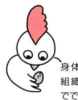
身体のほとんどの組織はたんぱく質でできているんだね

● MEMO ●
アミノ酸の個数によりペプチドの呼び方は異なる．アミノ酸が2つ結合したものはジペプチド，3つ結合したものはトリペプチドと呼ばれる．アミノ酸の数が10個程度までのものをオリゴペプチド，10個以上つながったものをポリペプチドといい，50個以上のアミノ酸が結合したものがたんぱく質と呼ばれるが，明確な定義はないといわれている．

❶ 体たんぱく質を構成するアミノ酸

分類	名称*	略号		側鎖 (R) の構造**
		三文字表記	一文字表記	
脂肪族アミノ酸	グリシン	Gly	G	$-H$
	アラニン	Ala	A	$-CH_3$
	バリン	Val	V	$-CH-CH_3$ / CH_3
	ロイシン	Leu	L	$-CH_2-CH-CH_3$ / CH_3
	イソロイシン	Ile	I	$-CH-CH_2-CH_3$ / CH_3
ヒドロキシアミノ酸	セリン	Ser	S	$-CH_2-OH$
	トレオニン (スレオニン)	Thr	T	$-CH-OH$ / CH_3
含硫アミノ酸	システイン	Cys	C	$-CH_2-SH$
	メチオニン	Met	M	$-CH_2-CH_2-S-CH_3$
芳香族アミノ酸	フェニルアラニン	Phe	F	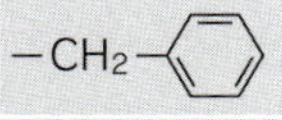 $-CH_2-\bigcirc$
	チロシン	Tyr	Y	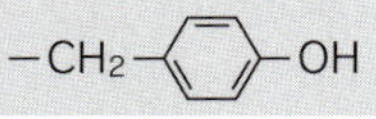 $-CH_2-\bigcirc-OH$
	トリプトファン	Trp	W	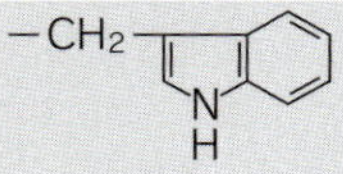 $-CH_2-$ (インドール環)
塩基性アミノ酸	リジン (リシン)	Lys	K	$-CH_2-CH_2-CH_2-CH_2-NH_2$
	アルギニン	Arg	R	$-CH_2-CH_2-CH_2-NH-C-NH_2$ / $\parallel$ / NH
	ヒスチジン	His	H	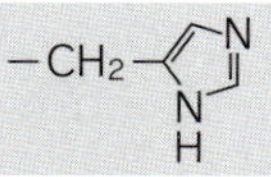 $-CH_2-$ (イミダゾール環)
酸性アミノ酸とその アミド	アスパラギン酸	Asp	D	$-CH_2-COOH$
	グルタミン酸	Glu	E	$-CH_2-CH_2-COOH$
	アスパラギン	Asn	N	$-CH_2-CO-NH_2$
	グルタミン	Gln	Q	$-CH_2-CH_2-CO-NH_2$
イミノ酸	プロリン	Pro	P	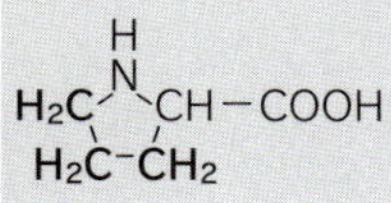 $H_2C-\overset{H}{\underset{}{N}}-CH-COOH$ / H_2C-CH_2

* 赤字・太字はヒト成人における不可欠アミノ酸.
** プロリンのみ，アミノ酸全体の構造式を示した (太字部分が側鎖).

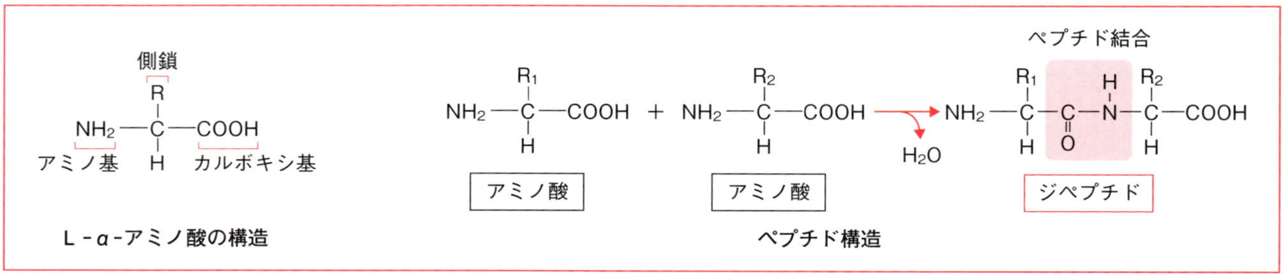

❷ L-α-アミノ酸の構造とペプチド構造

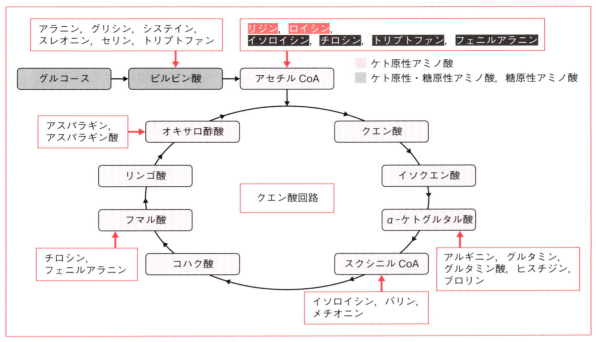

❸ アミノ酸の炭素骨格の代謝とクエン酸回路

- その後，十二指腸へ移行すると，小腸内で膵液中に含まれるトリプシン，キモトリプシン，カルボキシペプチダーゼの作用を受け，この段階でアミノ酸やペプチドまで分解され，小腸粘膜上皮細胞から吸収される．
- 吸収される際には必ずしもアミノ酸の形である必要はなく，ジペプチドやトリペプチドの状態でも吸収される．
- これらのペプチドは，小腸粘膜上皮に存在するペプチダーゼの作用を受けアミノ酸に分解され，門脈を経て肝臓を通り血液中へ放出され全身へ運ばれる[*1]．

食後のたんぱく質・アミノ酸代謝

- 血中のアミノ酸濃度が上昇すると，骨格筋などの組織では，アミノ酸の作用により体たんぱく質合成が促進される．
- また，食後は血糖値の上昇に伴って，膵臓からインスリンが分泌される．インスリンは各組織へのアミノ酸の取り込みを亢進する作用をもち，これにより体たんぱく質合成の促進とたんぱく質分解の抑制が引き起こされる．

食間のたんぱく質・アミノ酸代謝

- 前日の夕食後から絶食状態が続いている朝の起床時は，体たんぱく質の分解が亢進しているタイミングである．起床時は血糖値が低下しており，肝臓において血糖値を維持するためにグルコース合成（糖新生，本章の見出し3-2「糖新生とたんぱく質代謝」〈p.82〉を参照）が促進される．このとき，体たんぱく質やアミノ酸の分解が促進され，糖新生の材料として利用されたり，クエン酸回路（TCA回路）を通じてエネルギー源として利用されたりする．
- アミノ酸は分解されると，糖質代謝もしくは脂質代謝に合流する．アミノ酸はその特性により，糖新生によってグルコースへ転換できる糖原性アミノ酸と，脂質代謝系に入ることのできるケト原性アミノ酸の2種類に分類される．
- ロイシンとリジン（リシン）はケト原性アミノ酸，イソロイシンやフェニルアラニン，トリプトファン，チロシンの4つは糖原性アミノ酸とケト原性アミノ酸の両方の性質をもっている．したがって，たんぱく質の合成にかかわる20種類のアミノ酸のうち，ロイシンとリジンのみが，グルコースへ転換できないアミノ酸である（❸）．

[*1] 3章「栄養素の消化・吸収と体内動態」の⓯（p.36）を参照．

 豆知識

筋肥大を目的として，さまざまな種類のプロテインやアミノ酸のサプリメントが販売されている．また近年では健康意識の高まりから，アスリートのみならず一般の人にも購買層が広がっている．

3 たんぱく質・アミノ酸代謝の臓器差

- 体は常に古くなった体たんぱく質を新しいたんぱく質と入れ替えている．このように合成と分解を繰り返しながら動的平衡状態を保っていることを，代謝回転（ターンオーバー）という．代謝回転は臓器によって速度が異なる．

たんぱく質代謝の臓器差

- 代謝回転の速い臓器は血液，肝臓，消化管で，平均的なたんぱく質半減期（半分の量が入れ替わるために必要な時間）はおよそ10日である．
- 一方，代謝回転の遅い臓器としては骨格筋や骨があり，骨格筋の平均的なたんぱく質半減期はおよそ180日，骨はおよそ120日である．
- 体全体のたんぱく質の半減期は平均すると，およそ80日であるといわれている．

アミノ酸代謝の臓器差

- アミノ酸代謝の主要な臓器は小腸，肝臓，腎臓，そして筋肉であるが，これらの臓器間でも代謝されるアミノ酸に違いがみられる．
- 小腸ではグルタミンやグルタミン酸を最も多く代謝することが知られており，小腸から吸収されるグルタミンの半分以上とグルタミン酸のほとんどは，小腸でそのまま代謝されエネルギー源として利用されるか，ほかのアミノ酸へ変換される．
- 肝臓はアミノ酸の代謝においてたいへん重要な臓器である．小腸から吸収されたアミノ酸は門脈を経て肝臓へ運ばれ（本章の見出し①-2「食後・食間期のたんぱく質・アミノ酸代謝」〈p.73〉を参照），分岐鎖アミノ酸（本章の見出し①-4「分岐鎖アミノ酸（BCAA）の代謝」〈p.77〉を参照）を除くほとんどのアミノ酸が肝臓で代謝される．
- 腎臓はグルタミンをグルタミン酸とアンモニアに分解し，アンモニアを尿中に排泄する役割をもっている．さらに，腎臓はグリシンからセリンを合成し，肝臓や末梢の組織に供給している．一部のアンモニアは，体液の酸・塩基平衡に用いられる．
- 骨格筋は分岐鎖アミノ酸を代謝する主要な臓器である．分岐鎖アミノ酸のなかでもロイシンは筋肉のたんぱく質合成を促進させることが知られている．さらに，分岐鎖アミノ酸は骨格筋を動かすエネルギー源としても利用されることが知られている．

体たんぱく質の動的平衡

- 体重60kgの成人男性の場合，毎日180g程度の体たんぱく質が分解され，同じ量が合成されている．このうち約1/3は食事から摂取したたんぱく質であり（成人男性のたんぱく質推奨量は65g/日），約2/3は体たんぱく質の分解で生じたアミノ酸を再利用している（❹）．
- 食事から摂取したたんぱく質（アミノ酸）や，体たんぱくが分解されてできたアミノ酸は，アミノ酸プール*2に貯めこまれ，体たんぱく質の合成に利用されたり，尿や糞から排泄される（❹）．
- エネルギーが不足している場合，体たんぱく質の分解が促進され，生じたアミノ酸がエネルギー産生に利用される．

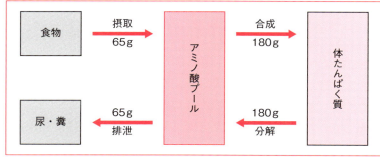

❹ ヒトの体たんぱく質の動的平衡（体重60kgの成人男性の場合）

最新の研究情報

筋肥大とたんぱく質摂取量： たんぱく質は骨格筋の構成成分（材料）である．このことから，たんぱく質を過剰に摂取することでさらに筋肉が肥大するのではないかと考える人も多いが，残念ながらそのようなことは起きない．レジスタンストレーニング（いわゆる筋トレ）を行う健康な成人の1日あたりのたんぱく質摂取量と除脂肪体重（≒筋肉量）の増加量の関係を解析した研究がある．その結果，レジスタンストレーニングとともに，1日あたり1.62g/kgのたんぱく質摂取で筋肥大効果は頭打ちになり，それ以上たんぱく質を摂取しても効果は上がらないことが報告されている[1]．

最新の研究情報

腎機能とたんぱく質摂取量： 腎臓は摂取したたんぱく質の処理にかかわる器官であるため，かつてはたんぱく質の摂取は腎臓の負荷を高め，腎機能の低下につながると考えられていた．しかしながら，近年の国内外のさまざまな研究より，たんぱく質の摂取量が多くても腎機能は低下しないことが示されている．日本の高齢者を対象とした調査でも，たんぱく質の摂取量は腎機能の変化に影響がなかったことを確認している[2]．習慣的に十分量のたんぱく質を摂取することは，筋量の獲得につながり，将来的なサルコペニアの予防に貢献したりする．日々ターンオーバーが行われている腎臓などの臓器において，構成成分であるたんぱく質が不足すると機能が低下することが予想できる．今後の研究の発展を待ちつつ，成人や特に高齢者を中心に日々のたんぱく質摂取について再考したい．

*2 アミノ酸プールは，実際にそのような組織や部位があるわけではなく，あくまでも概念的なものである．

4　分岐鎖アミノ酸（BCAA）の代謝

- 分岐鎖（分枝）アミノ酸（branched chain amino acids：BCAA）は，たんぱく質を構成する20種類のアミノ酸のうち，生体内でつくることのできない不可欠アミノ酸（本章の見出し②-1「不可欠アミノ酸と可欠アミノ酸」〈p.78〉を参照）に分類される，バリン，ロイシン，イソロイシンの総称である．枝分かれするような分子構造をもつことから，"分岐鎖（分枝）"アミノ酸と呼ばれる．

- 食品中に含まれる不可欠アミノ酸のうち，BCAAはおよそ40〜50％と高い割合を占めるといわれている．また，骨格筋のたんぱく質中の不可欠アミノ酸のうち，およそ35％がBCAAである．

- BCAAは骨格筋で代謝され，エネルギー源として利用される．また，ロイシンは筋たんぱく質合成を促進する作用を有することから，筋肉づくりにも重要な役割をもっている．

- BCAAの代謝に関連する疾患として，メープルシロップ尿症がある．BCAAの代謝に由来するα-ケト酸の酸化的脱炭酸反応を行う分岐鎖α-ケト酸脱水素酵素（BCKDH）の異常や欠損により，血液および尿中にBCAAやα-ケト酸が増加する遺伝性疾患である[*3]．

5　アルブミンと急速代謝回転たんぱく質（RTP）

アルブミン

- アルブミンは血液に100種類以上含まれるたんぱく質の一つで，血中の総たんぱく質のうち最も多い約60％を占める．

- アルブミンは肝細胞で生成され，血中に放出される．

- アルブミンの主要なはたらきとして，血液の浸透圧維持，脂肪酸やビリルビンなどの非水溶成分の吸着・輸送，血液のpH緩衝作用，組織へのアミノ酸供給などがある．また，栄養状態を評価する際にも血中アルブミンの値が用いられる．

- アルブミンは栄養状態が悪化した場合に低下する．特に食事量の少ない高齢者などは，低栄養状態になりやすい．アルブミンの半減期は約2〜3週間であることから，「今」の栄養状態ではなく，中・長期的な栄養状態を反映していることに注意すべきである．

- アルブミン値が低下すると，血液の浸透圧が低下する．すると，体内では細胞内と細胞外の浸透圧バランスをとるために，血中の水分が血管外に移動し，浮腫の原因となる．

- 低栄養によりアルブミン値が低下した場合には，食事の改善や栄養補助食品，サプリメントの活用などによりエネルギーやたんぱく質の摂取量を増加させる必要がある．

- アルブミンの低下の原因は低栄養状態のほかにも，肝硬変などによるアルブミン産生の低下，腎不全，ネフローゼ症候群による腎臓からのアルブミン漏出などがある．このため，アルブミン値の低下がみられた際には栄養状態の低下を疑うと同時に，疾患の有無についても判断を行い，適切な対応をとることが求められる．

- アルブミンは半減期が長いため，食事を改善してもすぐには上昇しない．短期間での急激なアルブミン値の上昇は主に脱水症によって引き起こされる．

急速代謝回転たんぱく質（RTP）

- 血液に含まれるたんぱく質のなかでも，代謝回転の速いたんぱく質のことを急速代謝回転たんぱく質（rapid turnover protein：RTP）という．

- アルブミンの半減期が約2〜3週間で中・長期の栄養状態を反映しているのに対し，RTPの半減期は数時間〜数日であることから，短期の栄養状態を鋭敏に反映する．

- 代表的なRTPとして，トランスフェリン（半減期：8日），トランスサイレチン（プレ

[*3] 症状として，尿からメープルシロップのような甘い匂いがするほか，血中ロイシン濃度の上昇，嘔吐，けいれん，昏睡などの症状がみられる．日本人のおよそ40〜50万人に1人の割合で発症するといわれており，治療にはBCAAを除去したミルクなどを用いる．

【用語解説】
ネフローゼ症候群：糸球体の障害によって高度のたんぱく尿，低アルブミン血症，高コレステロール血症，浮腫などがみられる症候群．

アルブミン)(半減期:3〜4日), レチノール結合たんぱく質(retinol-binding protein:RBP)(半減期:12〜16時間)などがある.
- RTPは低栄養のほか, 炎症性疾患などによっても低下する.

2 摂取するたんぱく質の量と質の評価

1 不可欠アミノ酸と可欠アミノ酸

不可欠アミノ酸
- 不可欠アミノ酸(indispensable amino acids:IAA)は, たんぱく質を構成する20種類のアミノ酸のうち, 体内で合成することができず, 食事から摂取する必要のあるアミノ酸を指す. 必須アミノ酸(essential amino acids:EAA)とも呼ばれる.
- 不可欠アミノ酸はロイシン, フェニルアラニン, バリン, トリプトファン, イソロイシン, ヒスチジン, リジン, トレオニン(スレオニン), メチオニンの9種類である.
- アルギニンは不可欠アミノ酸には含まれていないものの, 成長期の子どもでは体内で必要量を合成できないため, 食事から十分に摂取する必要がある.

可欠アミノ酸
- 可欠アミノ酸(dispensable amino acids:DAA)は, 体内で他のアミノ酸や代謝物から合成することのできるアミノ酸を指す. 非必須アミノ酸(non-essential amino acids:NEAA)とも呼ばれる.
- 可欠アミノ酸は, チロシン, システイン(シスチン), アスパラギン酸, アスパラギン, セリン, グルタミン酸, グルタミン, プロリン, グリシン, アラニン, アルギニンの11種類である.
- 可欠アミノ酸は体内で合成できるものの, 決して重要ではないアミノ酸ということではない. むしろ, 進化の観点からヒトの体において最も重要なアミノ酸の合成能力を獲得し, 食物からのアミノ酸供給に依存することなく体内で供給できるようになったと考えることもできる.
- 改めて, 体たんぱく質(骨格筋や内臓など)は不可欠アミノ酸および可欠アミノ酸を合わせた20種類が材料となることを認識すべきである.

2 化学的評価法(アミノ酸価)

- 栄養価の化学的評価法であるアミノ酸価は, 食品中のたんぱく質の質を評価する指標であり, 特定の食品に含まれる不可欠アミノ酸の量(❺)を基準として算出される. アミノ酸スコアともいう.
- アミノ酸価は, 年齢別に定められた食品がもつたんぱく質1gあたりに含まれる各不可欠アミノ酸組成を示したアミノ酸評点パターン(❻)[3]を100%としたとき, 該当食品の各不可欠アミノ酸含量を比率で表している.
- 基礎代謝基準値と同様であるが, アミノ酸評点パターンは年齢が低いほど各アミノ酸の基準評点が高い. これは成長期における身体の発達(細胞の代謝回転)が関連している.
- アミノ酸評点パターンに対して100%に満たないアミノ酸を制限アミノ酸という. そして, そのうち最も低い比率のものを第一制限アミノ酸と表現する.
- アミノ酸価は「食品中の第一制限アミノ酸量/評点パターンの第一制限アミノ酸量×100」で算出できる. たとえば, 米の第一制限アミノ酸はリジンであり, 米のたんぱく質1gあたり42mgのリジンが含まれている. 評点パターンのリジンはたんぱく質1gあたり45mgであることから, 米のアミノ酸価は「42mg/45mg×100=93」とな

●MEMO●
不可欠アミノ酸の覚え方
「風呂場 椅子 独り占め」
フ=フェニルアラニン
ロ=ロイシン
バ=バリン
イ=イソロイシン
ス=スレオニン
ヒ=ヒスチジン
ト=トリプトファン
リジ=リジン
メ=メチオニン

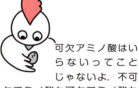

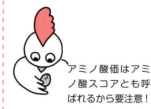

豆知識
各不可欠アミノ酸の基準量を満たしている=アミノ酸価が高い.

2 摂取するたんぱく質の量と質の評価

❺ 代表的な食品の不可欠アミノ酸組織（アミノ酸組織によるたんぱく質1gあたりのアミノ酸成分表）とアミノ酸価

	牛乳	鶏卵（全）	牛肉（もも）	さけ（しろさけ）	大豆	小麦粉（薄力粉1等）	精白米（うるち米）	とうもろこし（コーングリッツ）
イソロイシン	58 (193)	58 (193)	56 (187)	54 (180)	53 (177)	41 (137)	47 (157)	43 (143)
ロイシン	110 (186)	98 (166)	98 (166)	90 (153)	87 (147)	79 (134)	96 (163)	170 (288)
リジン（リシン）	91 (202)	84 (187)	110 (244)	100 (222)	72 (160)	24 (53)	42 (93)	20 (44)
含硫アミノ酸（メチオニン＋システイン）	36 (164)	63 (286)	47 (214)	49 (223)	34 (155)	50 (227)	55 (250)	54 (245)
芳香族アミノ酸（フェニルアラニン＋チロシン）	110 (289)	110 (289)	88 (232)	89 (234)	100 (263)	92 (242)	110 (289)	100 (263)
トレオニン（スレオニン）	51 (222)	56 (243)	60 (261)	60 (261)	50 (217)	34 (148)	44 (191)	38 (165)
トリプトファン	16 (267)	17 (283)	13 (217)	13 (217)	15 (250)	14 (233)	16 (267)	5.8 (97)
バリン	71 (182)	73 (187)	59 (151)	63 (162)	55 (141)	49 (126)	69 (177)	53 (136)
ヒスチジン	31 (207)	30 (200)	47 (313)	53 (353)	31 (207)	26 (173)	31 (207)	33 (220)
アミノ酸価	100	100	100	100	100	53	93	44

単位：mg/gたんぱく質．
（　）内の数値は，アミノ酸評点パターン（❻）を100%として，たんぱく質1gあたりのアミノ酸含有量を比率で表したもの．赤字は第一制限アミノ酸．黒太字は第二制限アミノ酸．
（文部科学省科学技術・学術審議会資源調査分科会報告．日本食品標準成分表（八訂）増補（2023年）より作成）

❻ アミノ酸評点パターン（2007年）

アミノ酸	0.5歳	1〜2歳	3〜10歳	11〜14歳	15〜18歳	＞18歳
イソロイシン	32	31	31	30	30	30
ロイシン	66	63	61	60	60	59
リジン（リシン）	57	52	48	48	47	45
含硫アミノ酸（メチオニン＋システイン）	28	26	24	23	23	22
芳香族アミノ酸（フェニルアラニン＋チロシン）	52	46	41	41	40	38
トレオニン（スレオニン）	31	27	25	25	24	23
トリプトファン	8.5	7.4	6.6	6.5	6.3	6.0
バリン	43	42	40	40	40	39
ヒスチジン	20	18	16	16	16	15

単位は，mg/gたんぱく質
（FAO，WHO，UNUの発表資料より作成）

 豆知識
ヒスチジンは特に乳幼児の成長に不可欠なアミノ酸であり，かつては乳児期の準不可欠（準必須）アミノ酸，以降の年代では可欠アミノ酸として扱われていた．しかしながら，1985年にFAO（国連食糧農業機関）/WHO（世界保健機関）/UNU（国連大学）が提唱したアミノ酸評点パターンをもとに，乳児期もそれ以降の年代においても不可欠アミノ酸として扱われるようになった．

る．参考までに，成人のアミノ酸評点パターンをもとに算出したアミノ酸価を❺に示す．

- アミノ酸価をイメージしやすいように「アミノ酸の桶」という概念がある（❼）．たとえば，アミノ酸価が低い食品では❼のように板の長さがバラバラになり，該当食品のみの摂取を続けると，体内でのたんぱく質合成を十分に行えないリスクにつながる．
- アミノ酸価が高い食品を摂取することは，ヒトの体内でたんぱく質が主な構成成分となる部分（髪，爪，内臓，筋肉など）を正常に機能させるために重要である．
- アミノ酸価は最大100で表現され，100に近いほど，その食品のたんぱく質は高品質とされる．たとえば，動物性食品である卵や牛乳はアミノ酸価が100であり，理想的なたんぱく質源である．
- 一方，大豆を除いて多くの植物性食品がもつ植物性たんぱく質は一般的にアミノ酸価が低いため，複数の食品を組み合わせて摂取することで，必要なアミノ酸を補完することが推奨される．

 アミノ酸価は同じたんぱく質量を摂取した場合の話だよ．特に，植物性食品の場合，動物性食品と同じたんぱく質量を確保するのは難しい．でも，大豆は「畑の肉」ともいわれ，別格だよ！

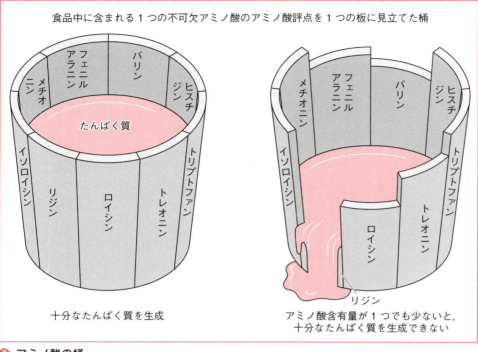

❼ アミノ酸の桶

足りない不可欠アミノ酸があると，アミノ酸の桶から水がこぼれちゃうから，その量までしかアミノ酸を材料として使えないってこと！

3 生物学的評価法（たんぱく質効率，窒素出納，生物価，正味たんぱく質利用率）

たんぱく質効率

- たんぱく質効率（protein efficiency ratio：PER）は，たんぱく質効率比ともいう．PERは摂取したたんぱく質がどの程度体内で利用されるかを示す指標である．
- PERは，「体重増加量（g）／たんぱく質摂取量（g）」で算出される．つまり，たんぱく質摂取量に対する体重増加量の比率なのである．
- PERが高い食品は栄養価が高いと評価でき，摂取した場合は体重が増加する．一方で，PERが低い場合は体重が減少する．

窒素出納

- 窒素出納（nitrogen balance：NB）は，摂取した窒素量と排泄された窒素量の差を測定することで，たんぱく質がどれだけ体内に蓄積されたかを評価する方法である．
- NB値の計算式は，「窒素摂取量－窒素排泄量＝NB値」である．
- 窒素量は摂取したたんぱく質に比例するため，たんぱく質摂取量が多いと，窒素摂取量も増加する．
- 排泄される窒素のほとんどはアミノ酸が分解されたものである．
- たんぱく質の体内への蓄積と損失は窒素摂取量と排泄量から知ることができる．
- NB値がゼロということは，窒素摂取量と排泄量が等しい．この状態を窒素平衡という．
- NB値がプラスの場合は，窒素摂取量が排泄量を上回っているので，たんぱく質が体内に蓄積されたことを示す．一方で，NB値がマイナスの場合は，体内のたんぱく質が損失されたことを示す．

窒素量⇔たんぱく質量の換算

- たんぱく質中の窒素の重量はおよそ16％である．
- たんぱく質量から窒素量を換算する計算式は「たんぱく質量×16％（0.16）＝窒素量」である．

豆知識

体格が大きくなる成長期，子どもを宿す妊娠期，筋肉量増加を目的とする運動を実施している時期では，NB値はプラスとなり，体内にたんぱく質が蓄積する傾向となる．飢餓や強いストレス状態の際は，NB値がマイナスとなり，体内のたんぱく質は損失する傾向となる．

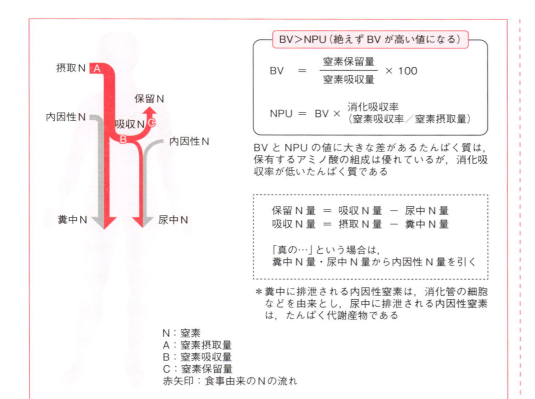

❽ たんぱく質の質評価（真の評価と見かけの評価）

- 窒素量からたんぱく質量を換算する計算式は「窒素量÷16％（0.16）＝たんぱく質量」，もしくは「窒素量×6.25（÷0.16）＝たんぱく質量」である．

生物価，正味たんぱく質利用率

- 生物価（biological value：BV）および正味たんぱく質利用率（net protein utilization：NPU）は，摂取したたんぱく質がどれだけ体内で利用されるかを示す指標であり，BVやNPUが高いほど，効率よく体内で利用されていることを意味する．これらの指標は，食品のたんぱく質の質を評価するために重要な役割を果たす．
- BVもNPUも窒素摂取量と排泄量に加えて，窒素保留量（窒素吸収量－尿中窒素量）および窒素吸収量（窒素摂取量－糞中窒素量）が必要となる．
- BVの計算式は「窒素保留量／窒素吸収量×100」である．つまり，計算式の分母にある吸収された窒素量を基準にしている．
- NPUは，摂取された窒素量を基準にしており，「窒素保留量／窒素摂取量×100」で求まる．
- 興味深いことに，たんぱく質がゼロの食事をしていても，糞や尿に窒素の排泄がある．これは，臓器の代謝による細胞の脱落や腸内細菌の死骸などに由来し，内因性窒素排泄と呼ばれる．たんぱく質（食事など）摂取など外から摂取される窒素の排泄は外因性窒素排泄という．
- 内因性の窒素排泄量が判別できれば，真のBVやNPUが求まる．しかし，現状は見かけのBVおよびNPUを用いるほかない（❽）．
- NB，BV，NPUについて❾に整理する．

4 アミノ酸の補足効果

- アミノ酸の補足効果とは，1つの食品中に不足しているアミノ酸（制限アミノ酸）について，他の食品を組み合わせて補うことを指す．
- 上記で説明した通り，植物性食品の多くはアミノ酸価が100に満たない．たとえば，

●MEMO●
正味という言葉は「余分なものを取り除いた，本当の中身」という意味合いであり，"正味"を英語で"net"と表現する．

BVは「吸収された後のたんぱく質利用効率」に焦点を当てているのに対し，NPUは「たんぱく質の摂取から排泄までの全体的な効率」を評価している．違いを整理しておこう！

内因性というのは身体の内側，外因性というのは身体の外側とイメージしておこう！

❾ NB，BV，NPUの概要

指標	概要	特徴	計算式	計算例
窒素出納（NB）	体内での窒素（主にたんぱく質）のバランス（摂取と排泄の差）のことをいう	たんぱく質が体内にどれだけ蓄積されたかを示す．栄養状態やたんぱく質の代謝バランスを評価している	NB＝窒素摂取量－窒素排泄量（尿中窒素量＋糞中窒素量）	窒素摂取量：15 g，尿中窒素量：8 g，糞中窒素量：3 g NB＝15－(8＋3)＝4 (g)
生物価（BV）	摂取したたんぱく質のうち，体内で利用される割合を示す	たんぱく質の質（アミノ酸構成のバランス）の評価	BV＝（窒素保留量*/窒素吸収量**）×100	窒素摂取量：15 g，尿中窒素量：8 g，糞中窒素量：3 g $BV = \dfrac{(15-3)-8}{15-3} \times 100 = 33.3\,(\%)$
正味たんぱく質利用効率（NPU）	摂取したたんぱく質のうち，体内で実際に利用される割合を示す	たんぱく質の質と消化・吸収効率を含めた評価	NPU＝（窒素保留量*/窒素摂取量）×100	窒素摂取量：15 g，尿中窒素量：8 g，窒素吸収量12 g $NPU = \dfrac{(15-3)-8}{15} \times 100 = 26.6\,(\%)$

* 窒素保留量＝窒素吸収量－尿中窒素量．
** 窒素吸収量＝窒素摂取量－糞中窒素量．

米や小麦，とうもろこしなどの穀物はリジンが制限アミノ酸となる．そのため，リジンの含有量が多い豆類と組み合わせることで，穀物のアミノ酸プロファイルを補完し，栄養価を向上させることができる．この方法により，食事全体のたんぱく質の質を高めることができ，健康的な栄養バランスを保つことが可能である．
- 植物性食品を中心とした食事法（ヴィーガン食やベジタリアン食）の場合，このアミノ酸の補足効果を意識した食品選択をすることで，動物性食品を中心とした食事法と遜色ないアミノ酸プロファイルは実現可能である．

3 他の栄養素との関係

1 エネルギー代謝とたんぱく質

- たんぱく質はエネルギー源としても重要な役割を果たす．特に運動時には，たんぱく質の分解物であるアミノ酸がエネルギー源として利用される場合がある．特に，このエネルギー消費過程で特によく使われるアミノ酸が分岐鎖アミノ酸（BCAA）である．したがって，各組織におけるエネルギー代謝を効率よく行うためには，適切なたんぱく質の摂取が必要である．

2 糖新生とたんぱく質代謝

- 糖新生は，糖質基質以外からグルコースを生成する過程であり，たんぱく質代謝とも密接に関連している．空腹時や運動後には，筋肉や肝臓のグリコーゲンが減少する．それらグリコーゲンの減少が進むと，体脂肪の分解による遊離脂肪酸の増加に加えて，筋肉の分解によるアミノ酸が糖新生の材料として利用される．
- 糖新生の材料としては，糖原性アミノ酸が利用される（❼）．
- 筋肉からはアラニンが肝臓に運ばれ，グルコースに変換され，そのグルコースが筋肉内で再利用される．この経路をグルコース・アラニン回路という（❿）（4章「炭水化物の栄養」の❺〈p.52〉を参照）．このように，たんぱく質はエネルギー源としての役割だけでなく，血糖値の維持にも重要な役割を果たしている．

3 アミノ酸の代謝とビタミンの関係

- アミノ酸代謝に必須なビタミンはビタミンB_6，ビタミンB_{12}，葉酸である．

●MEMO●
アミノ酸インバランス：通常の食事では考えにくいが，複数の不可欠アミノ酸が不足している食事の場合，第一制限アミノ酸以外の不可欠アミノ酸を補給すると他のアミノ酸の要求量が増すことで栄養状態はかえって悪くなることをアミノ酸インバランスと呼ぶ．

最新の研究情報
近年の研究では，ヴィーガン食（植物性食品のみの食事法）群と通常食群に同程度の筋力トレーニングを実施した結果，筋たんぱく質の合成および筋肉の増加量は同程度であったことが報告されている．この結果からもアミノ酸バランスを意識できれば，ヴィーガン食であったとしても身体の応答は通常食と同等であることが予測できる[4]．

身体の中の糖は，糖質以外のたんぱく質からも作りだせるんだね

分岐鎖アミノ酸に加えて，糖新生もエネルギーを作り出す一つの方法だね．見落とさないようにしないと！

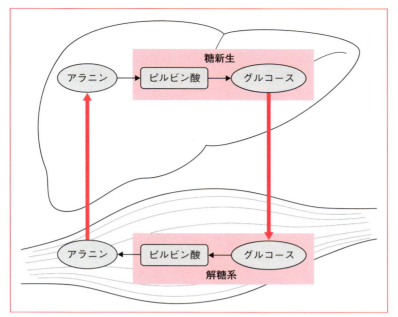

⓾ 肝臓および筋肉におけるグルコース・アラニン回路（糖新生）

- ビタミンB_6は，体内で補酵素型のピリドキサールリン酸（PLP）に変換され，アミノ基転移酵素の活性を助ける．つまり，たんぱく質の摂取量が増加するとアミノ酸代謝が活発となり，ビタミンB_6の必要量も増加する．
- ビタミンB_{12}および葉酸は補酵素として，メチオニン合成酵素であるメチオニンシンターゼの機能を助ける．
- メチオニンは不可欠アミノ酸であり，不可欠アミノ酸のなかで唯一生体内で再合成が可能なアミノ酸である．
- メチオニンの再合成はメチオニンを完全に代替するわけではない．食事からのメチオニン摂取が不足すると，ホモシステインからの再合成だけでは補えないことに注意する必要がある．

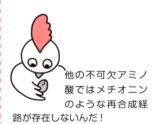

他の不可欠アミノ酸ではメチオニンのような再合成経路が存在しないんだ！

引用文献

1) Morton RW, et al. A systematic review, meta-analysis and meta-regression of the effect of protein supplementation on resistance training-induced gains in muscle mass and strength in healthy adults. Br J Sports Med 2018；52：376-84.
2) Sekiguchi T, et al. Association between protein intake and changes in renal function among Japanese community-dwelling older people：The SONIC study. Geriatr Gerontol Int 2022；22：286-91.
3) World Health Organization. WHO Technical Report Series. No.395. Protein and Amino Acid Requirements in Human Nutrition：Report of a Joint FAO/WHO/UNU Expert Consultation. WHO；2007. p.180.
4) Monteyne AJ, et al. Vegan and omnivorous high protein diets support comparable daily myofibrillar protein synthesis rates and skeletal muscle hypertrophy in young adults. J Nutr 2023；153：1680-95.

カコモン に挑戦 ‼

◆ 第38回-136
メープルシロップ尿症患者の病態および栄養管理に関する記述である．最も適当なのはどれか．1つ選べ．
(1) アルカローシスを呈する．
(2) 血中ロイシン値は高値を示す．
(3) エネルギー摂取量を制限する．
(4) 乳糖除去ミルクを使用する．
(5) 尿中ホモシスチン排泄量をモニタリングする．

◆ 第38回-74
たんぱく質・アミノ酸の代謝に関する記述である．最も適当なのはどれか．1つ選べ．
(1) 食後は，組織へのアミノ酸の取り込みが抑制される．
(2) 空腹時は，エネルギー源としての利用が促進される．
(3) 空腹時は，体たんぱく質の合成が促進される．
(4) BCAAは，骨格筋で代謝されない．
(5) RTP (rapid turnover protein) は，アルブミンに比べ血中半減期が長い．

◆ 第37回-73
たんぱく質・アミノ酸の体内代謝に関する記述である．最も適当なのはどれか．1つ選べ．
(1) たんぱく質の摂取が不足すると，筋たんぱく質量が増加する．
(2) たんぱく質の摂取が不足すると，急速代謝回転たんぱく質の血中濃度が上昇する．
(3) たんぱく質の摂取が不足すると，ビタミンB₆の必要量が増加する．
(4) たんぱく質の過剰摂取時は，尿中への排泄窒素量が増加する．
(5) たんぱく質の過剰摂取時は，窒素出納が負になる．

◆ 第36回-73
食品たんぱく質の評価に関する記述である．最も適当なのはどれか．1つ選べ．
(1) アミノ酸価は，食品たんぱく質の生物学的評価法の1つである．
(2) たんぱく質効率 (PER) は，窒素出納を指標として求める．
(3) 生物価は，体重変化を指標として求める．
(4) 正味たんぱく質利用率 (NPU) は，生物価に消化吸収率を乗じて求める．
(5) 無たんぱく質食の摂取時は，尿中への窒素排泄がみられない．

解答＆解説

◆ 第38回-136　正解(2)
正文を提示し，解説とする．
(1) アシドーシスを呈する．
(2) ○
(3) エネルギー摂取量を制限しない．分岐鎖アミノ酸の摂取を制限する．
(4) 分岐鎖アミノ酸除去ミルクを使用する．
(5) 血中ロイシン濃度をモニタリングする．

◆ 第38回-74　正解(2)
正文を提示し，解説とする．
(1) 食後は，組織へのアミノ酸の取り込みが亢進する．
(2) ○
(3) 空腹時は，体たんぱく質の合成が抑制される．
(4) BCAAは，骨格筋で代謝される．
(5) RTP (rapid turnover protein) は，アルブミンに比べ血中半減期が短い．

◆ 第37回-73　正解(4)
正文を提示し，解説とする．
(1) たんぱく質の摂取が不足すると，筋たんぱく質量が減少する．
(2) たんぱく質の摂取が不足すると，急速代謝回転たんぱく質の血中濃度が低下する．
(3) たんぱく質の摂取が不足すると，ビタミンB₆の必要量が減少する．
(4) ○
(5) たんぱく質の過剰摂取時は，窒素出納が正になる．

◆ 第36回-73　正解(4)
正文を提示し，解説とする．
(1) アミノ酸価は，食品たんぱく質の化学的評価法の1つである．
(2) たんぱく質効率 (PER) は，たんぱく質摂取量に対する体重変化を指標として求める．
(3) 生物価は，窒素出納を指標として求める．
(4) ○
(5) 無たんぱく質食の摂取時でも尿中への窒素排泄はみられる．

6

たんぱく質の栄養

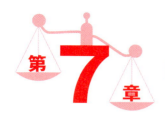

第7章 ビタミンの栄養

- ビタミンの栄養学的役割について理解する
- ビタミンの生理作用と欠乏・過剰について理解する
- ビタミンの吸収と体内利用に及ぼす食事成分の影響について理解する
- ビタミンと他の栄養素との関係について理解する

- ✓ ビタミンは水への溶けやすさにより脂溶性（溶けない）と水溶性（少し溶ける）に分けられる．
- ✓ ヒトが主に利用するビタミンは脂溶性ビタミン4つと水溶性ビタミン9つの計13種類である．
- ✓ ビタミンの主な機能には，①補酵素としてのはたらき（B_1，B_2，ナイアシン，B_6，ビオチン，パントテン酸，葉酸，B_{12}，C，K），②抗酸化物としてのはたらき（C，E，プロビタミンA），③ホルモン様作用により遺伝子の転写を調節するはたらき（A，D，K）などがある．
- ✓ 水溶性ビタミンは受動拡散（単純拡散）や輸送担体により能動的に吸収され，脂溶性ビタミンは脂質や胆汁酸とミセルを形成し吸収される．
- ✓ それぞれのビタミンには固有の役割があり，欠乏するとその役割に関連した欠乏症状をきたす．
- ✓ ビタミンB群（B_1，B_2，ナイアシン，B_6，ビオチン，パントテン酸，葉酸，B_{12}）は生体内での栄養素の代謝に関与している．

1 ビタミンの分類

- ビタミンは，食品中に微量に含まれる有機化合物であり，体内の代謝制御や生理機能の調整にかかわる．

1 脂溶性ビタミン

ビタミンA
- ビタミンAはレチノール，レチナール（レチナルアルデヒド）とレチノイン酸を含む．
- β-カロテンなどのカロテノイドは体内で切断され，ビタミンAに代謝されることからプロビタミンAと呼ばれる（❶）．
- ビタミンAの栄養価は，ビタミンAと体内でビタミンAへと代謝されるプロビタミンAを合わせてレチノール活性当量（retinol activity equivalents：RAEs）として計算される（❶）．
- 体内への吸収率やレチノールへの変換効率が高いカロテンやβ-クリプトキサンチンのRAEsは，レチノールの1/12である．
- ビタミンAは牛乳や食肉，卵，ウナギなどに多く，肝臓に貯蔵される特徴があるので，レバーには特に多く含まれるほか，ニンジンなどの緑黄色野菜で主にβ-カロテンとして含まれる．
- レチナールは視細胞において光受容（感光たんぱく質ロドプシンの構成要素）にかかわっており，ビタミンAの欠乏により，暗い環境への適応障害である夜盲症を生じる．
- レチノイン酸は，核内受容体に結合することで，さまざまな遺伝子の転写を制御し，細胞増殖や免疫機能，骨代謝，造血などに関与する．

●MEMO●
レチノール活性当量（RAEs）はレチノール＋βカロテン×1/12＋αカロテン×1/12＋βクリプトキサンチン×1/12＋その他のプロビタミンカロテノイド×1/24で計算される．この式はプロビタミンAの吸収率とレチノールへの変換効率を考慮している．

【用語解説】
夜盲症：明るいところから暗いところへ移動した際に，はじめは暗くて何も見えないが，時間がたって慣れてくると周りが見えるようになる．これを暗順応と呼ぶ．ビタミンA欠乏により，暗順応が障害され暗いところで目が見えにくくなる．「とりめ」とも呼ばれる．
核内受容体：ホルモンなどの物質が結合することにより，細胞の核内で遺伝子の転写を調節するたんぱく質のことである．

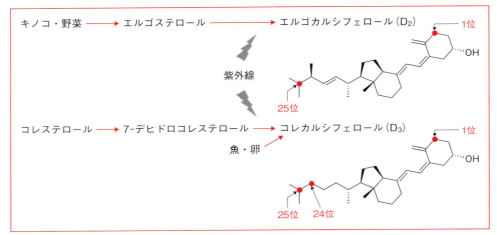

❶ β-カロテンとビタミンAの化学構造
β-カロテンは，赤い破線部が小腸においてレチニルエステル加水分解酵素の作用により切断されるとレチノールとなる．　　の部分は各ビタミンAで構造の異なる部位．

❷ ビタミンDの合成経路と化学構造

- カロテノイドは抗酸化作用をもつ．

ビタミンD

- ビタミンDはエルゴカルシフェロール（ビタミンD_2）とコレカルシフェロール（ビタミンD_3）を含む．
- エルゴカルシフェロールの前駆体であるエルゴステロールは植物や真菌（キノコ類）に多く含まれ，コレカルシフェロールは魚の肝臓や脂肪，卵などに多く含まれるほか，コレステロールからも合成される．
- エルゴステロールやコレステロールから合成された7-デヒドロコレステロールは日光に含まれる紫外線の作用などにより，それぞれエルゴカルシフェロールとコレカルシフェロールに変化する（❷）．
- ビタミンDは肝臓で25位が水酸化され25-(OH)ビタミンDとなり，腎臓で1位が水酸化されることで活性化ビタミンD（$1α,25(OH)_2$ビタミンD）となる．
- 一方で腎臓において24位が水酸化されると不活性型のビタミンDとなる．
- ビタミンDは，血中カルシウム濃度を正に制御するホルモン様作用を有しているため（本章の見出し②-3「ホルモン様作用とビタミン」〈p.92〉を参照），欠乏すると小児ではくる病を，成人では骨軟化症を引き起こし，反対にビタミンD過剰では高カルシウム血症を生じる．

ビタミンE

- ビタミンEには，C-6環に結合するメチル基の数と位置によって，4種のトコフェロール（$α, β, γ, δ$）と4種のトコトリエノール（$α, β, γ, δ$）が含まれる（❸）．
- ビタミンEはC-6環水酸基上の水素によって抗酸化活性をもつため，活性酸素種による細胞障害を抑制する作用をもつ．

● MEMO ●
骨の形成不全（骨の石灰化障害）のうち，骨の成長が終わる前（骨端線が閉鎖する前）に生じるものをくる病，成長が終わった後（骨端線が閉鎖した後）に生じるものを骨軟化症という．

【用語解説】
活性酸素種：反応性が高く，生体成分などの酸化障害を引き起こす酸素種の総称で，一重項酸素（$^1O_2$），スーパーオキシド（O_2^-），過酸化水素（H_2O_2），ヒドロキシラジカル（・OH）を含む．

1 ビタミンの分類

❸ ビタミンEの化学構造
代表としてα-トコフェロールとα-トコトリエノールを示す．　　の部分は抗酸化作用に重要なC-6環を示している．

❹ ビタミンKの化学構造
代表としてフィロキノンとメナキノン-4を示す．　　の部分は構造の異なる部位を示す．

❺ ビタミンB₁とチアミンニリン酸（チアミンピロリン酸）の化学構造

- 多くの細胞の細胞膜などに広く分布し，その機能の維持にとって重要であるため，ビタミンEの欠乏症は多彩な症状を呈す．
- ほかのビタミンと異なり，本質的に無毒であるだけでなく，欠乏症を防ぐのに必要な量よりも多く摂取したとしても低密度リポたんぱく質（LDL）の酸化を抑えるなど，有益な効果をもつ．
- ビタミンEは植物に多く存在する脂溶性成分であるため，植物油が主な供給源となる．

ビタミンK

- ビタミンKは2-メチル-1,4-ナフトキノンおよびその誘導体の総称で，なかでも微生物が合成するメナキノンと，植物が合成するフィロキノンが有名である（❹）．
- ビタミンKは植物や細菌などの微生物によって合成されるため，クロレラの緑藻やブロッコリーなどの野菜類，細菌による発酵食品である納豆に多く含まれる．
- ビタミンKは血液凝固に関与する8つのたんぱく質の補酵素としてはたらくため，血液凝固に必須である（本章の見出し②-4「血液凝固とビタミン」〈p.93〉を参照）．
- 健康な大人では，ビタミンKは腸内細菌からも供給されるが，腸内細菌叢の発達していない新生児では特に不足しやすいため，頭蓋内出血を予防するためにビタミンK₂シロップを投与する．
- ワルファリンなどのクマリン系薬剤はビタミンKの酸化/還元/カルボキシル化サイクルを阻害することで血液凝固を抑制する．
- 骨の形成に関与するたんぱく質にもビタミンK依存的にはたらくものがあるため，ビタミンKは骨の形成にも重要である．

2 水溶性ビタミン

ビタミンB₁

- ビタミンB₁はチアミンとも呼ばれ，チアミンにリン酸が結合したチアミンピロリン酸（thiamine pyrophosphate：TPP）が糖質の代謝や核酸の合成に関与する酵素の補酵素としてはたらく（❺）．
- ビタミンB₁欠乏により，グルコースからのエネルギー産生が阻害され，グルコースを主なエネルギー源とする神経細胞や免疫細胞の機能障害を生じ，脚気やウェルニッ

豆知識
納豆を作るために使われる細菌は *Bacillus subtilis* var. *natto*（バシラス・ナットウ）であり，稲のわらに多く生息する．

豆知識
ヒトの腸内細菌叢は，出生後の環境変化を受け，3歳ごろまでに急速に発達する．

●**MEMO**●
ビタミンKを多く含む食品を摂取するとワルファリンの効果を弱めるため，栄養素と薬の相互作用として注意が必要である．

●**MEMO**●
TPPは，チアミンニリン酸（thiamine diphosphate：ThDP，TDP）とも呼ばれる．

❻ ビタミンB₂とフラビンモノヌクレオチド（FMN），フラビンアデニンジヌクレオチド（FAD）の化学構造

ケ・コルサコフ症候群などの神経障害を生じる．
- ビタミンB₁は，穀類や種実類，肉類に含まれ，なかでも主食として摂取する穀物が主な供給源となる．

ビタミンB₂
- ビタミンB₂はリボフラビンとも呼ばれ，リン酸が付加されたフラビンモノヌクレオチド（FMN），リン酸とアデニンが付加されたフラビンアデニンジヌクレオチド（FAD）に代謝され，フラビン酵素の補酵素としてはたらく（❻）．
- FMNとFADは酸化還元反応の補酵素としてアミノ酸，糖質，脂質の代謝，電子伝達系（呼吸鎖）などのさまざまな反応に関与している．
- リボフラビンは多くの食品中でたんぱく質に結合した形で含まれており，食肉や乳製品が主な供給源となる．
- リボフラビンは熱に対して安定であるが，光（紫外線など）に対しては不安定である．
- リボフラビン欠乏は多くの組織に影響を及ぼし，特に上皮細胞や神経細胞において機能障害を引き起こす結果，口唇炎，口角炎，舌炎などの皮膚症状，貧血，神経症状がみられる．

ナイアシン
- ナイアシンには2つの主要な形態であるニコチン酸とニコチンアミドがあり，ピリジンヌクレオチド補酵素（nicotinamide adenine dinucleotide〈NAD⁺〉および nicotinamide adenine dinucleotide phosphate〈NADP⁺〉）として活性を有する（❼）．
- ナイアシンはトリプトファンからも合成されるため，日本人の食事摂取基準では，ナイアシンの摂取基準をナイアシン当量（niacin equivalent：NE）で表している．
- ナイアシンはリボフラビンと同様に酸化還元反応の補酵素としてさまざまな代謝に関与する．
- ナイアシンの代表的な欠乏症であるペラグラは，皮膚症状，消化器症状，神経症状を呈し，歴史的にとうもろこしを主食とする地方でみられた．
- ナイアシンはさまざまな食品に含まれており，特に肉類，魚類，小麦胚芽や小麦ふすま，ピーナッツ，パン酵母などに豊富に含まれる．

パントテン酸
- パントテン酸はアシル基運搬たんぱく質（acyl carrier protein：ACP）および補酵素A（coenzyme A：CoA）の前駆物質である（❽）．
- CoAやACPはアシル基の運搬やカルボニル基の活性化を介してエネルギー代謝や脂質代謝を調節している．
- CoAがアセチル化されたアセチルCoAは，少なくとも100以上の酵素の補酵素とし

 豆知識
穀類のビタミンB₁は精製・精白の過程で取り除かれる胚芽に多く含まれるため，精製・精白前後の栄養素含有量の変化には注意が必要である．

ビタミンB₂は光に対して弱いんだ

●MEMO●
ナイアシン当量（mgNE）はナイアシン（mg）＋1/60 トリプトファン（mg）で計算される．

 豆知識
とうもろこしは，小麦や米などの他の主食と比較してトリプトファン含量が少ない．

1 ビタミンの分類

❼ ナイアシン（ニコチン酸，ニコチンアミド），NAD⁺，NADP⁺の化学構造

❽ パントテン酸，コエンザイム A（CoA）の化学構造
　　の部分はパントテン酸に由来する．

てはたらくだけでなく，化合物やたんぱく質のアセチル化，クエン酸回路（TCA回路），ケトン体合成など多岐にわたって利用される．
- ACPは脂肪酸合成酵素複合体の構成因子としてはたらくことで脂肪合成に寄与する．
- CoAやACPが体内で再利用されること，パントテン酸が広く食品中にも分布していることから，パントテン酸の欠乏は生じにくい．

ビタミンB_6

- ビタミンB_6はピリドキシン，ピリドキサール，ピリドキサミンの総称であり，それぞれ体内で代謝されピリドキサールリン酸（pyridoxal 5′-phosphate：PLP）となり補酵素としてはたらく（❾）．
- ピリドキサール以外のビタミンB_6のピリドキサールリン酸への代謝にはビタミンB_2が必要である．
- ビタミンB_6はアミノ基転移酵素，アミノ酸の硫黄転移酵素，セレン結合アミノ酸合成の補酵素としてはたらくことでアミノ酸代謝に関与するとともに，トリプトファンからのナイアシン合成，ドーパミン，ノルアドレナリン，セロトニン，γ-アミノ酪酸（gamma amino butyric acid：GABA）などの神経伝達物質の合成に必須である．
- ビタミンB_6は食品中に広く存在し，特に全粒小麦，マグロ，くるみに豊富に含まれる．
- ビタミンB_6の作用は多岐にわたるが，代表的な欠乏症状として舌炎，口内炎，皮膚炎などを生じる．

●MEMO●
ピリドキサミンリン酸を補酵素とする酵素も少数ある．

豆知識
セレンはシステインと結合し，セレノシステインを形成し，酵素の活性部位ではたらく．PLPはセレノシステイン合成酵素の補酵素としてはたらくとともに，セレノシステイン分解酵素の補酵素としてもはたらき，セレンの再利用を調節している．

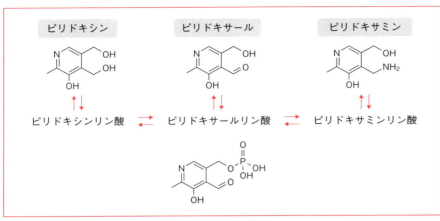

❾ ビタミンB₆の化学構造と代謝
ビタミンB₆は相互に代謝される.

ビオチン

- ビオチンは多くの食品に含まれ，牛乳や卵，野菜，穀類などが供給源となる（❿）.
- ビオチンは，脂肪酸合成経路，糖新生，アミノ酸代謝の主要なステップではたらく脱炭酸反応に関与する脱炭酸酵素の補酵素としてはたらくほか，細胞増殖に関する遺伝子発現の調節やたんぱく質の翻訳後修飾（ビオチニル化）に利用される.
- ビオチンは卵白に含まれるアビジンと強く結合し，その作用が阻害されるため，非加熱の卵白を大量に摂取することでビオチン欠乏を生じ皮膚炎や脱毛症を発症することがある.

葉酸

- 葉酸はプテロイルグルタミン酸ともいわれ，テトラヒドロ葉酸に代謝され補酵素としてはたらく（⓫）.
- 葉酸は細胞増殖に必要なDNA合成や，ホモシステインのメチオニンへの変換（一炭素単位代謝）を介してメチオニンとメチル基の供給に関与する（本章の見出し②-6「核酸代謝とビタミン」〈p.96〉，②-7「一炭素単位代謝とビタミン」〈p.96〉を参照）.
- 妊娠初期に葉酸が不足すると胎児の細胞増殖が阻害され，**神経管閉鎖障害**の発症リスクが高まるほか，葉酸の欠乏はDNA合成障害による**巨赤芽球性貧血**，また高ホモシステイン血症を介して心血管疾患の発症リスクを増加させる.
- 葉酸は植物および動物性食品に広く分布し，なかでもレバー，マッシュルーム，枝豆やほうれんそうなどの野菜に多く含まれる.
- サプリメントなどに含まれるプテロイルモノグルタミン酸は，食品に多く含まれるプテロイルポリグルタミン酸（食事性葉酸）よりも生体内利用効率が高い.

ビタミンB₁₂

- ビタミンB₁₂はすべてのコリノイド化合物の総称であり，分子内にコバルトを含むことからコバラミンとも呼ばれ，このうちアデノシルコバラミンとメチルコバラミンが補酵素としてはたらく（⓬）.
- メチルコバラミンはメチオニン合成酵素の補酵素として，葉酸とともに一炭素単位代謝に関与する（本章の見出し②-7「一炭素単位代謝とビタミン」〈p.96〉を参照）.
- ビタミンB₁₂の生合成は，ほとんどが嫌気性細菌に限られているため，発酵食品や腸内細菌叢を有する生物に由来する動物性食品に多く含まれている.
- 一方で植物性食品には少ないため，菜食主義者ではビタミンB₁₂の欠乏を生じやすい.
- ビタミンB₁₂は胃から分泌される内因子と結合して吸収されるため，胃炎や胃の摘出手術を受けた患者で欠乏しやすい（本章の見出し③-4「ビタミンB₁₂吸収機構の特殊性」〈p.100〉を参照）.

---

❿ ビオチンの化学構造

豆知識
ビオチンはアビジンと強力に結合するため，その結合作用を利用してさまざまな生物学的研究に応用されている.

【用語解説】
神経管閉鎖障害：妊娠初期に葉酸が不足すると，神経管の閉鎖が十分に起こらないため，二分脊椎症などを生じる.
巨赤芽球性貧血：葉酸あるいはビタミンB₁₂欠乏により生じる貧血であり，骨髄中に未熟な赤血球（巨赤芽球）が認められる.

豆知識
2000年に厚生労働省から，妊娠の可能性のある女性は通常の食事からの葉酸摂取に加えて，一日あたり400 μgの葉酸を栄養補助食品から摂取することで，神経管閉鎖傷害の発症リスクを低減できる旨の報告がなされた.

豆知識
嫌気性細菌とは，酸素の非存在下で増殖することが可能な細菌群である.

ベジタリアンやヴィーガンではビタミンB₁₂欠乏の可能性を念頭におこう

葉酸（プテロイルモノグルタミン酸）

テトラヒドロ葉酸

メチルコバラミン

❶ メチルコバラミンの化学構造
　　の部分がコバラミン．

❶ 葉酸（プテロイルモノグルタミン酸）とテトラヒドロ葉酸の化学構造
　　の部分がヒドロキシル化される．

- ビタミンB_{12}の欠乏症では一炭素単位代謝に障害を生じることでDNA合成障害が起き，巨赤芽球性貧血を生じる．

ビタミンC

- ビタミンCはアスコルビン酸（還元型）活性を有するすべての化合物の総称であり，酸化型のデヒドロアスコルビン酸も還元され利用される（❸）．
- ビタミンCは多くの食品に含まれており，特に果物，野菜，レバーや腎臓など臓器肉が主な供給源となる．
- ビタミンCは最も効果的な水溶性抗酸化物質であるとともにビタミンEを還元することで脂質の抗酸化にもはたらくため，活性酸素種に対する第一防衛ラインとなっている．
- ビタミンCは抗酸化作用以外にも，鉄（Fe^{3+}）をFe^{2+}に還元することにより吸収を促進したり，鉄や銅を含む酵素の活性化，コラーゲンやペプチドホルモン，カルニチンの生合成に関与する酵素の補酵素（共基質）としてはたらく．
- ビタミンCが欠乏するとコラーゲン合成が障害を受け，血管壁がもろくなり出血傾向を特徴とする壊血病を生じる．

アスコルビン酸

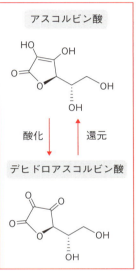

酸化　還元

デヒドロアスコルビン酸

❸ ビタミンC（アスコルビン酸）とデヒドロアスコルビン酸の構造

デヒドロアスコルビン酸のままでは抗酸化作用はないんだ

豆知識
ビタミンCは，新鮮な生の食品に多く含まれるが，調理や保存により減少する．

●MEMO●
壊血病は古くから長期間の航海中に船員がかかる病気として知られていた．果物や野菜に予防効果があることがわかり，後のビタミンC発見へとつながった．

●MEMO●
補酵素と共基質の区別は，結合のメカニズムには関係せず，結合の緊密さだけを問題にしている．したがって，補酵素という用語は，両方のタイプの補酵素を表すのに使われるようになった．

2　ビタミンの栄養学的特徴と機能

1　補酵素とビタミン

- ビタミンのなかには，特定の酵素たんぱく質と結合して酵素の補欠基として機能する，補酵素と呼ばれるものがある．
- ビタミンが補酵素として関与する酵素反応は多岐にわたり，さまざまな代謝機構の制御に関与している（❹）．
- 補酵素のなかには，ビタミンが触媒反応中も酵素たんぱく質と結合しているものと，ビタミンは酵素触媒作用に関与するが，反応中は酵素たんぱく質と強固に結合していない共基質と呼ばれるものがある．
- ビタミンB群，ビタミンC，ビタミンKは❹に示すような補酵素としてのはたらきがある．

❹ ビタミンの補酵素，共基質作用の代表例

ビタミン名	それぞれのビタミンが関与する代表的な酵素〔反応〕
ビタミンK	カルボキシラーゼ〔カルボキシ基(-COOH)を付加する反応〕
ビタミンB$_1$	デヒドロゲナーゼ〔脱水素（水素を取り除く）反応〕 トランスケトラーゼ〔ケトール基の転移（受け渡し）反応〕
ビタミンB$_2$ ナイアシン	オキシダーゼ，レダクターゼ〔酸化還元反応〕
パントテン酸	アセチルCoAとして100以上の酵素反応に寄与 ACPとして脂肪酸合成酵素複合体の構成成分
ビタミンB$_6$	アミノトランスフェラーゼ〔アミノ基転移反応〕 グリコーゲンホスホリラーゼ〔グルコースの切り出し反応〕
ビオチン	カルボキシラーゼ〔カルボキシ基(-COOH)を付加する反応〕
葉酸	メチオニンシンターゼ〔メチル基の供与体（基質）として*〕
ビタミンB$_{12}$	メチオニンシンターゼ〔メチル基(-CH$_3$)の転移反応〕 メチルマロニルCoAムターゼ〔異性化**〕
ビタミンC	ヒドロキシラーゼ〔ヒドロキシル基(-OH)の付加〕 オキシゲナーゼ〔酸素の付加〕

* 葉酸はメチオニンシンターゼ反応にメチル基を供与する基質としてはたらく．
** メチルマロニルCoAムターゼは，メチルマロニルCoAを開裂させ，スクシニルCoAへ異性化する．

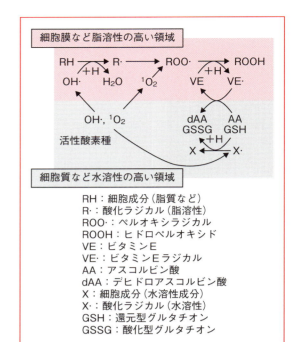

❺ 生体分子の抗酸化にはたらくビタミンの作用

2 抗酸化作用とビタミン

- ビタミンEとビタミンCは抗酸化作用を有し酸化防止剤としてのはたらきがある．
- 酸化防止剤とは，自らが酸化されることで他の生体分子の酸化を抑制し，フリーラジカルを還元することで，反応性の高い酸化物質による有害な反応から生体分子を保護する物質のことである（❺）．
- 脂溶性ビタミンであるビタミンEは細胞膜，LDLなどの脂溶性領域で，水溶性ビタミンであるビタミンC（アスコルビン酸〈AA〉）は，血漿，細胞質など水溶性領域で抗酸化作用を発揮する．
- ビタミンEはLDLの酸化を抑制することで，動脈硬化を予防する．
- ビタミンCや還元型グルタチオンは酸化されたビタミンEラジカル（VE・）を還元することでビタミンEの抗酸化作用を助ける．
- 酸化型グルタチオンはフラビン酵素であるグルタチオンレダクターゼの作用を受け，NADPHを使って還元型グルタチオンとなる．

3 ホルモン様作用とビタミン

- ビタミンAとビタミンD，ビタミンKは，血液を通じて体内を循環し，特定の細胞で作用を発揮することで生体の恒常性を維持するホルモン様のはたらきをもつ．
- ビタミンAのホルモン様作用は，all-transレチノイン酸，9-cisレチノイン酸のはたらきにより，標的組織において，300種以上の遺伝子発現の調節を介して発揮される．
- ビタミンDのホルモン様作用は1α, 25(OH)$_2$ビタミンDによって発揮され，50以上の遺伝子の発現を調節する．
- 標的となる遺伝子の発現は，細胞内の核内受容体にレチノイン酸，またはビタミンDが結合することで調節される（❻，❼）．
- ビタミンAとビタミンDが結合する核内受容体は，2つが組み合わさり複合体を形成し，その作用を発揮するため，ビタミンAとビタミンDの作用の一部は重なっている．

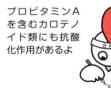

プロビタミンAを含むカロテノイド類にも抗酸化作用があるよ

【用語解説】
フリーラジカル：通常，分子中の電子は2つが対をなすことで，安定して存在している．そこから片方の電子が離れて，電子を1つだけもつ分子のことをフリーラジカル（ラジカル）と呼ぶ．フリーラジカル状態の酸素種を活性酸素種と呼ぶ．

酸化防止剤は自らが酸化されることで，他の生体分子が酸化されることを抑制しているんだ

❶ ビタミンA, ビタミンDおよびビタミンKに対する核内受容体

核内受容体	結合するビタミン
RAR	all-transレチノイン酸, 9-cisレチノイン酸, 13-cisレチノイン酸
RXR	9-cisレチノイン酸
PPAR	all-transレチノイン酸
VDR	$1\alpha, 25(OH)_2$ビタミンD
SXR	メナキノン-4

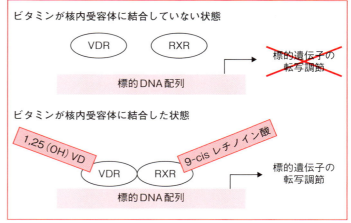

❼ ビタミンAとビタミンDによる遺伝子転写調節機構のモデル
ビタミンAとビタミンDがそれぞれに対する核内受容体に結合していない状態では，遺伝子の転写は調節されない．ビタミンAとビタミンDがそれぞれに対する核内受容体に結合すると，遺伝子の転写調節機能を発揮する．

● MEMO ●
vitamin D receptor (VDR) とretinoid X receptor (RXR) の組み合わせ以外にも，SXRとRXR，peroxisome-proliferator activation receptor (PPAR) とRXR，RXRとRXR，retinoic acid receptor (RAR) とRXRの組み合わせでもはたらき，それぞれの標的遺伝子の転写を調節する．

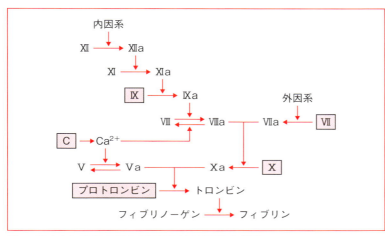

❽ 二次止血に関与する血液凝固因子の活性化経路
四角で囲まれた因子は，補酵素としてビタミンKを必要とする．簡略化のため，いくつかの凝固因子はローマ数字で示した．C：プロテインC．

- ビタミンKは，ステロイドX受容体(SXR，別名pregnane X receptor：PXR)に結合し，骨代謝関連遺伝子などの発現を調節する．

4 血液凝固とビタミン

- 血液凝固は，血栓を形成することで出血を防ぐシステムである．
- まず，出血部位に血小板が集積し，血栓をつくる(一次止血)．
- 次に，血液中の凝固因子と呼ばれる一連の因子が連続的にはたらき，最終的にフィブリンが出血部位を覆うことで止血される(二次止血)(❽)．
- 二次止血はコラーゲンなどの組織内の因子により活性化する内因系と，組織損傷により侵入した外部因子により活性化する外因系により活性化し，どちらの経路においても第X因子とそれ以降の因子が活性化される．
- 補酵素としてはたらくビタミンKの不足は血液凝固の異常を引き起こすことで出血傾向をきたす．

 豆知識

ビタミンK依存性の血液凝固因子には，血液凝固を促進する因子だけでなく，血液凝固を抑制する因子が含まれている．そのため，ビタミンKは血液凝固を総合的に調節する栄養素といえる．

5 エネルギー代謝とビタミン

三大栄養素のクエン酸回路(TCA回路)への代謝

- 高エネルギーリン酸化合物であるアデノシン三リン酸(ATP)は糖質,脂質,たんぱく質から成る三大栄養素から産生される.

糖 質

- 糖質はグルコースに分解・代謝され解糖経路に入りピルビン酸にまで酸化された後,ミトコンドリアへ輸送され,アセチルCoAへと代謝されクエン酸回路(TCA回路)に入る.
- ピルビン酸をアセチルCoAへ代謝する過程を触媒するピルビン酸デヒドロゲナーゼ複合体の補酵素として,ビタミンB_1,ビタミンB_2,NAD^+(ナイアシン由来),CoA(パントテン酸由来)が必要である(⑲).

たんぱく質

- たんぱく質を構成する各種アミノ酸は,アラニンやアスパラギン酸のようにピルビン酸に代謝されクエン酸回路へ入るもの,ロイシンやリジンのようにアセチルCoAへ代謝され,クエン酸回路へ入るもの,グルタミンやグルタミン酸のようにα-ケトグルタル酸へ代謝されクエン酸回路へ入るもの,バリンやメチオニンのようにスクシニルCoAに代謝されクエン酸回路へ入るもの,またイソロイシンのようにこれらの複数の経路で代謝されるものがある(⑳).
- アラニンからピルビン酸を作る反応やアスパラギン酸からオキサロ酢酸を作る反応であるアミノ基転移反応を触媒する酵素はビタミンB_6を補酵素として用いるため,たんぱく質からエネルギーを産生する過程では,ビタミンB_6が必要である.
- バリン,ロイシン,イソロイシンなどの分岐鎖アミノ酸は,分岐鎖2-オキソ酸デヒドロゲナーゼとブチリルCoAデヒドロゲナーゼの作用とその後の一連の反応により

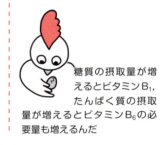

糖質の摂取量が増えるとビタミンB_1,たんぱく質の摂取量が増えるとビタミンB_6の必要量も増えるんだ

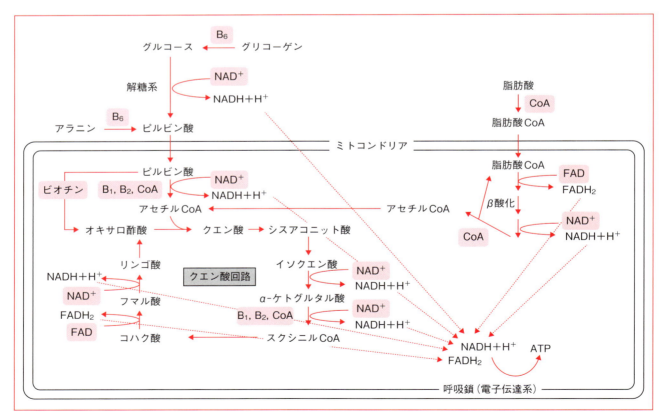

⑲ **糖質と脂質からエネルギーを産生する過程と関与するビタミン**
代謝過程で必要なビタミンは　　　で示した.

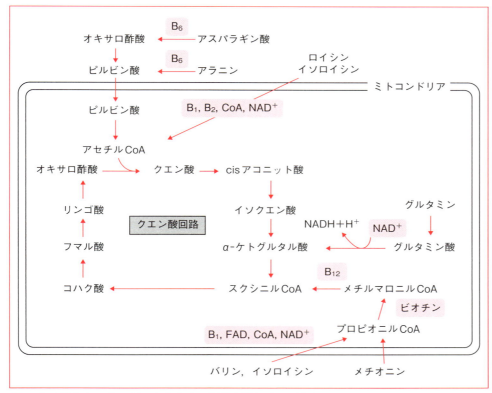

⑳ アミノ酸からエネルギーを産生する過程と関与するビタミン
代謝過程で必要なビタミンは ▢ で示した．

プロピオニルCoAへと代謝される．

- この過程にはビタミンB_1とFADとしてビタミンB_2，CoAの材料としてパントテン酸およびNAD^+としてナイアシンが関与する．
- グルタミン酸はグルタミン酸デヒドロゲナーゼの作用によりNAD^+を利用してα-ケトグルタル酸となり，クエン酸回路へ入る．

脂　質

- 脂質（脂肪酸）からエネルギーを産生する過程は，脂肪酸のβ酸化およびβ酸化で生じたアセチルCoAから$NADH+H^+$および$FADH_2$が産生され，これらが呼吸鎖でのエネルギー産生に使われる（⑲）．
- この過程で脂肪酸にまずCoA（パントテン酸由来）を結合させ，脂肪酸CoAを合成し，ミトコンドリアにおいて連続的にβ酸化され2つの炭素断片のアセチルCoAを産生する．
- β酸化が1回転するごとに1つのアセチルCoAが産生され，FAD（リボフラビン由来）とNAD^+（ナイアシン由来）からそれぞれ$FADH_2$と$NADH+H^+$が産生される．
- 絶食時のようにエネルギーが不足した際，奇数鎖脂肪酸はメチオニンと同じくプロピオニルCoAへと代謝され，ビオチンを補酵素とするカルボキシラーゼの作用を受けた後，メチルマロニルCoAとなる．
- メチルマロニルCoAはビタミンB_{12}を補酵素とするムターゼの作用を受けスクシニルCoAとなり，クエン酸回路へ入る．

クエン酸回路（TCA回路）と呼吸鎖におけるATP産生に関与するビタミン

- クエン酸回路では，代謝産物を酸化し，回路を回転させる過程で4つの脱水素酵素がはたらき，NAD^+から$NADH+H^+$，FADから$FADH_2$を産生する（⑲）．
- クエン酸回路と脂肪酸のβ酸化で産生された$NADH+H^+$，$FADH_2$は呼吸鎖（電子伝達系）に運ばれ，H^+（プロトン）を受け渡す．
- 呼吸鎖ではH^+を駆動力としてATPを産生する．

 豆知識
ビタミンB_{12}の欠乏により，メチルマロニルCoAからメチルマロン酸が合成され，尿中へ排泄されるため，メチルマロン酸尿症はビタミンB_{12}欠乏症の症状の一つになる．

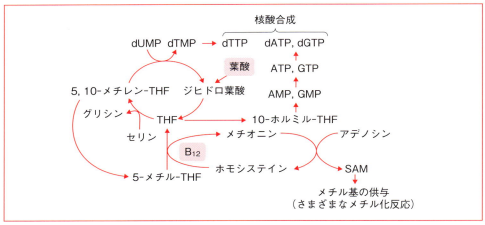

㉑ DNA合成と一炭素単位代謝の過程と関与するビタミン
代謝過程で必要なビタミンは □ で示した．dATP：デオキシアデノシン三リン酸，dGTP：デオキシグアノシン三リン酸，dTMP：チミジル酸（チミジン一リン酸），dTTP：チミジン三リン酸（デオキシチミジン三リン酸），dUMP：デオキシウリジン一リン酸，GMP：グアニル酸（グアノシン一リン酸），GTP：グアノシン三リン酸，SAM：S-アデノシルメチオニン，THF：テトラヒドロ葉酸．

- クエン酸回路で代謝産物を回転させるためには，FADやNAD⁺の材料としてビタミンB₂とナイアシン，アセチルCoAやスクシニルCoAの材料としてパントテン酸が必要である．

6 核酸代謝とビタミン

- 核酸はデオキシリボヌクレオチド（DNA）とリボヌクレオチド（RNA）の総称で，リン酸，五炭糖（ペントース），塩基で構成される．
- 核酸に使われる塩基には，アデニン，グアニンなどのプリン塩基とチミン，シトシン，ウラシルなどのピリミジン塩基が存在する．
- プリン塩基の合成過程には，葉酸の代謝産物である10-ホルミル-テトラヒドロ葉酸（10-ホルミル-THF）からのホルミル基の供与反応がかかわっている（㉑）．
- また，葉酸は5, 10-メチレン-THFに代謝され，デオキシウリジン一リン酸（dUMP）からのチミジル酸（dTMP）の合成過程を介してピリミジン合成にかかわっている．
- ビタミンB₁₂は，直接核酸合成には関与していないが，5-メチル-THFからTHFを合成するメチオニン合成酵素の補酵素としてはたらくため，その欠乏は結果として核酸合成を障害する．

7 一炭素単位代謝とビタミン

- 一炭素単位代謝は，プリンやピリミジンの生合成，アミノ酸の恒常性維持（グリシン，セリン，メチオニン），メチル基の供与によるエピゲノム修飾の維持，酸化還元反応などさまざまな生理学的プロセスを支えている．
- 一炭素単位代謝において，葉酸は還元されてジヒドロ葉酸，テトラヒドロ葉酸（THF）に代謝される（㉑）．
- THFは，セリンとともにセリンヒドロキシメチル基転移酵素によりグリシンと5, 10-メチレン-THFに代謝され，5, 10-メチレン-THFは還元されて5-メチル-THFとなる．
- 一炭素単位代謝において，5-メチル-THFとホモシステインがビタミンB₁₂を補酵素とするメチオニン合成酵素によりTHFとメチオニンに代謝される過程で，5-メチル-THFのメチル基がメチオニンに供与されるため，葉酸は一炭素の運搬役として機能する（㉑）．
- メチル基を供与されたメチオニンは，S-アデノシルメチオニン（SAM）に代謝され，

ビタミンB₁₂は葉酸のTHFへの代謝を制御しているんだね．だからビタミンB₁₂と葉酸の欠乏で同じ症状（悪性貧血）が出るんだ

【用語解説】
エピゲノム修飾：エピゲノムとは，ゲノムDNAの配列を変えることなく，遺伝子のはたらきを調節するしくみのことを指す．エピゲノムの修飾の一つにメチル化が存在し，DNAやDNAと結合しているヒストンを修飾することで遺伝子の発現量の調節に関与する．

ここでいう一炭素単位とは，炭素1つと水素を含むメチル基（-CH₃）のことを指すんだね

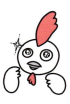

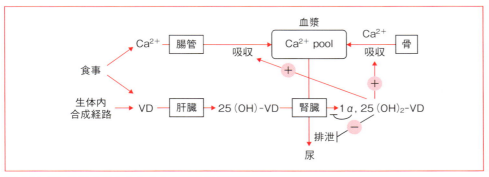

㉒ ビタミンDによるカルシウム恒常性維持機構
ビタミンD（VD）によって調節されるカルシウム（Ca^{2+}）濃度調節機構を促進する経路をプラス，抑制する経路をマイナスで示した．

- SAMは100以上のメチル基転移酵素にメチル基を受け渡す．
- SAMはDNAのメチル化やヒストンのメチル化といったエピゲノム修飾にも利用され，遺伝子発現の調節などに関与する．

8 カルシウム代謝とビタミン

- 血中のカルシウム濃度は，食事中のカルシウムの小腸での吸収，骨における骨形成と骨吸収のターンオーバー，および尿中へのカルシウム排泄により調節されている．
- これらは，甲状腺および副甲状腺がカルシウム濃度を検知し，カルシトニンまたは副甲状腺ホルモン（PTH）を分泌することにより調節されている．
- 副甲状腺でカルシウム濃度が低下するとPTHが分泌され，PTHは腎臓におけるカルシウムの再吸収と，25（OH）ビタミンDから活性型の1α, 25（OH）₂ビタミンDの産生を増加させる．
- 血中で増加した活性型ビタミンDは腸管からのカルシウム吸収，骨からのカルシウムの遊離（骨吸収），腎臓でのカルシウムの再吸収を増加させるとともに，腎臓における活性型ビタミンDの合成をフィードバック阻害する（㉒）．
- 甲状腺でカルシウム濃度が増加するとカルシトニンが分泌され，骨におけるミネラル化（骨形成）や腎臓からのカルシウムの排泄を増加させることで，血中のカルシウム濃度が維持される．

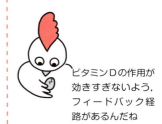

ビタミンDの作用が効きすぎないよう，フィードバック経路があるんだね

9 糖質・脂質・アミノ酸の代謝とビタミン

- 本章の見出し 2 -5「エネルギー代謝とビタミン」（p.94）で説明しきれなかった糖質・脂質・アミノ酸の代謝とビタミンの役割について概説する．

糖質の代謝

- 組織中に蓄えられたグリコーゲンを利用する過程で，グリコーゲンはまずグルコース1-リン酸に代謝される．この反応を触媒するグリコーゲンホスホリラーゼの補酵素としてビタミンB_6が必要である（⑲）．
- 解糖系では，グリセルアルデヒド-3-リン酸デヒドロゲナーゼによりNAD^+が利用され，$NADH+H^+$に還元される（⑲）．
- 酸素が十分にある状況では，$NADH+H^+$は電子伝達系により酸化されることでNAD^+に変換され，解糖系に供給される．
- 酸素が十分にない状況では，乳酸脱水素酵素（LDH）の反応によりピルビン酸が乳酸に酸化される過程でNAD^+が作られる（㉓）．
- グルコースやたんぱく質から十分なエネルギーが産生されるとアセチルCoAとクエン酸，ATPが蓄積する．
- ATPやクエン酸は，ホスホフルクトキナーゼを阻害し，蓄積したグルコース6-リン

● MEMO ●
ATPやクエン酸によるホスホフルクトキナーゼの阻害はフルクトース6-リン酸の濃度増加で打ち消される．

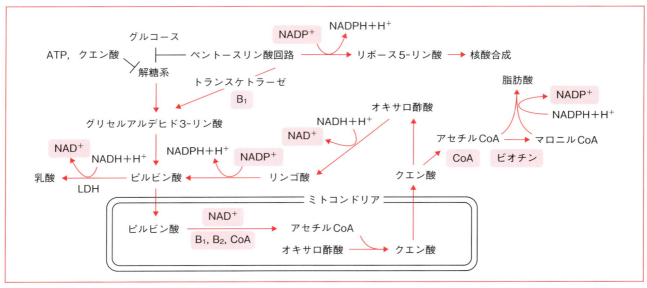

㉓ 糖質と脂質の代謝と関与するビタミン
代謝過程で必要なビタミンは ▢ で示した．

酸はペントースリン酸回路でNADPH＋H⁺を産生するとともに，核酸合成に必要なリボース5-リン酸を産生する．
- ペントースリン酸回路の代謝物を解糖系の代謝物へ変換するトランスケトラーゼは，補酵素としてビタミンB₁を必要とする．
- 糖新生では，リンゴ酸デヒドロゲナーゼ，グリセロール-3-リン酸デヒドロゲナーゼの補酵素としてNAD⁺が利用されNADH＋H⁺が産生され，グリセルアルデヒド-3-リン酸デヒドロゲナーゼの作用によりNADH＋H⁺が利用されNAD⁺が産生されるサイクルが存在する．

脂質の代謝

- 十分な栄養を摂取している場合，ミトコンドリアでは多量のATPとクエン酸，NADH＋H⁺を産生している．このような状況では，クエン酸は脂肪酸合成のためサイトゾルへ向かわされる．
- 脂肪酸合成の過程では，クエン酸からアセチルCoAを産生する過程でCoA（パントテン酸由来）が用いられる．アセチルCoAからマロニルCoAを合成する酵素の補酵素としてビオチンがはたらき，脂肪酸合成の還元力としてペントースリン酸回路やピルビン酸/リンゴ酸経路によって産生されたNADPH＋H⁺（ナイアシン由来）が使われる（㉓）．

アミノ酸の代謝

- 本章の見出し ②-5「エネルギー代謝とビタミン」（p.94）を参照．

3 ビタミンの吸収と体内利用

1 脂溶性ビタミンと脂質の吸収機構の共通性

- 脂溶性ビタミンは，脂肪酸やコレステロールの吸収と同様に，消化されたのち，ミセル化され，受動（単純）拡散により吸収される（㉔）．
- 吸収された脂溶性ビタミンはカイロミクロンに取り込まれ，リンパ管を通って肝臓，全身へ輸送される．
- 脂溶性ビタミン（ビタミンA，ビタミンE）の消化には，消化液に含まれるエステラー

【用語解説】
ミセル：水と親和性の低い脂溶性部分（疎水基）を内側に包み込み，水溶性部分（親水基）を外側に向けることで，水に溶けているような状態を作り出した状態のこと．両者をとりもつため，分子内に親水基と疎水基をもつ両親媒性化合物である胆汁酸がはたらいている．

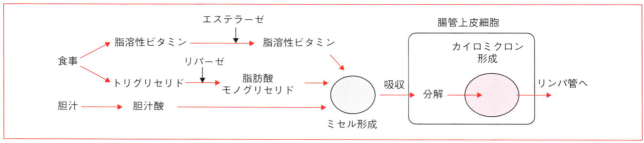

㉔ 脂溶性ビタミン類の吸収過程

ゼなどの作用が必要である．
- ミセル化には，脂質（トリグリセリド〈トリアシルグリセロール，中性脂肪〉）と胆汁酸，消化酵素などが必要である．
- 膵液中のリパーゼの作用により，食品中のトリグリセリドはモノグリセリドと脂肪酸に分解される．
- 胆汁中に含まれる胆汁酸により，ミセル混合物が形成される．
- したがって，食事からの脂質の摂取量の低下や，手術で臓器を摘出したことなどによる胆汁酸や膵液の不足時には，脂溶性ビタミンの吸収が低下するため注意が必要である．

2 水溶性ビタミンの組織飽和と尿中排泄

- 水溶性ビタミンのうち，ビタミンB_1とB_2は摂取量に応じて尿中排泄量が変化する．
- ビタミンB_1やB_2の摂取量と尿中排泄量をもとにグラフを書くと，摂取量の増加にともない尿中排泄量が増加していき，摂取量がある量を超えたところで排泄量の増加率が急増する（㉕）．
- この変曲点を生体組織内でビタミンB_1またはB_2が飽和した量と考えることができる（組織飽和）．
- ビタミンB_1やB_2以外の水溶性ビタミンでは，摂取たんぱく質量と必要量の関連がみられるもの（ビタミンB_6，ナイアシン）や，尿中のみでなく胆汁中に分泌され，便中に排泄されるもの（ビタミンB_{12}，葉酸など），欠乏症を実験的に再現できないもの（ビオチン，パントテン酸）があり，これらの組織飽和量については尿中排泄量からおしはかることが難しい．

3 腸内細菌叢とビタミン

- ビタミンKおよびビタミンB群は腸内細菌叢により合成されることが知られている．
- 新生児は腸内細菌叢が発達していないため，ビタミンKシロップの投与が必要である．
- ヒトの腸内に存在する256種の細菌の遺伝子を解析した結果，すべてのビタミンB群の生合成経路を構成する遺伝子が存在することが明らかになっている[1]．
- しかしながら，実際にビタミンが合成されるのか，合成されたビタミンがどれだけヒトの栄養素となっているかについては，別の腸内細菌に利用されるビタミン割合や下部消化管におけるビタミンの吸収効率が十分に解明されていないため，不明である．
- 腸内細菌叢で合成されるビタミンのもつ機能として，①宿主や腸内細菌の栄養素となる，②免疫細胞の活性を調節する，③薬物の効果を変化させる，④腸内細菌の増殖や定着を調節する，⑤病原性細菌の定着を抑制する，⑥大腸炎の発症に関与する，などが想定されている[2]．

●**MEMO**●
㉕のグラフの左側の直線の領域では，ビタミンの摂取量が不足しているため尿中排泄が抑制されており，一方で右側の直線の領域では，摂取量が十分であるため（組織飽和しているため），尿中排泄が抑制されずビタミン排泄量が増加すると考えることができる．

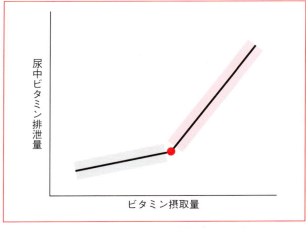

㉕ ビタミンB₁，B₂の摂取量と尿中排泄量の関係
薄い灰色部分の直線と薄い赤色部分の直線とでは直線の傾きが異なる．2つの直線の交わる点（●）を変曲点と考え，このとき組織中のビタミンが飽和したと考えることができる．

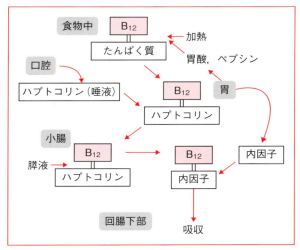

㉖ ビタミンB₁₂の消化吸収機構

4 ビタミンB₁₂吸収機構の特殊性

- 食物中に含まれるビタミンB₁₂はたんぱく質などと結合した形で存在しており，加熱や胃酸による酸性化，ペプシンによる消化により遊離する（㉖）．
- 遊離したビタミンB₁₂は唾液中に分泌されるハプトコリン（Rたんぱく質とも呼ばれる）に結合する．
- この結合は，膵液中に分泌されるたんぱく質分解酵素により消化されるため，ビタミンB₁₂は小腸内で遊離した状態となる．
- 小腸で遊離したビタミンB₁₂は胃から分泌される内因子（intrinsic factor：IF）と結合する．
- ビタミンB₁₂・内因子複合体は回腸下部において，受容体を介して吸収される．
- このように，ビタミンB₁₂の吸収には，特異的な結合因子が必要となるため，胃の切除などにより内因子の分泌不全を生じている場合や，膵臓の外分泌機能が低下し十分な消化を行うことができない場合などには，吸収不全による欠乏症をきたすことがある．

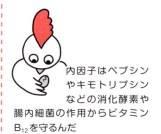

内因子はペプシンやキモトリプシンなどの消化酵素や腸内細菌の作用からビタミンB₁₂を守るんだ

引用文献

1) Stefanía Magnúsdóttir, et al. Systematic genome assessment of B-vitamin biosynthesis suggests co-operation among gut microbes. Front Genet 2015；6：148.
2) Uebanso T, et al. Functional roles of B-vitamins in the gut and gut microbiome. Mol Nutr Food Res 2020；64：e2000426.

3 ビタミンの吸収と体内利用

カコモン に挑戦 !!

◆ 第38回-77

ビタミンB群に関する記述である. 最も適当なのはどれか. 1つ選べ.

(1) ビタミンB₁は, フラビン酵素の補酵素として働く.

(2) ビタミンB₆は, たんぱく質摂取量の増加に伴い必要量が減少する.

(3) ビタミンB₁₂は, 内因子と結合すると吸収が抑制される.

(4) 葉酸は, DNAの合成に必要である.

(5) パントテン酸は, 生体内でトリプトファンから合成される.

◆ 第38回-47

食品に含まれるビタミン及びプロビタミンに関する記述である. 最も適当なのはどれか. 1つ選べ.

(1) エルゴステロールは, 紫外線によりコレカルシフェロールに変換される.

(2) L-デヒドロアスコルビン酸は, 抗酸化作用をもつ.

(3) シアノコバラミンは, 分子内に銅を含む.

(4) β-カロテンは, 水溶性の色素である.

(5) リボフラビンは, 紫外線に対して不安定である.

◆ 第37回-77

ビタミンの消化・吸収および代謝に関する記述である. 最も適当なのはどれか. 1つ選べ.

(1) ビタミンAは, 脂質と一緒に摂取すると吸収率が低下する.

(2) ビタミンKは, 腸内細菌により合成される.

(3) ビタミンB₁は, 組織飽和量に達すると尿中排泄量が減少する.

(4) 吸収されたビタミンB₂は, キロミクロンに取り込まれる.

(5) ビタミンB₆の吸収には, 内因子が必要である.

◆ 第37回-76

水溶性ビタミンと, それが関与する生体内代謝の組合せである. 最も適当なのはどれか. 1つ選べ.

(1) ビタミンB₁ ————— アミノ基転移反応

(2) ビタミンB₂ ————— 一炭素単位代謝

(3) ナイアシン ————— 炭酸固定反応

(4) パントテン酸 ————— 血液凝固因子合成

(5) ビタミンC ————— コラーゲン合成

◆ 第34回-76

脂溶性ビタミンに関する記述である. 最も適当なのはどれか. 1つ選べ.

(1) ビタミンAは, 消化管からのカルシウム吸収を促進する.

(2) カロテノイドは, 抗酸化作用をもつ.

(3) ビタミンDは, 血液凝固に関与している.

(4) ビタミンEは, 核内受容体に結合する.

(5) ビタミンKは, 視覚機能に関与している.

解答&解説

◆ 第38回-77　正解(4)
解説

(1) ビタミンB₁はチアミンピロリン酸(TPP)として, 糖質の代謝や核酸の合成に関与する酵素の補酵素として働く. フラビン酵素の補酵素として働くのはビタミンB₂である.

(2) ビタミンB₆は, たんぱく質の摂取量の増加に伴い必要量が増加する.

(3) ビタミンB₁₂は, 内因子と結合すると吸収が促進される.

(4) ○

(5) パントテン酸は, 生体内で合成されない. ナイアシンは生体内でトリプトファンから合成される.

◆ 第38回-47　正解(5)
正文を提示し, 解説とする.

(1) エルゴステロールは, 紫外線によりエルゴカルシフェロールに変換される.

(2) アスコルビン酸は, 抗酸化作用をもつ.

(3) シアノコバラミンは, 分子内にコバルトを含む.

(4) β-カロテンは, 脂溶性の色素である.

(5) ○

◆ 第37回-77　正解(2)
解説

(1) ビタミンAは, 脂質と一緒に摂取すると吸収率が増加する.

(2) ○

(3) ビタミンB₁は, 組織飽和量に達すると尿中排泄量が増加する.

(4) 吸収されたビタミンB₂は, リボフラビン結合たんぱく質やアルブミンなどと結合して血漿中を輸送され細胞に取り込まれる. キロミクロンに取り込まれるのは, 脂溶性ビタミン(A, D, E, K)である.

(5) ビタミンB₆は受動(単純)拡散または, 輸送担体により吸収される. 内因子が必要なのはビタミンB₁₂である.

◆ 第37回-76　正解(5)
解説

(1) ビタミンB₁はデヒドロゲナーゼ(脱水素〈水素を取り除く〉)反応やトランスケトラーゼ(ケトール基の転移〈受け渡し〉)反応などに関与する. アミノ基転移反応に関与するのはビタミンB₆.

(2) ビタミンB₂は酸化還元反応に関与する. 一炭素単位代謝に関与するのは葉酸とビタミンB₁₂.

(3) ナイアシンはNADなどに代謝され, 酸化還元反応に関与する.

(4) パントテン酸はCoAやACPの原料となり, 脂肪酸酸化, 脂肪合成, アセチルCoA合成などに関与する.

(5) ○

◆ 第34回-76　正解(2)
解説

(1) ビタミンAは, 細胞増殖(成長や上皮組織の機能維持)や免疫機能(感染予防), 骨代謝, 造血, 視覚機能作用をもつ.

(2) ○

(3) ビタミンDは, カルシウム代謝に関与している.

(4) ビタミンEは, 抗酸化作用をもつ.

(5) ビタミンKは, 血液凝固に関与している.

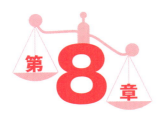

第8章 ミネラルの栄養

- ミネラルの吸収，体内動態，および生理学的役割について理解する
- ミネラルの欠乏と過剰が生体に及ぼす影響について理解する
- ミネラルと他の栄養素との関係について理解する

- ✓ ミネラルは，生体の構成成分となる役割と生体の機能を調節する役割を担っている．
- ✓ 体内に存在するカルシウムは，骨に約99％，体液中に約1％含まれている．体液中のカルシウム濃度は，骨，腎臓，小腸における調節機構により厳密に維持されている．
- ✓ 体内の鉄は，約70％が機能鉄，約30％が貯蔵鉄として存在している．貯蔵鉄は，必要に応じて血液中に放出され，機能鉄を維持する役割を担っている．
- ✓ カルシウムや鉄の吸収は，共存する食品成分により影響を受ける．また，カルシウムとリン，ナトリウムとカリウムは，健康を維持するうえで，絶対量だけでなく摂取バランスも重要である．

1 ミネラルの分類

- ミネラルとは，生体を構成する元素のうち，酸素（O），炭素（C），水素（H），窒素（N）以外の元素の総称であり，生体の約4％を占めている．
- ミネラルは，生体内で合成されないため食品から摂取する必要がある．
- ミネラルの主な生理作用は，生体の構成成分となること，および生体の機能を調節することである（❶）．
- 生体の構成成分としての役割には，骨や歯などの硬組織の形成，生体内有機化合物（ヘム鉄，リン脂質など）の構成成分，酵素の構成成分がある．
- 生体の機能調節としての役割には，細胞内外液の浸透圧や酸塩基平衡の維持，神経・筋肉の機能維持がある．

1 多量ミネラル

- 日本人の食事摂取基準（2025年版）では，1日の必要量が100 mg以上のものを多量ミネラルと分類しており，カルシウム（Ca），リン（P），カリウム（K），ナトリウム（Na），マグネシウム（Mg）の5種類がある．

カルシウム（Ca）
- 生体内に存在するミネラルのなかで最も多くを占めている．生体内のカルシウムのうち，約99％が骨や歯などの硬組織中に，残りの約1％は体液中に含まれる．
- 生理作用：骨や歯などの硬組織を形成する．神経の情報伝達や筋肉の収縮に関与する．
- 欠乏症：小児ではくる病，成人では骨軟化症，骨粗鬆症を生じる．
- 過剰症：結石，ミルクアルカリ症候群を生じる．

リン（P）
- 生体内に存在するミネラルのなかで，カルシウムに次いで多くを占めている．生体内のリンのうち，約85％が骨や歯などの硬組織中に，残りの約14％は軟組織や細胞膜

【用語解説】
くる病・骨軟化症：くる病とは，小児期に骨が十分に石灰化されないことで，強度の弱い骨が形成される疾患である．成人では，同じ病気を骨軟化症と呼ぶ．骨が軟らかいため，変形したり折れたりしやすく，下肢の弯曲（O脚，X脚），歩行障害，成長障害（低身長）などがみられる．

ミルクアルカリ症候群：牛乳やカルシウム製剤などのカルシウム高含有物や薬剤の過剰摂取により高カルシウム血症を生じる．代謝性アルカローシスや腎機能障害をきたす．

1 ミネラルの分類

❶ ミネラルの種類と主な生理作用，欠乏症・過剰症

	元素名(元素記号)	生理作用	欠乏症	過剰症
多量ミネラル	カルシウム(Ca)	硬組織(骨・歯)の形成，筋肉の収縮，血液の凝固	くる病(小児)，骨軟化症(成人)，骨粗鬆症(成人)	結石，ミルクアルカリ症候群
	リン(P)	硬組織(骨・歯)の形成，ATPの産生，核酸の合成	くる病(小児)，骨軟化症(成人)	骨軟化症
	カリウム(K)	血圧の調節，神経の興奮伝達，酸塩基平衡	低カリウム血症(筋力低下，疲労，多尿，不整脈など)	高カリウム血症(四肢のしびれ，不整脈，筋力低下，嘔吐など)
	ナトリウム(Na)	血圧の調節，神経の興奮伝達，酸塩基平衡	低ナトリウム血症(食欲不振，血圧低下など)	高血圧症，浮腫
	マグネシウム(Mg)	硬組織(骨・歯)の形成，神経の興奮伝達	循環器障害(虚血性疾患)	下痢
微量ミネラル	鉄(Fe)	酸素の運搬(ヘモグロビン)，酵素の補因子	鉄欠乏性貧血	ヘモクロマトーシス(組織障害)
	亜鉛(Zn)	酵素(SOD，DNAポリメラーゼ)の補因子	味覚障害，食欲不振，生殖能低下，発育不全，皮膚炎	鉄，銅の吸収低下
	銅(Cu)	酵素(SOD，シトクロムオキシダーゼ，セルロプラスミン)の補因子	貧血，メンケス病(成長遅延，毛髪異常など)	ウィルソン病(肝障害，脳障害)
	マンガン(Mn)	酵素(SOD)の補因子	骨の発育障害	疲労感，倦怠感，不眠，進行性認知症
	クロム(Cr)	血糖調節(インスリン作用の増強)	耐糖能の低下	
	ヨウ素(I)	甲状腺ホルモンの構成成分	甲状腺腫，発育不全，クレチン症，甲状腺機能低下症	甲状腺腫，甲状腺機能亢進症
	モリブデン(Mo)	酵素(亜硫酸オキシダーゼやキサンチンオキシダーゼなど)の補因子	成長障害	
	セレン(Se)	酵素(グルタチオンペルオキシダーゼ)の補因子	克山病(心機能不全)，カシン・ベック病(骨関節症)	爪の変形，脱毛

SOD：スーパーオキシドジスムターゼ．

に，約1%が細胞外液中に含まれる．
- 生理作用：骨や歯などの硬組織を形成する．核酸，リン脂質，高エネルギーリン酸化合物(ATP)，種々の補酵素の構成元素となる．
- 欠乏症：小児ではくる病，成人では骨軟化症を生じる．
- 過剰症：骨軟化症を生じる．

カリウム(K)
- 細胞内液に含まれる主要な陽イオンである．
- 生理作用：体内の浸透圧や酸塩基平衡の維持に関与する．また，神経や筋肉の興奮伝導にも関与する．
- 欠乏症：低カリウム血症(筋力低下，疲労，多尿，不整脈など)を生じる．
- 過剰症：高カリウム血症(四肢のしびれ，不整脈，筋力低下，嘔吐など)を生じる．

ナトリウム(Na)
- 細胞外液に含まれる主要な陽イオンである．
- 生理作用：体内の浸透圧や酸塩基平衡の維持に関与する．また，神経や筋肉の興奮伝導にも関与する．
- 欠乏症：低ナトリウム血症(食欲不振，吐き気，血液濃縮，筋肉痛など)を生じる．
- 過剰症：高血圧症，浮腫を生じる．

マグネシウム(Mg)
- 体内に存在するマグネシウムの約60%が骨や歯などの硬組織中に存在する．
- 生理作用：骨や歯などの硬組織を形成する．種々の補酵素の構成元素となる．神経の興奮や筋肉の収縮を調節する．
- 欠乏症：虚血性心疾患のリスクが高まる．
- 過剰症：下痢を生じる．

豆知識

リンは多くの食品に含まれているので，通常の食事で不足や欠乏に陥ることはほとんどない．一方，リンは食品添加物として広く用いられているため，加工食品の利用が増えている現代においては，不足や欠乏よりも，過剰摂取に注意しなければならない．

2 微量ミネラル

- 日本人の食事摂取基準（2025年版）では，1日の必要量が100 mg未満のものを微量ミネラルと分類しており，鉄（Fe），亜鉛（Zn），銅（Cu），マンガン（Mn），クロム（Cr），ヨウ素（I），モリブデン（Mo），セレン（Se）の8種類がある．

鉄（Fe）
- 生理作用：体内では，ヘモグロビン，ミオグロビン，ヘモジデリンの構成成分として存在し，酸素の運搬や貯蔵に関与する．
- 欠乏症：鉄欠乏性貧血を生じる．
- 過剰症：通常の食生活で発症することはないが，長期にわたる鉄の過剰摂取，輸血，遺伝子変異によって，ヘモクロマトーシスを発症する．

亜鉛（Zn）
- 生理作用：スーパーオキシドジスムターゼ（SOD），DNA・RNAポリメラーゼ，アルカリホスファターゼなど，種々の亜鉛含有酵素の構成成分となり，成長や中枢神経系，感覚（味覚など），皮膚，骨などの機能維持に関与する．
- 欠乏症：食欲不振，成長障害，味覚障害，皮疹，創傷治癒障害などを生じる．
- 過剰症：亜鉛そのものは比較的毒性が低いため，通常の食事で過剰症を発症することはないが，長期にわたる亜鉛の過剰摂取により，胃の不快感，めまい，悪心，吐き気などの急性中毒を生じることがある．また，鉄や銅など二価の陽イオンの吸収を競合阻害するため，亜鉛を過剰に摂取すると，鉄欠乏による貧血，銅欠乏によるSOD活性の低下が生じる．

銅（Cu）
- 生理作用：SODやシトクロムオキシダーゼなど，種々の銅含有酵素の構成成分となる．
- 欠乏症：幅広い食品に含まれているため，通常の食生活で発症することはほとんどない．先天性代謝異常によりメンケス病を発症する．
- 過剰症：銅は毒性が低いため，一般的に過剰症はみられない．先天的な銅の代謝異常によりウィルソン病を発症する．

マンガン（Mn）
- 生理作用：SODやアルギニン分解酵素，乳酸脱水素酵素などマンガン含有酵素の構成成分となる．
- 欠乏症：成長障害，骨形成異常などを生じる．
- 過剰症：疲労感，倦怠感，不眠，進行性認知症などを生じる．マンガンは穀類や豆類などの植物性食品に多く含まれるため，厳格な菜食主義者で過剰症を生じる可能性がある．

クロム（Cr）
- 生理作用：インスリン作用を増強させるクロモデュリンの構成成分として，インスリン作用を増強し，血糖調節の維持に関与する．
- 欠乏症：通常の食生活で発症することはないが，長期にわたりクロムを含まない中心静脈栄養を受けた場合にみられる．耐糖能異常，成長障害などを呈する．
- 過剰症：吸収率が非常に低いため，通常の食生活で発症することはない．サプリメントの多量摂取によってクロムが各臓器に蓄積すると，肝機能や腎機能に障害が現れる．

ヨウ素（I）
- 生理作用：甲状腺ホルモンであるトリヨードチロニン（T_3），チロキシン（T_4）の構成成分として，エネルギー代謝，たんぱく質合成などに関与する．
- 欠乏症：甲状腺腫，クレチン症を生じる．

【用語解説】

ヘモクロマトーシス：体内の貯蔵鉄が異常に増加し，種々の臓器に鉄が沈着することで，各臓器の機能障害を引き起こす疾患である．肝硬変，皮膚色素沈着，心不全，性腺機能低下などを生じる．

【用語解説】

メンケス病：先天的な銅の吸収障害により引き起こされる．症状として，成長遅延，精神発達の遅延，毛髪のちぢれ，皮膚色素異常などがある．
ウィルソン病：先天的な銅の排出障害により引き起こされる．銅が体内に蓄積することで，肝臓の線維化が生じ，最終的に肝硬変に至る．

【用語解説】

中心静脈栄養：高カロリー輸液ともいう．高濃度の栄養剤を中心静脈から投与する方法である．長期間にわたり経口摂取ができない場合に用いられる．

- 過剰症：甲状腺腫，甲状腺機能亢進症を生じる．

モリブデン（Mo）
- 生理作用：核酸代謝におけるプリン体（プリン塩基）の分解過程ではたらく酵素である亜硫酸オキシダーゼやキサンチンオキシダーゼの構成成分となる．
- 欠乏症：通常の食生活で発症することはないが，長期にわたりモリブデンを含まない中心静脈栄養を受けた場合には，プリン体代謝異常を生じる．
- 過剰症：過剰症はほとんど報告されていないが，関節痛や高尿酸尿など痛風に似た症状がみられる．

セレン（Se）
- 生理作用：グルタチオンペルオキシダーゼの構成成分となり，体内の酸化防御に関与している．
- 欠乏症：心筋症を主とする克山病，カシン・ベック病が知られている．
- 過剰症：爪の変形や脱毛がみられる．

【用語解説】
克山病：中国東北部の黒竜江省克山県で多発した，心筋症を主とする疾患．この地域では，土壌や水に含まれるセレンが少ないことにより，セレンの摂取不足を招いたことが原因であると考えられている．

2 ミネラルの栄養学的特徴と機能

1 硬組織とミネラル

- 硬組織（骨や歯）の主成分は，リン酸カルシウムと水酸化カルシウムの複合体であるヒドロキシアパタイト〔$Ca_{10}(PO_4)_6(OH)_2$〕である．
- 骨の約75％，歯の約95％をミネラルが占めており，主にカルシウム，リン，マグネシウムが含まれている．

硬組織とカルシウム
- カルシウムは，生体内に存在するミネラルのなかで最も多くを占めている．生体内のカルシウムのうち，約99％が骨や歯などの硬組織中に，残りの約1％は体液中に含まれる．骨は，カルシウムの貯蔵庫としての役割を有する．
- 血中カルシウム濃度は狭い範囲で一定に維持されており，そのための調節機構が備わっている．この調節に関与している器官は，骨，腎臓，小腸であり，甲状腺や副甲状腺も関与している（❷）．
- 血中カルシウム濃度が低下すると，副甲状腺から副甲状腺ホルモン（parathyroid hormone：PTH，パラトルモンともいう）が分泌される．PTHは，骨吸収を促進させ，骨に含まれるカルシウムを血液中に溶出させる．また，腎臓に作用して尿細管におけるカルシウムの再吸収を促進させるほか，活性型ビタミンDの生合成を促進することで，小腸におけるカルシウムの吸収を促進させる．PTHが有するこれらの作用によって，血中カルシウム濃度は増加する．
- 血中カルシウム濃度が増加すると，甲状腺からカルシトニンが分泌される．カルシトニンは，骨形成を促進させ，血中のカルシウムを骨に移行させることで，血中カルシウム濃度を低下させる．また，カルシトニンは，腎臓に作用して尿細管におけるカルシウムの再吸収を抑制する作用も有する．

硬組織とリン
- リンは，生体内に存在するミネラルのなかで2番目に多くを占めている．生体内のリンのうち，約85％が骨や歯などの硬組織中に存在しており，カルシウムと結合してリン酸カルシウムとなり，ヒドロキシアパタイトを形成している．
- リンは，カルシウムと結合しやすい性質をもち，腸管内でカルシウムと結合して不溶性のリン酸カルシウムになると，小腸から吸収されずに糞便中に排泄される．よって，リンの過剰摂取は，カルシウムの吸収率を低下させる．

日本人は，すべての年代でカルシウム摂取量が不足しているんだ！

【用語解説】
骨吸収：破骨細胞によって骨が分解され，壊されること．分解された骨から，カルシウムやリンなどの無機成分が血液中に放出される．
骨形成：破骨細胞によって壊された部分に，骨芽細胞が新しい骨を作ること．

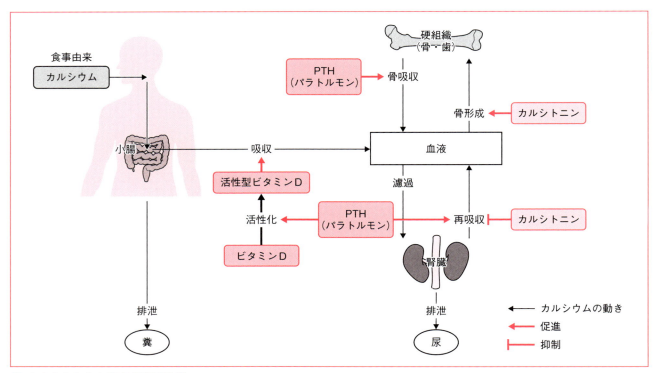

❷ 血中カルシウム濃度の調節機構

- 血中リン濃度は，カルシウムと同様に，PTHと活性型ビタミンDによって調節されている．リンを過剰に摂取するとPTHの分泌が亢進し，腎尿細管におけるリンの再吸収を抑制することで，尿中リン排泄を促進させる．一方で，PTHは骨吸収を促進させるため，カルシウムとともにリンを骨から血液中に溶出させる．また，活性型ビタミンDは，小腸におけるリンの吸収を促進させる．
- リンは，欠乏しても過剰でも骨密度を低下させる．骨密度の維持には，リンとカルシウムのバランス（摂取比）が重要であるとされている．

硬組織とマグネシウム

- マグネシウムは，カルシウム，リンに次いで硬組織に多く存在するミネラルであり，ヒドロキシアパタイトの中に存在して，結晶構造に強度と弾力を与えている．
- 骨はマグネシウムの貯蔵庫であり，血中マグネシウム濃度が低下すると，骨からマグネシウムが溶出し，血中濃度を一定に維持している．

2 神経・筋肉の機能維持とミネラル

- 生体を構成するすべての細胞において，細胞内液の主要な陽イオンはカリウムイオン（K^+）であり，細胞外液ではナトリウムイオン（Na^+）である（❸）*1．
- 神経細胞や筋肉細胞など興奮性の細胞は，刺激を受けて興奮すると，細胞外のNa^+が細胞内に流入し，細胞内のK^+が細胞外に流出する．このような細胞膜を隔てた陽イオンの移動（Na^+とK^+の入れ替わり）によって生じる電位の変化を活動電位という（❹）．細胞に発生した活動電位が，隣接する細胞へと次々に移動していくことで興奮を伝達し，神経伝達や筋肉収縮が行われる．
- 細胞内外で入れ替わったNa^+とK^+は，ナトリウム/カリウムポンプによって，元の状態へと戻される．
- マグネシウムイオン（Mg^{2+}）は，K^+に次いで細胞内液に多く存在する陽イオンであり，ナトリウム/カリウムポンプを活性化する作用を有する．そのため，マグネシウムも神経や筋肉の機能維持に重要な役割を担っている．

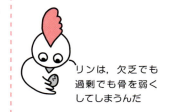

リンは，欠乏でも過剰でも骨を弱くしてしまうんだ

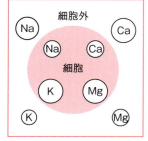

❸ 細胞内外のイオン分布

*1 9章「水・電解質の栄養的意義」の⑲（p.122）を参照．

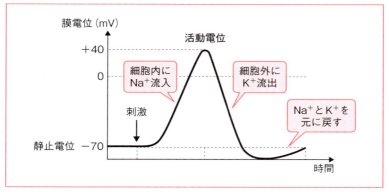

❹ 細胞の活動電位

3 血圧調節とミネラル

- ナトリウムとカリウムは，細胞内液，細胞外液の浸透圧や体液量を維持する役割を担っている．

ナトリウムの作用

- ナトリウムの多くは，食塩（塩化ナトリウム：NaCl）として摂取される．ナトリウムは，その大半が小腸から吸収されて血漿中に移行し，血漿浸透圧を上昇させる．血漿中のナトリウムは，腎臓の糸球体で濾過されたのち，大部分が尿細管で再吸収され，その残りが尿中へと排泄される．ナトリウムの排泄は，大部分が腎臓からの尿中排泄であり，その他皮膚から汗として，また糞便中にも排泄される．

- ナトリウムの過剰摂取により血漿浸透圧が上昇すると，視床下部にある浸透圧受容器がこれを感知し，刺激される．

- 浸透圧受容器が刺激されると，下垂体後葉からバソプレシン（抗利尿ホルモン）の分泌が促進される．バソプレシンは，腎臓の集合管に作用し，水の再吸収を促進させる．これにより，尿量が減少し，体内の水分量が増加することで，血漿浸透圧が低下（正常化）する．

- 浸透圧受容器の刺激は，口渇感をもたらし，飲水行動を促す作用も有しており，体内水分量を増加させる方向にはたらく．

- 浸透圧受容器の刺激にともなう，バソプレシン分泌と飲水行動の促進によって，体内水分量が増加し，血圧が上昇する．

レニン-アンジオテンシン-アルドステロン系の作用

- 循環血液量の減少により血圧が低下した場合には，レニン-アンジオテンシン-アルドステロン系がはたらく（❺）．

- 血圧の低下を腎臓の傍糸球体装置に存在する圧受容体が感知すると，傍糸球体細胞からレニンが分泌される．レニンは，アンジオテンシノーゲンを分解して，アンジオテンシンⅠをつくりだす．アンジオテンシンⅠは，肺，心臓，腎臓などのさまざまな組織の細胞表面に発現するアンジオテンシン変換酵素（angiotensin converting enzyme：ACE）の作用を受けてアンジオテンシンⅡに変換される．アンジオテンシンⅡは，2つの作用によって血圧を上昇させる．
  - 1つ目は，末梢血管を収縮させる作用であり，これによって血圧が上昇する．
  - 2つ目は，副腎皮質に作用してアルドステロンの分泌を促進させることである．

- アルドステロンは，腎臓の集合管に作用して，ナトリウムの再吸収を促進させる．これによってナトリウムの尿中排泄とそれにともなう水の尿中排泄が抑制され，循環血液量の増加，ひいては血圧の上昇をもたらす．

- レニン-アンジオテンシン-アルドステロン系は，血圧上昇時には抑制される．これに

日本人は食塩の摂りすぎが問題になっているんだ

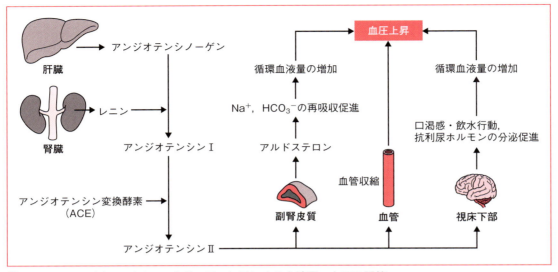

❺ レニン-アンジオテンシン-アルドステロン系による血液量・血圧の調節

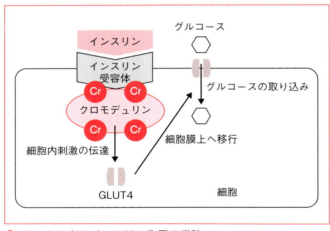

❻ クロムによるインスリン作用の増強

よって、体液量（循環血液量）が減少し、血圧を下げる方向に作用する．

カリウムの作用

- カリウムは、ナトリウムの過剰摂取による血圧上昇作用に対し、拮抗的に作用する．カリウムは、腎臓におけるナトリウムの再吸収を抑制し、尿中への排泄を促進させることで、血圧を低下させる効果が知られている．

4 糖代謝とミネラル

- クロムは、インスリン作用の増強に関与しており、糖代謝の維持に必要なミネラルである．
- インスリンによる、細胞内への糖取り込み促進作用は、クロモデュリンと呼ばれるオリゴペプチドがインスリン受容体に結合することにより発揮される．クロモデュリンは、クロムと結合することで、インスリン受容体と結合できるようになる（❻）．
- インスリン受容体にクロモデュリンが結合し、インスリンの刺激が細胞内に伝達されると、グルコース輸送体であるglucose transporter 4（GLUT4）が細胞膜上に移動し、細胞内への糖取り込みが促進される．よってクロムが不足すると耐糖能が低下する．

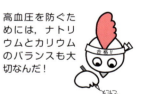

高血圧を防ぐためには、ナトリウムとカリウムのバランスも大切なんだ！

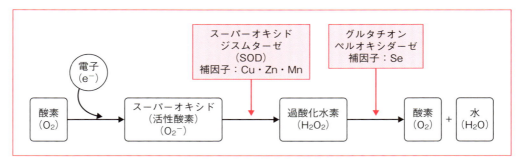

❼ 活性酸素の分解と関与するミネラル

5 酵素とミネラル

- 栄養素は，生体内でさまざまな化学反応を起こすことで，その機能を発揮する．それらの化学反応は，酵素の触媒*2作用によって促進される．
- 多くの酵素は，酵素たんぱく質のみでは作用を発揮することができない．酵素がその作用を発揮するには，補因子と呼ばれる酵素たんぱく質以外の物質が必要である．いくつかのミネラルは，補因子としての役割を担っている．

活性酸素分解酵素の補因子となるミネラル

- 生体は，呼吸によって酸素を体内に取り込み，これをエネルギー（ATP）の産生に利用している．活性酸素とは，電子のバランスが崩れた酸素のことであり，体内に取り込まれた酸素の一部が活性酸素に変化する．活性酸素は反応性が非常に高く，他の物質と反応して安定化しようとするため，たんぱく質，脂質，DNAなどを酸化変性させ，種々の機能障害の原因となる．
- 生体は，活性酸素による酸化障害を防ぐため，種々の活性酸素分解酵素を備えている．
- スーパーオキシドジスムターゼ（SOD）は，代表的な活性酸素分解酵素であり，活性酸素を過酸化水素と酸素に分解する反応を触媒する．また，この反応で生じた過酸化水素は，グルタチオンペルオキシダーゼという酵素の作用によって，酸素と水に分解される（❼）．
- 亜鉛，銅，マンガンは，SODの補因子であり，セレンはグルタチオンペルオキシダーゼの補因子として，活性酸素の分解に関与している．

呼吸酵素の補因子となるミネラル

- 電子伝達系は呼吸鎖ともいわれ，解糖系やクエン酸回路で還元された補酵素（NADH，FADH$_2$）を酸化還元して，ATPを産生する過程である．この酸化還元反応を触媒する酵素を呼吸酵素と呼ぶ．
- ミトコンドリア内膜に存在する電子伝達系は，5つの複合体で構成されている．複合体I〜IVでは，連続的な酸化還元反応によって電子の移動が生じ，大量の水素イオン（H$^+$）がマトリックス内から膜間腔に移動する．これにより，膜間腔とマトリックスにH$^+$の濃度勾配が生じる．
- 複合体Vは，ATP合成酵素であり，濃度勾配に従ってH$^+$を膜間腔からマトリックス内に移動させ，このときに生じるエネルギーを利用してATPが合成される．
- 鉄や銅は，呼吸酵素の構成成分であり，ATPの産生に寄与している（❽）．

*2 触媒とは，それ自身は変化することなく，特定の化学反応の反応速度を促進させる物質．

【用語解説】
マトリックス：ミトコンドリアには外膜と内膜の2つの膜があり，内膜で囲まれた内側の空間をマトリックスという．

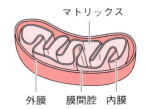

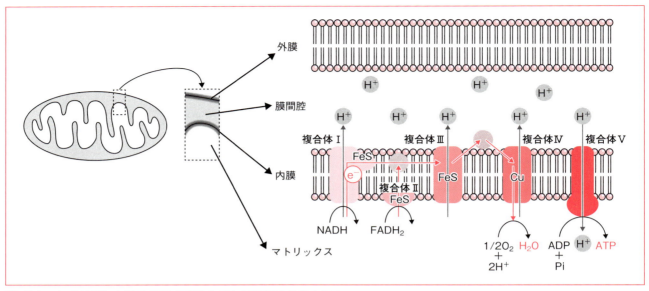

❽ ミトコンドリアにおけるATPの産生とそれに関与するミネラル

3 ミネラルの吸収と体内利用

1 カルシウムの吸収と体内利用

- カルシウムは，カルシウムイオン（Ca^{2+}）の形で小腸から吸収される．カルシウムの吸収は，小腸上部では能動輸送，小腸下部では濃度に依存した受動輸送により行われる．
- 活性型ビタミンDは，小腸粘膜上皮細胞に存在するカルシウムチャネルとカルシウム結合たんぱく質（カルビンディン）の遺伝子発現を増加させることで，能動輸送によるカルシウムの吸収を亢進させる．
- ビタミンDは，食品からの摂取に加え，皮膚で紫外線を浴びることによっても産生され，肝臓と腎臓で水酸化されることで活性型へと変換される．そのため，適度な日光浴はカルシウムの吸収を促進させる．
- カルシウムの吸収を低下させる食品成分として，フィチン酸，シュウ酸，カフェイン，食物繊維，脂肪酸などがあげられる．また，リンもカルシウムと結合して不溶性の塩（リン酸カルシウム）を形成することで，カルシウムの吸収を妨げる．
- 成長期や妊娠期，授乳期など，体内でのカルシウムの要求量が増加する時期には，カルシウムの吸収率が上昇する．一方，体内でカルシウムが充足しているときは，吸収率は低下する．

2 鉄の吸収と体内利用

食品中の鉄の種類

- 食品中に含まれる鉄は，ヘム鉄と非ヘム鉄に大別される．
  - ヘム鉄は，鉄とポルフィリンの錯体であり，ヘモグロビンやミオグロビンなどのヘムたんぱく質に由来する．ヘム鉄は，赤身の肉や魚など動物性食品に多く含まれる．
  - ヘム鉄以外の鉄を非ヘム鉄という．非ヘム鉄は，野菜や穀類などの植物性食品や海藻，卵，乳製品などに含まれている．
- 食品中に含まれる鉄は，二価鉄（Fe^{2+}）と三価鉄（Fe^{3+}）があり，ヘム鉄はFe^{2+}，非ヘ

●MEMO●
カルビンディンは，細胞内でカルシウムと結合し，カルシウムの細胞内の移送に関与する．

 豆知識
フィチン酸は穀類の外皮，シュウ酸はほうれんそうなどの葉物野菜に多く含まれる．

 豆知識
妊娠期や授乳期では，体内のカルシウム要求量が増大するが，同時に吸収率が上昇する．そのため，日本人の食事摂取基準（2025年版）において，付加量は必要ないとされている．

【用語解説】
錯体：金属イオンや金属分子が，配位子と呼ばれる分子やイオンに取り囲まれた構造をしている化合物．

3 ミネラルの吸収と体内利用

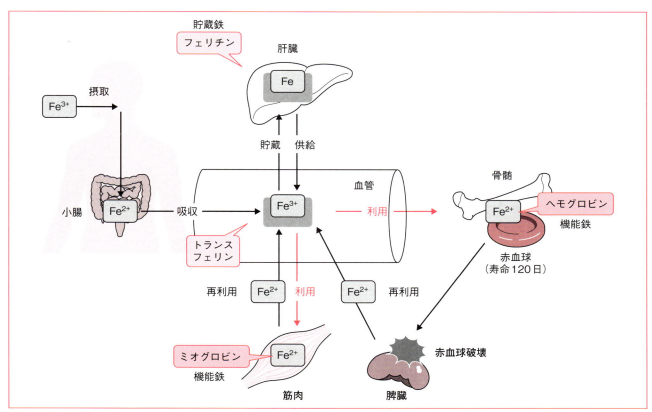

❾ 体内における鉄の代謝

ム鉄はFe^{3+}であり，Fe^{3+}の形で摂取されるものが多い．
- 小腸では，Fe^{2+}の状態でなければ吸収されない．ヘム鉄はそのままの形で吸収されるが，非ヘム鉄はFe^{3+}からFe^{2+}に変換されなければ吸収されない．よって，ヘム鉄は，非ヘム鉄よりも吸収率が高い．
- Fe^{3+}は，胃酸やビタミンC（アスコルビン酸），クエン酸，乳酸などの還元作用によってFe^{2+}に変換されることで，吸収率が向上する．一方，フィチン酸，シュウ酸，タンニン，食物繊維などは，鉄と複合体を形成し吸収を阻害する．このように，非ヘム鉄は共存する食品成分によって吸収率が変動するが，ヘム鉄は影響を受けない．

鉄の体内運搬と蓄積

- 小腸で吸収されたFe^{2+}は，血液中で再びFe^{3+}に変換され，アポトランスフェリンと呼ばれる血漿たんぱく質と結合してトランスフェリンとなる．トランスフェリンは，肝臓や骨髄，筋肉など体内に鉄を輸送するはたらきを有する．
- 肝臓に運ばれた鉄は，アポフェリチンと呼ばれる血漿たんぱく質と結合して，フェリチンとなり貯蔵される（貯蔵鉄）．フェリチンは，必要に応じてトランスフェリンに移され，血液中に放出され，骨髄や筋肉などに運ばれる．
- 骨髄に運ばれた鉄は，ヘモグロビンの合成に利用される．ヘモグロビンは赤血球の構成成分であり，体内に酸素を運搬する役割を担っている（機能鉄）．また，鉄は筋肉ではミオグロビンの合成に利用される．ミオグロビンは，ヘモグロビンから酸素を受け取り，筋肉内に酸素を保持する機能を有する（機能鉄）．
- 赤血球は約120日で寿命を迎えると，脾臓で破壊される．このとき，ヘモグロビンから鉄が遊離し，肝臓に回収されて再利用される．鉄の大部分は，体内で再利用される（❾）．
- 鉄の体外への排泄は，基本的損失（糞便：腸管粘膜細胞の脱落，胆汁など，皮膚：汗，尿）および月経血による損失（女性）である．

豆知識
タンニンはお茶に多く含まれる．

●MEMO●
小腸上皮細胞に存在する鉄輸送体（divalent metal transporter 1：DMT1）は，二価鉄しか輸送することができない．

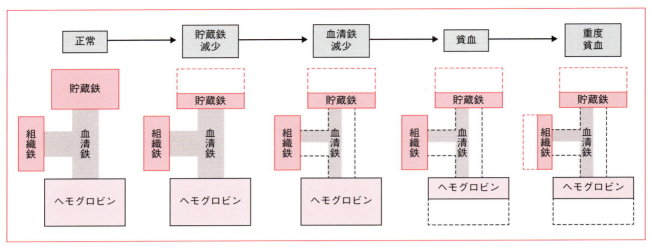

❿ 体内における鉄の減少

体内の鉄の分布

- 成人の体内には約3～4gの鉄が存在している．体内の鉄は，機能鉄と貯蔵鉄に大別される．
  - 機能鉄とは，酸素の運搬や保持に関与する鉄であり，体内の鉄の約70％を占めている．機能鉄には，赤血球中のヘモグロビンや，筋肉中のミオグロビンに含まれる鉄などが該当する．
  - 貯蔵鉄とは，肝臓を中心に体内に蓄えられている鉄であり，体内の鉄の約30％を占めている．
- 体内で鉄の大部分はヘモグロビンの合成に利用されるため，鉄の不足により鉄欠乏性貧血が生じる．貧血とは，血液中のヘモグロビンが減少した状態をいう．
- 鉄の摂取量が不足すると，まずはじめに貯蔵鉄が減少し，次いで血清鉄が減少する．この段階では，血中ヘモグロビンは正常値を維持している．さらに鉄不足の状態が続くと，ヘモグロビンを十分に合成することができなくなり，貧血におちいる．重症化すると，組織鉄の減少が生じる（❿）．組織鉄の減少は，回復までに時間を要する．
- 貧血では，ヘモグロビンが不足することで，全身の細胞に十分な酸素を運搬することができなくなり，疲労感や倦怠感，動悸，息切れなどの症状が現れる．

カコモン に挑戦!!

◆ 第38回-78
血中カルシウム濃度の低下時にみられる生体応答に関する記述である．最も適当なのはどれか．1つ選べ．
(1) カルシウムの腸管吸収率が下がる．
(2) 活性型ビタミンDの産生が抑制される．
(3) 骨吸収が促進される．
(4) 尿細管でのカルシウムの再吸収が抑制される．
(5) カルシトニンの分泌が促進される．

◆ 第37回-78
鉄代謝と栄養に関する記述である．最も適当なのはどれか．1つ選べ．
(1) ヘム鉄は，植物性食品に含まれる．
(2) 非ヘム鉄は，二価鉄に還元されて吸収される．
(3) 体内総鉄量に占める機能鉄の割合は，貯蔵鉄より低い．
(4) 鉄は，主にトランスフェリンとして貯蔵される．
(5) 鉄欠乏では，血中ヘモグロビン値が血中フェリチン値よりも先に低下する．

解答＆解説

◆ 第38回-78　正解（3）
正文を提示し，解説とする．
(1) カルシウムの腸管吸収率が上がる．
(2) 活性型ビタミンDの産生が促進される．
(3) ○
(4) 尿細管でのカルシウムの再吸収が促進される．
(5) カルシトニンの分泌が抑制される．

◆ 第37回-78　正解（2）
正文を提示し，解説とする．
(1) ヘム鉄は，動物性食品に含まれる．
(2) ○
(3) 体内総鉄量に占める機能鉄の割合は，貯蔵鉄より高い．
(4) 鉄は，主にフェリチンとして貯蔵される．
(5) 鉄欠乏では，血中フェリチン値が血中ヘモグロビン値よりも先に低下する．

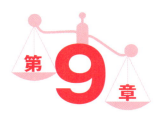

第9章 水・電解質の栄養的意義

学習目標
- 生体内の水の分布，機能および水分出納について説明できる
- 電解質（ナトリウム，カリウムなど）の生理学的役割について説明できる
- 浸透圧の調節機構について説明できる
- 水分出納の異常による脱水や浮腫について説明できる
- 酸塩基平衡（アシドーシスとアルカローシス）や血圧の調節について説明できる

要点整理
- 生体は，体重あたり約60％（細胞内液40％，細胞外液20％）の水分を含んでいる．
- 細胞外液は，細胞間液（体重の15％）と血漿（体重の5％）に分けられる．
- 生体内の水分は，物質の溶解と運搬，生化学反応の場，体内の温度変化の緩和の役割を担う．
- 生体内の水分は，飲料水，食品，代謝水から供給され，不感蒸泄，尿（不可避尿，随意尿），糞便により排出される．
- 水分出納の異常によって，脱水や浮腫となる．
- 電解質は，体液量の調節，細胞内外の浸透圧の維持，酸塩基平衡などの機能を有している．
- 酸塩基平衡の異常には，アシドーシスとアルカローシスがある．
- 血圧の調節は，神経性因子（自律神経系）と体液性因子（ホルモン）が行う．
- 循環血液量の維持にレニン-アンジオテンシン-アルドステロン系が重要なはたらきを担っている．

1 水の分布と機能

1 生体内の水の分布

- ヒトの体内の水分量は，体型，年齢，性別によって異なる．
- 体重あたりの水分割合は，成人男性で約60％，成人女性で約55％であり，乳幼児で高く高齢者で低い（❶）．

豆知識
高齢者の総水分量の低下は，筋肉の萎縮や筋細胞の減少により，細胞内液量が減少することが原因である．

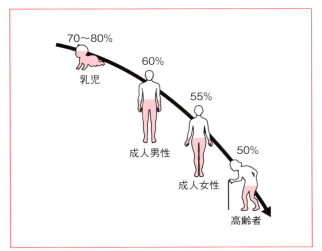

❶ 年齢による生体内の水分割合の変化

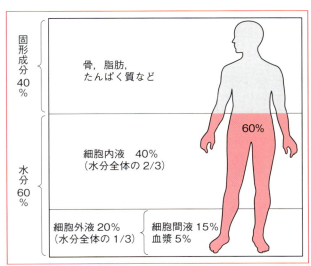

❷ 生体の水分の区分（成人男性の場合）

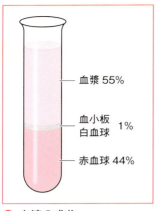

❸ 血液の成分

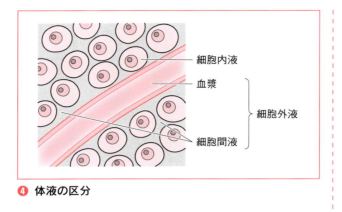

❹ 体液の区分

【用語解説】
血漿：血液中に含まれる水分をいい，血液の約55％を占める（❸）．

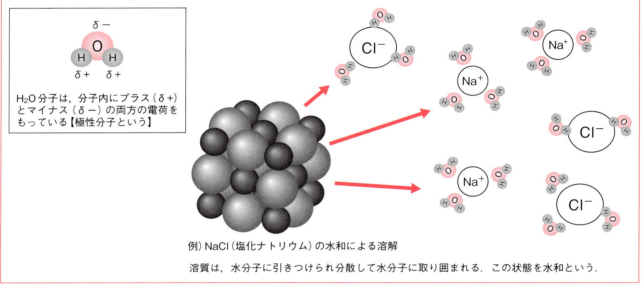

例）NaCl（塩化ナトリウム）の水和による溶解
溶質は，水分子に引きつけられ分散して水分子に取り囲まれる．この状態を水和という．

❺ 極性分子としての「H_2O」

- 脂肪組織の水分量は，数％程度のため，体脂肪量が多い人ほど水分割合は低い．
- 生体の総水分量のうち2/3（体重の約40％）は細胞内液として，残り1/3（体重の約20％）は細胞外液として存在している（❷）．
- 細胞外液の3/4（体重の約15％）は細胞間液であり，残りの1/4（体重の約5％）は血漿である（❸，❹）．
- 細胞内液と細胞外液を合わせて体液という（❹）．

2 生体内での水の機能

- 水自体は栄養素ではないが，生命にかかわるさまざまな役割をもつ成分である．
- 生体内の水の主な役割は，以下の3つである．

溶媒としての物質の溶解と移動

- 水は，物質をよく溶かす性質がある．物質が水に溶けることを水和と呼ぶ（❺）[1]．
- 体内に取り込まれた栄養素などは，血漿に溶けた状態で血液循環によって身体の各部位に運ばれる．
- 生体内の反応で生じた老廃物，また過剰な物質は，血液によって運び出され，最終的に尿や汗，呼気などの形で体外へ排泄される．

●MEMO●
溶質：液体に溶けている物質
溶媒：溶質を溶かしている液体
溶液：溶質が溶媒に溶けている液全体
（例）食塩水
　溶質：塩化ナトリウム
　溶媒：水
　溶液：食塩水

●MEMO●
水分子は，同一分子内に＋（プラスの電荷）と－（マイナスの電荷）の部分をもつ極性分子（❺）であり，プラスやマイナスの電荷をもったイオン（たとえば，塩化ナトリウム，Na^+ Cl^-）や，分子内で電気的偏りをもつ物質（糖質，たんぱく質など）を水分子が取り囲み，見ためから，溶けたという状態を作り出す．

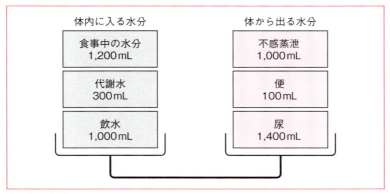

❻ 水の出納
（吉川春寿ほか．水と人体生理．空気調和・衛生工学 1979；53：617-22，田中正敏．水とヒト 一生理的立場から一．人間と生活環境 1999；6：85-91 より）

酵素を主体とする生化学反応の場
- 酵素による消化や代謝など生体に不可欠な化学反応は，体液中で行われる．

体内の温度変化の緩和
- 水は，さまざまな物質のなかで最も比熱[*1]が大きく，外界の気温の影響を受けにくい．
- 生命活動で生じた熱は，血液によって体内のすみずみに伝えられ，体温を保持する役割を担う．
- 水の気化熱[*2]は大きく，ヒトの発汗による体温調節はこの気化熱によるものである．つまり，汗が蒸発する際に皮膚から熱を奪うために皮膚表面の温度が下がる．しかし，皮膚からしたたり落ちる汗や，皮膚についたまま蒸発しない汗には，体を冷却する作用は少ない．
- 体表面に存在する水は，皮膚の乾燥を防ぐ役割を担っている．

2 水の出納

- 健常人の水分量は，ほぼ一定に保たれており，動的平衡を維持している．
- 水の出納量を2,500 mL/日とすると，水の供給源は，おおよそ，食物1,200 mL，飲水1,000 mL，代謝水300 mL，排出源は，不感蒸泄1,000 mL（呼吸器400 mL，皮膚600 mL），便100 mL，尿1,400 mLとなる（❻）[1,2]．
- 水の排出量は，食物や水分の摂取量，気温，身体活動によって変動する．

1 代謝水

- 吸収した栄養素は，エネルギー源や体の構成成分として利用される．その際に体内で起こるすべての化学変化を代謝という．
- 代謝水とは，三大栄養素である糖質，脂質，たんぱく質が生体内で分解され，エネルギーに変えられる際に生じる水のことで，燃焼水，酸化水ともいう．
- 各栄養素から生成される代謝水の量は，各栄養素1gあたり，たんぱく質0.4g＜糖質0.6g＜脂質1.0gである．
- 代謝水は，1日に供給される水の約10%程度を占める．

2 不感蒸泄

- 不感蒸泄とは，呼気や皮膚から目に見えない水分が失われることを指し，身体活動や体温などの影響を受ける．特に運動時は，熱産生が亢進するため，不感蒸泄量も増加する．

[*1] 物質の温まりやすさを表す用語の一つ．物質1gの温度を1℃上昇させるのに必要な熱量のことを指す．比熱が大きいと，温まりにくい物質といえる．

[*2] 液体が気体になるときに周囲から奪う熱のことをいう．水分1mLの蒸発により，約0.58 kcalの放熱が起こる．

●MEMO●
代謝水の簡易算定式は，5 mL×体重（kg）である．

●MEMO●
代謝水の量は，各栄養素を構成する水素（H）の含有量に比例する．

栄養素1gあたりの代謝水は，脂質が最も多いんだ！

- 不感蒸泄に，汗による水分の損失は含まれない．
- 通常，不感蒸泄量は，体重1kgあたり約15mLといわれている．
- 呼気は，飽和状態に水分を含んでいる．窓ガラスに息を吹きかけると白く曇るのはこのためである．運動時など，呼吸の激しい場合や，深呼吸を繰り返すような状態のときには，呼吸量が多くなるため，呼吸により失われる水分は増える．
- 皮膚からも絶えず水分が蒸発し失われている．この皮膚からの不感蒸泄は，代謝にともない産生された熱を放熱し，体内の温度上昇を抑え，体温を一定に保つはたらきをしている．
- 体温が1℃上昇するごとに不感蒸泄量は約15%増加する．体温が36.5℃以上の場合は，「200mL×（体温－36.5）」をプラスした量が不感蒸泄量となる（**7**）．
- 不感蒸泄による電解質の損失はない．一方，流れ落ちるような汗をかく場合は，ナトリウムイオンなどの電解質損失が認められる．
- 子どもは，体格に対する体表面積が大人よりも広いため，不感蒸泄量も多くなる．

3 不可避尿

- 排出される尿は，不可避尿と随意尿に分けられる．
- 腎臓から尿素や余分な電解質，老廃物を体外に排泄するためには，これらの物質が水に溶けた尿の形でなければならない．不可避尿とは，体内で産生される老廃物を排泄するために生理的に必要な必要最低限度の尿量を指す．
- 成人の場合，1日に最低でも約400～500mLの不可避尿が必要である．
- 子どもの腎臓は，成人に比べ原尿を濃縮する能力が低い．そのため，体重1kgあたりの不可避尿量は子どものほうが多い．
- 不可避尿量は体外に排除しなければならない物質の量によっても影響される．不必要な物質を過剰に摂取した場合は，不可避尿量も多くなる．

4 便

- 便中にも水分が含まれている．普通便の場合，約80%は水分である．
- 口から摂取された食物は，唾液，および各臓器から分泌される胃液，膵液，胆汁，腸液の消化液と混和され，小腸内で消化吸収される．この食物と飲水，唾液，消化液を合わせた水分量は，約9L/日になる．
- 腸管内の水分の大部分は，小腸および大腸で吸収される．吸収されなかった水分が，便中の水分として排出される[*3]（**8**）．
- 分泌・吸収される消化液中の水分は，水分の出納には含まれない．
- 便中には約100mL/日の水分が排泄される．

5 水分必要量

- 水分必要量は，水分摂取量に関係なく，必ず排出される水分のことを指し，不可避水分摂取量ともいう．
- 水分必要量は，不可避尿（500mL）と不感蒸泄（900mL）を足した総量（1,400mL）から代謝水（300mL）を差し引いた1,100mLとなる．

6 脱水・熱中症のメカニズム

脱水

- 脱水とは，体液量，特に循環血液量が減少した状態をいう．
- 脱水が起きる場合は，まず細胞外液が失われるが，それによって細胞外液の浸透圧（**9**）[3]が変化するため，必然的に細胞内液もその影響を受ける．
- 脱水の主要原因によって，以下の3つに分類される．

● MEMO ●

皮膚からの不感蒸泄量でいちばん多いのは，手のひら，足の裏である．ついで多いのは，額，頬，頸のように常に露出している部分である．最も少ないのは，常に衣服で覆われている部分である．

豆知識

随意尿とは，尿として1日に排出する量（約1,500mL/日）のうち，不可避尿量（約500mL/日）を差し引いた残り（約1,000mL/日）の尿のことである．随意尿として排出される水は，気温や飲水量によって変動する．たとえば，気温の高い夏は発汗量が増加するため随意尿は減少する．また，飲水が多い場合，随意尿は増加する．

【用語解説】

原尿：血液が腎臓に流れ込んで糸球体を通るとき，糸球体の壁から老廃物を含んだ液体がこし出される．これを「原尿」という．1日150～180L生成される．

[*3] 便中の水分は，摂取した食物や飲水中の水分がそのまま排出されているわけではない．

例）体重65kgの成人男性の不感蒸泄量
　　65kg×15mL/kg＝約1,000mL/日………①
　　　　　　　（皮膚約600mL＋呼気約400mL）

　上記の男性の体温が38℃の場合
　　200mL×（38.0－36.5）＝300mL/日………②
　　①＋②＝1,300mL/日

❼ 推定不感蒸泄量の計算例

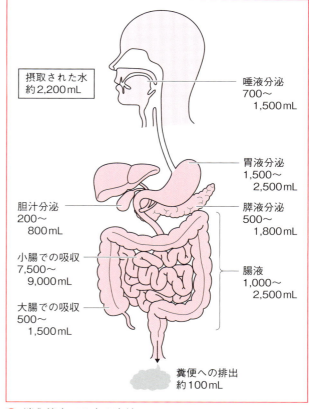

❽ 消化管内での水の出納

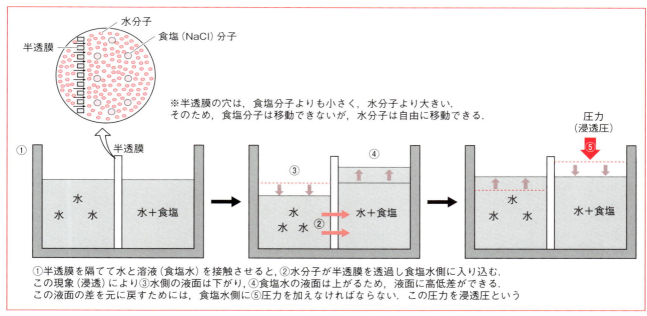

①半透膜を隔てて水と溶液（食塩水）を接触させると，②水分子が半透膜を透過し食塩水側に入り込む．
この現象（浸透）により③水側の液面は下がり，④食塩水の液面は上がるため，液面に高低差ができる．
この液面の差を元に戻すためには，食塩水側に⑤圧力を加えなければならない．この圧力を浸透圧という

❾ 浸透圧の概念図
（戸村成男．腎臓におけるナトリウム排泄の調節．浦和論叢 2016；55：67-98より一部改変）

- ナトリウムより水分が多く失われている高張性脱水（水分欠乏型）
- 水分よりナトリウムが多く失われている低張性脱水（ナトリウム喪失型）
- 水分とナトリウムが同じ割合で失われている等張性脱水
- 脱水により，体液の浸透圧と量の変化が起こる（❿）．
- 脱水の原因は，⓫[4]のとおりである．
- 脱水による自・他覚症状，身体所見，検査所見などの異常（⓬）[4]の現れ方は，失われ

低張性脱水では，細胞外液から細胞内液へ水分が移動するよ！

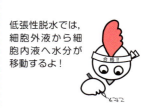

9 水・電解質の栄養的意義

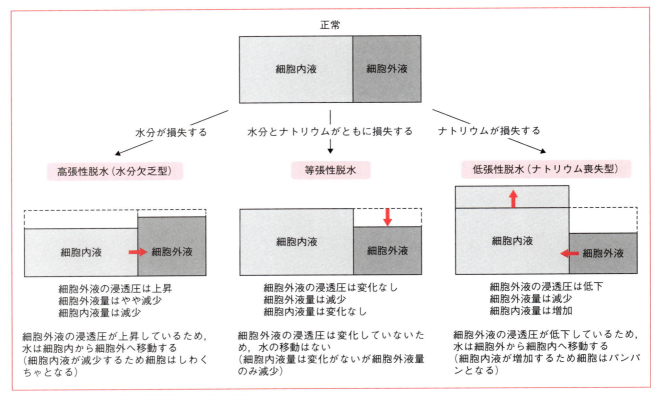

❿ 脱水時における体液の浸透圧および量の変化

⓫ 脱水の原因

1) 水分・食塩の摂取不足	嚥下障害（アカラシアなど），意識障害，麻痺，砂漠や海上での遭難
2) 腎からの水分・食塩の喪失	1. 食塩の喪失 　腎機能障害，Addison病，利尿薬使用，浸透圧利尿（糖尿病，マンニトール） 2. 水分の喪失 　尿崩症，腎性尿崩症，高カルシウム血症，高カリウム血症
3) 腎以外からの水分・食塩の喪失	1. 消化管からの喪失 　嘔吐，下痢，イレウス 2. 皮膚からの喪失 　熱傷，熱射病

(菱田 明．水・電解質異常 ―管理の実際 Ⅱ症候の評価と治療の実際（水・電解質管理） 1 乏尿・脱水時．日内会誌 2003；92：750-6 より)

⓬ 脱水による症状

高張性脱水による症状（細胞外液の浸透圧上昇）	1. 口渇，唾液の減少，口腔・舌の乾燥，錯乱・嗜眠などの精神症状 2. 血漿浸透圧の上昇，高ナトリウム血症，尿量の減少，尿の濃縮（尿比重や尿浸透圧の上昇）
低張性脱水による症状（細胞外液減少）	1. 倦怠感，頭痛，脱力，立ちくらみ，眩暈，悪心・おう吐，昏迷，昏睡 2. 体重減少，血圧低下，頻脈，起立性低血圧，頸静脈の虚脱，turgorの低下 3. 低ナトリウム血症，血中尿素窒素の上昇，血液濃縮（血清総蛋白濃度やヘマトクリット値の上昇），尿ナトリウム濃度の低下，尿ナトリウム排泄量の減少，レニン活性の亢進，ヒト心房性利尿ペプチド低下，中心静脈圧低下，エコーで右房腔や下大静脈径の縮小

(菱田 明．水・電解質異常 ―管理の実際 Ⅱ症候の評価と治療の実際（水・電解質管理） 1 乏尿・脱水時．日内会誌 2003；92：750-6 より)

2 水の出納

⓭ 水分の欠乏率と脱水症状

水分欠乏率（％） （体重に対する割合）	脱水症状
1%	のどの渇き
2%	強い渇き，ぼんやりする，重苦しい，食欲減退，血液濃縮
4%	動きのにぶり，皮膚の紅潮化，いらいらする，疲労および嗜眠，感情鈍麻，吐気，感情の不安定
6%	手・足のふるえ，熱性抑うつ病，混迷，頭痛，熱性こんぱい，体温上昇，脈拍・呼吸の上昇
8%	呼吸困難，めまい，チアノーゼ，言語不明瞭，疲労増加，精神錯乱
10〜12%	筋けいれん，ロンベルグ徴候（閉眼で平衡失調），失神，舌の腫脹，譫妄および興奮状態，循環不全，血液濃縮および血液の減少，腎機能不全
15〜17%	皮膚がしなびてくる，嚥下困難，目前が暗くなる，目がくぼむ，排尿痛，聴力損失，皮膚の感覚鈍化，舌がしびれる，眼瞼硬直
18%	皮膚のひびわれ，尿生成の停止
20%以上	死亡

（田中正敏．水とヒト─生理的立場から─．人間と生活環境 1999；6：85-91 より）

- た水分と電解質（主にナトリウム）の割合によって大きく異なる．
- 脱水時には，尿量を減少させて体液を維持させようとするため，乏尿になることが多い．
- 体内の水分が減少してくると口渇をおぼえる．しかし，それでも水分摂取が充分でないと，身体内は水分欠乏状態となり，脱水による症状が進行する（⓭）[2]．水分欠乏率が6％程度までならば，水分を補給すれば数分のうちに脱水症状の改善がみられる．
- 水分の欠乏率が6％を超すと症状は悪化し，水分欠乏率8％で呼吸困難やめまいを起こし，精神障害をもともなってくる．水分欠乏率が12〜14％になると血液の循環不全や呼吸不全，中枢神経障害をともない，生命は危険にさらされる[2]．

熱中症

- 熱中症とは，高温環境下で体温の調節機能が破綻するなどして体内の水分やナトリウムなどのバランスが崩れて発症する障害の総称であり，重症化すると死に至る可能性がある．
- 通常，気温が高く，低湿度の場合には，汗が蒸発し身体の外に熱を逃がす放熱（本章の見出し[2]-2「不感蒸泄」〈p.115〉を参照）が起こりやすい．しかし高温多湿の環境で，放熱が抑えられた場合，熱が身体にこもりやすい．
- 気温はさほど高くなくとも，通気性のわるい作業服などの着用時には，衣服内が高温多湿となり，皮膚からの蒸泄が抑えられ，うつ熱状態となり熱中症になりやすい．
- 熱中症は成因により，[2] ように分類される[*4]．
  - 熱けいれんタイプ：発汗の際には水分のみでなく，汗に含まれているナトリウムなどの電解質も体外に失われ，身体内ではこれら電解質のアンバランスが起こり，神経系の興奮性を変え，骨格筋に強直性けいれんを起こしやすくなる．
  - 熱虚脱タイプ：発汗にともなう体内からの脱水状態によって，血液中の水分も減少し，それにともない循環血流量が減少，血液粘性が増加し，心臓循環系の負担は大きくなる．暑さで皮膚血管は拡張し，そこに血液がプールされた状態になる．一方，内臓器官は血液不足をきたし，体内の血流分布が不均一になり，循環障害や，血圧低下，脱力感などの症状がみられる．
  - 熱性発熱タイプ：放熱に有効な発汗量が減少，脳温が上昇し，脳の視床下部に存在する体温調節中枢が高温条件に適応できずに起こる体温機能失調が本態である．うつ熱状態となり，高体温をきたし，意識不明にもおちいりやすい．このタイプは狭義の熱射病，日射病であり，熱中症のなかで最も重症化しやすく，死に至る場合もある．

● MEMO ●
乏尿とは，1日尿量が400 mL以下に減少した状態を指す．

🫘 **豆知識**
脱水の原因が利尿剤の使用や，尿崩症など腎での水保持機能の障害による場合には乏尿にはならないことがある．一方，尿細管壊死などによる急性腎不全の場合には脱水がなくても乏尿となる．すなわち，乏尿と脱水をきたす病態は必ずしも同一ではない．

[*4] 補足として，日本医学会医学用語辞典WEB版に掲載されている分類を⓯[5]に示す．

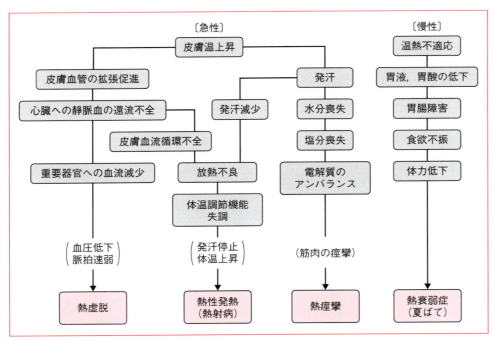

⓮ 暑熱による障害（熱中症）
（田中正敏．水とヒト 一生理的立場から一．人間と生活環境 1999；6：85-91 より）

⓯ 熱中症の用語説明

日本語		備考
熱中症		暑熱障害による症状の総称
（軽症）	熱失神	皮膚血管の拡張により血圧が低下し，脳血流が減少して起こる一過性の意識消失
	【同】熱虚脱	
	熱痙攣	低Na血症による筋肉の痙攣が起こった状態
（中等症）	熱疲労	大量の汗により脱水状態となり，全身倦怠感，脱力，めまい，頭痛，吐気，下痢などの症状が出現する状態
（重症）	熱射病	体温上昇のため中枢神経機能が異常を来たした状態
	日射病	上記の中で太陽光が原因で起こるもの

（日本医学会医学用語辞典WEB版．整理された用語．熱中症に関連する用語．https://jams.med.or.jp/dic/heat.html より，英語表記は省略）

⓰ 浮腫の主な原因

1．毛細血管静水圧上昇
1）うっ血性心不全
2）腎不全
3）ネフローゼ症候群
4）肝硬変
5）血管拡張性降圧薬
2．血漿膠質浸透圧の低下
1）ネフローゼ症候群
2）肝疾患
3．血管透過性亢進
1）アレルギー反応
2）敗血症
3）熱傷

（佐々木成．浮腫と脱水，濃縮と希釈の考え方．日腎会誌 2008；50：97-9より）

7 浮腫のメカニズム

- 浮腫とは，細胞外液，特に細胞間液（本章の見出し ①-1「生体内の水の分布」〈p.113〉を参照）に不必要な水分が過剰に溜まり，いわゆる「むくみ」を引き起こした状態を指す．
- 浮腫の出現部位は，立位では下腿，臥位では眼瞼周囲や陰嚢などである．
- 浮腫の存在は，むこうずねや足背を指先で圧迫した際に痕が残ることによって自覚することができる．全身性浮腫の場合，数日で数kg以上の急激な体重増加が認められる場合もある．
- 浮腫を引き起こす主な原因としては，毛細血管圧の上昇，血管内膠質浸透圧の低下，血管透過性の亢進の3つがあげられる（⓰）[6]．3つの浮腫のメカニズムについて，⓱[7]に示す．
- ネフローゼ症候群や肝硬変では，体液量増加による毛細血管圧の上昇と低アルブミン血症による血管内膠質浸透圧の低下の両方が関与している．

毛細血管圧の上昇に起因する浮腫（⓱-A）

- ナトリウムおよび水の過剰貯留により生じる浮腫である．
- 主な原因として，①腎臓の糸球体濾過量の低下，尿細管における再吸収の亢進により

成人のネフローゼ症候群の定義は，たんぱく尿と低アルブミン血症，高LDLコレステロール血症，浮腫が認められることだよ！

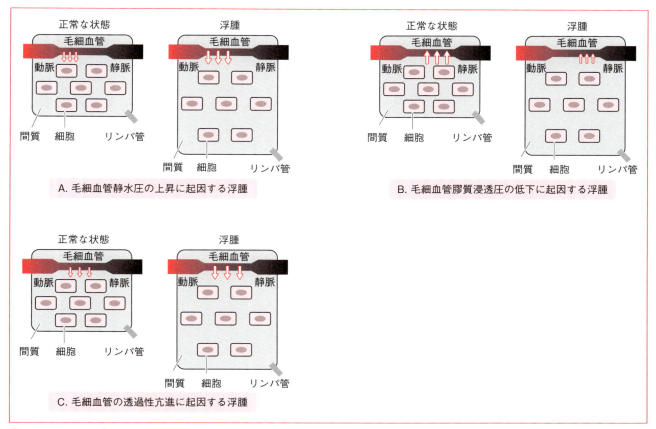

⑰ 浮腫のメカニズム
(清水正樹．浮腫の診かた・考え方．日児腎会誌 2021；34：1-5より)

ナトリウムおよび水の排泄が低下する急性糸球体腎炎や慢性腎不全など，②有効循環血液量の低下によりレニン-アンジオテンシン-アルドステロン系(renin-angiotensin-aldosterone system：RAAS)，交感神経系および抗利尿ホルモンなどが腎に対してナトリウムおよび水を貯留させる方向にはたらく心不全など，③血栓塞栓症などによる静脈閉塞，④過剰輸液などがあげられる．

血管内膠質浸透圧の低下に起因する浮腫 (⑰-B)
- 低たんぱく血症による膠質浸透圧の低下により生じる浮腫である．
- 肝硬変やネフローゼ症候群，たんぱく質漏出性胃腸症や低栄養などが原因としてあげられる．

血管透過性亢進に起因する浮腫 (⑰-C)
- 炎症性サイトカインなどによる濾過係数の変化によって血管の透過性が亢進して生じる浮腫である．
- 感染症，血管炎，アレルギー，膠原病，外傷，熱傷などが原因としてあげられる．

【用語解説】
膠質浸透圧：血漿たんぱく質（主としてアルブミン）による浸透圧で，アルブミンが血管外（細胞間液）の水分を血管内に引き寄せる圧力のこと．

3 電解質代謝と栄養

1 水・電解質・酸塩基平衡の調節

水の調節 (⑱)[8]
- 水の出納を大きく変動させるのが飲水量と尿量である．しかし腎機能が正常ならば，尿量は飲水量に応じて調整され，バランスがとれるようにヒトの体はできている．
- 血液が濃縮され，血漿浸透圧が高くなると，神経系の浸透圧受容器を介して脳の視床

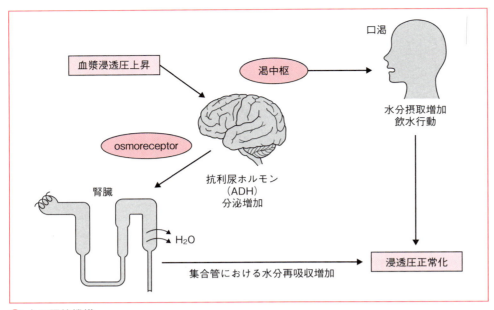

⓲ 水の調節機構
osmoreceptor：浸透圧受容器．
（北岡建樹．透析スタッフのための体液バランスの知識．中外医学社；2000より）

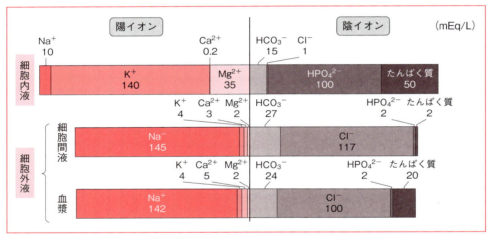

⓳ 体液の電解質濃度
H・HCO₃とSO₄²⁻，有機酸については省略した．

下部にある口渇中枢に刺激が伝わる．これにより，口渇をおぼえ，飲水行動が起こる．

- それと同時に，バソプレシン*⁵（arginine vasopressin）が下垂体後葉より分泌される．バソプレシンは腎臓集合管にはたらき，尿を濃縮し，体に再吸収する水を増大させるため，抗利尿ホルモンとも呼ばれる．水の体内への再吸収により，循環血液量は増加し，血漿浸透圧は下がる．
- 逆に水分の摂取などにより血漿浸透圧が低下すると，バソプレシンの分泌量が減少し，腎臓からの水分の再吸収量が少なくなり，尿量は増える．
- 子どもは不感蒸泄が大人よりも多く，また尿の濃縮機能が低いため，尿中に失われる水分量は大人の約2倍である．そのため，子どもは脱水におちいりやすい．

電解質の調節
- 電解質とは，溶媒中に溶解したときに，陽イオンや陰イオンに電離する物質のことを指す．
- 体液は，電解質（ナトリウムイオン，カリウムイオンなど）と非電解質（グルコース，尿素，クレアチニンなど）が溶け込んだ溶液である（⓳）．

*⁵ 脳の視床下部の視索上核や室傍核で産生され，下垂体後葉から分泌されるホルモンである．

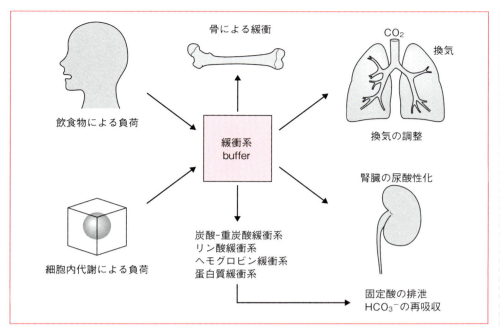

⑳ 酸塩基平衡の調節
(北岡建樹.透析スタッフのための体液バランスの知識.中外医学社；2000より)

- 血漿と細胞間液の大きな違いは，たんぱく質の含有量であり，血漿のほうがたんぱく質を多く含んでいる．
- 細胞外液の主な陽イオンはナトリウムイオン（Na^+）であり，主な陰イオンは塩素イオン（Cl^-），重炭酸イオン（HCO_3^-）である．
- 細胞内液の主な陽イオンはカリウムイオン（K^+），マグネシウムイオン（Mg^+）であり，陰イオンはリン酸イオン（HPO_4^{2-}）である．
- 電解質は，浸透圧の維持，酸塩基平衡のほか，神経・筋肉の活動電位の発生（興奮），細胞内外の水分や物質の出入りなどに関与している．

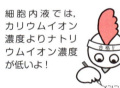
細胞内液では，カリウムイオン濃度よりナトリウムイオン濃度が低いよ！

酸塩基平衡の調節

- 酸とは水素イオン（H^+）を与えるもの，塩基とはH^+を受け取るものと定義される（ブレンステッドの定義）．
- ヒトの体は，弱アルカリ性の非常に狭い範囲，pH（水素イオン濃度）7.40±0.05を保つように，酸と塩基のバランスを調整している．これを酸塩基平衡という．
- 血液や体液のpHを，正常範囲を超えて酸性側に傾かせるような病態をアシドーシス，逆に塩基性（アルカリ性）側に傾かせるような病態をアルカローシスという．
- 酸塩基平衡の調節機構には，体液などによる緩衝作用，肺による呼吸性調節，腎臓による調節の3つがある（⑳）[8]．

体液による緩衝作用

- 体の中には炭酸-重炭酸系，リン酸系，ヘモグロビン系，たんぱく質系などの緩衝系が，細胞内と細胞外に存在する．このなかで最も重要とされているのが，細胞外液中に主として存在する炭酸-重炭酸系である．
- 炭酸-重炭酸系では，炭酸（H_2CO_3）という酸をHCO_3^-とH^+，あるいは，水（H_2O）と二酸化炭素（CO_2）に変える反応が起こる．

$$HCO_3^- + H^+ \rightleftharpoons H_2CO_3 \rightleftharpoons H_2O + CO_2$$
炭酸脱水酵素

この過程は可逆性で，HCO_3^-やH^+濃度が高くなると右側へ，CO_2濃度が高くなると左側へ反応が移動し，酸塩基平衡を保っている．

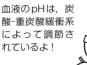
血液のpHは，炭酸-重炭酸緩衝系によって調節されているよ！

肺による呼吸性調節
- 炭酸-重炭酸系により生じる揮発性の酸であるCO_2は，呼気とともに排泄される．
- CO_2濃度は1回換気量および呼吸数（分時換気量）の変化により細かく調節されている．
- 血液のpHが低下すると，動脈の化学受容器に感知され，それにより1回換気量または呼吸数が増加し，結果としてCO_2が呼出され，pHが上昇する．
- 肺による調節には数分から数時間を要する．
- 即効型の酸塩基平衡調節機構である．
- 肺による調節は約50～75％の効果があるが，pHを完全に正常化することはできない．

腎臓による調節
- 腎臓はHCO_3^-の排泄量または再吸収量を調整することで血液のpHを調節している．
- HCO_3^-の再吸収は遊離H^+の排出と等価である．
- 生体が酸性に傾くと，グルタミナーゼがはたらくことで，グルタミンからアンモニアを発生させる．このアンモニアは，酸塩基平衡に利用される．
- 腎臓での酸塩基処理の変化は，酸塩基平衡の状態が変化してから数時間から数日後に生じる．遅延型の酸塩基平衡調節機構である．

2　血圧の調節

- 血圧[*6]の調節は，主に神経性因子（自律神経系）と，体液性因子（ホルモン）が行う．

[*6] 血流により血管壁（動脈壁）が押される圧力を指し，心拍出量×末梢血管抵抗により決定される．

神経性因子による調節
- 血圧が下がると交感神経が興奮し，神経終末からノルアドレナリンを放出する．それによって血管収縮，心拍数上昇，心収縮力増強が起こるため，血圧は上昇する．痛みや不安，怒りも交感神経を興奮させるため，血圧の上昇が起こる．
- 血圧が上がると副交感神経（迷走神経）が興奮し，神経終末からアセチルコリンを放出する．それによって心拍数低下，心収縮力減弱が起こるため，血圧は低下する．血管には副交感神経の支配はないが，副交感神経が興奮すると相互作用により交感神経の興奮が弱くなるため，血管は拡張する．

体液性因子による調節
- 体液は，出血，下痢や嘔吐，発汗などで失われることがある．失われるものは主にナトリウムに富む細胞外液である．
- 細胞外液が失われると，末梢血管が収縮し，同時に尿中へのナトリウムや水の排泄が抑制される．それにより，脳や心臓での循環血液量を維持する．
- 循環血液量を維持するこれらの反応に，レニン-アンジオテンシン-アルドステロン系が重要な役割を果たしている．
- レニン-アンジオテンシン-アルドステロン系は，腎性昇圧系として血圧の調節を担っている．一方，血管を拡張し，血圧を下げる腎カリクレイン-キニン系や腎プロスタグランジン系もある．

レニン-アンジオテンシン-アルドステロン系[*7]

[*7] 8章「ミネラルの栄養」の❺ (p.108)を参照．

- レニンは，腎血流量が低下すると傍糸球体装置から分泌され，血液中のアンジオテンシノーゲンをアンジオテンシンIに変換する，たんぱく質分解酵素である．
- アンジオテンシンIは，肺や脳，腎臓にあるアンジオテンシン変換酵素（ACE）のはたらきで，アンジオテンシンIIに変換される．
- アンジオテンシンIIは，血管，副腎皮質，中枢神経系の3つの経路に作用し，最終的に血圧を上昇させる．
- アンジオテンシンIIは，強力な末梢血管収縮作用をもち，血圧の上昇をもたらす．
- アンジオテンシンIIは，副腎皮質に作用してアルドステロン（電解質コルチコイド）

レニン-アンジオテンシン-アルドステロン系のはたらきを阻害する降圧薬があるよ！

3　電解質代謝と栄養

の分泌を促進させる.

● アルドステロンは，腎臓の遠位尿細管に作用してNa$^+$，HCO$_3^-$の再吸収を促進し，循環血液量を増加させて血圧を上昇させる.

引用文献
1) 吉川春寿ほか. 水と人体生理. 空気調和・衛生工学 1979；53：617-22.
2) 田中正敏. 水とヒト ―生理的立場から―. 人間と生活環境 1999；6：85-91.
3) 戸村成男. 腎臓におけるナトリウム排泄の調節. 浦和論叢 2016；55：67-98.
4) 菱田　明. 水・電解質異常 ―管理の実際　II 症候の評価と治療の実際（水・電解質管理）　1 乏尿・脱水時. 日内会誌 2003；92：750-6.
5) 日本医学会医学用語辞典WEB版. 整理された用語. 熱中症に関連する用語. https://jams.med.or.jp/dic/heat.html
6) 佐々木成. 浮腫と脱水，濃縮と希釈の考え方. 日腎会誌 2008；50：97-9.
7) 清水正樹. 浮腫の診かた・考え方. 日児腎会誌 2021；34：1-5.
8) 北岡建樹. 透析スタッフのための体液バランスの知識. 中外医学社；2000.

参考文献
・Yamada Y, et al. Variation in human water turnover associated with environmental and lifestyle factors. Science 2022；378：909-15.

カコモン に挑戦‼

◆ 第37回-79
水と電解質に関する記述である. 最も適当なのはどれか. 1つ選べ.
(1) 代謝水は，栄養素の代謝により失われる水である.
(2) 不感蒸泄は，発汗により失われる水である.
(3) 不可避水分摂取量は，不可避尿量と等しい.
(4) 低張性脱水では，細胞外液から細胞内液へ水が移動する.
(5) 細胞内液では，カリウムイオン濃度よりナトリウムイオン濃度が高い.

◆ 第36回-80
電解質に関する記述である. 最も適当なのはどれか. 1つ選べ.
(1) 電解質の分布は，細胞外液と細胞内液で同じである.
(2) 血液のpHは，炭酸・重炭酸緩衝系によって調節されている.
(3) 血液のpHは，6.35～6.45の範囲に調節されている.
(4) アルカローシスは，血液が正常範囲から酸性に傾く状態である.
(5) 血中ナトリウム濃度の上昇は，血漿浸透圧を低下させる.

◆ 第35回-79
体水分に関する記述である. 最も適当なのはどれか. 1つ選べ.
(1) 体重1kg当たりの水分量は，体脂肪率が高い者の方が低い者より多い.
(2) 成人の体水分の分布は，細胞内液よりも細胞外液の方が多い.
(3) 栄養素1g当たりの代謝水は，脂質が最も多い.
(4) 不可避尿量は，飲水量に影響される.
(5) 水分必要量は，不可避尿量と等しい.

解答&解説

◆ 第37回-79　正解（4）
正文を提示し，解説とする.
(1) 代謝水は，栄養素の代謝により産生される水である.
(2) 不感蒸泄は，無自覚に呼気や皮膚から蒸散される水である.
(3) 不可避水分摂取量は，水分必要量と等しい.
(4) ○
(5) 細胞内液では，カリウムイオン濃度よりナトリウムイオン濃度が低い.

◆ 第36回-80　正解（2）
正文を提示し，解説とする.
(1) 電解質の分布は，細胞外液と細胞内液で異なる.
(2) ○
(3) 血液のpHは，7.35～7.45の範囲に調節されている.
(4) アルカローシスは，血液が正常範囲からアルカリ性に傾く状態である.
(5) 血中ナトリウム濃度の上昇は，血漿浸透圧を上昇させる.

◆ 第35回-79　正解（3）
正文を提示し，解説とする.
(1) 体重1kg当たりの水分量は，体脂肪率が高い者の方が低い者より少ない.
(2) 成人の体水分の分布は，細胞内液よりも細胞外液の方が少ない.
(3) ○
(4) 不可避尿量は，飲水量に影響されない.
(5) 水分必要量は，（不可避尿＋不感蒸泄）－代謝水，と等しい.

9

水・電解質の栄養的意義

125

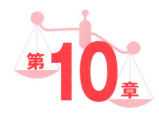

第10章 エネルギー代謝

学習目標
- エネルギー代謝の概念についてエネルギー消費を中心に理解する
- 基礎代謝,安静時代謝,睡眠時代謝,食事誘発性熱産生について理解する
- 活動時代謝,メッツ,身体活動レベルについて理解する
- エネルギー消費に影響を及ぼす要因について理解する
- エネルギー消費量の各種の測定方法および原理について理解する
- 生体利用エネルギーの概念について理解する
- 物理的燃焼値と生理的燃焼値の定義と概念について理解する
- 臓器ごとのエネルギー代謝について理解する

要点整理
- ✓ 私たちは食事(主に炭水化物,脂質,たんぱく質)からエネルギーを摂取し,そのエネルギーを消費することで生命活動を維持している.
- ✓ エネルギー代謝は,エネルギー摂取とエネルギー消費のバランス(エネルギー出納)により構成される.
- ✓ エネルギー消費は,基礎代謝,身体活動,食事誘発性熱産生に大別され,エネルギー消費には体組成をはじめとするさまざまな要因が影響する.
- ✓ 活動時のエネルギー消費量は,エネルギー代謝率(RMR),動作強度(Af),メッツ(METs),身体活動レベル(PAL)などを用いて表される.
- ✓ 生体に必要なエネルギー量は,エネルギー消費量から推定することができる.
- ✓ エネルギー消費量の測定には,身体から放出される熱量を測定する直接法,呼気ガスを分析する間接法,安定同位体を用いた二重標識水法などがある.
- ✓ 間接法では,エネルギー消費量のほかにも,基質の燃焼比を評価することが可能な呼吸商(または,非たんぱく質呼吸商)を算出することができる.
- ✓ 生物が食物や栄養素を摂取する際には,消化,吸収,排泄などの過程があるため,食物や栄養素のもつエネルギーと実際に生体で利用可能なエネルギーのあいだには差異が生じる(物理的燃焼値と生理的燃焼値).
- ✓ アトウォーターは,炭水化物,脂質,たんぱく質の生体利用エネルギー量(生理的燃焼値)を,それぞれ4 kcal/g,9 kcal/g,4 kcal/gと定めている(アトウォーターのエネルギー換算係数).
- ✓ エネルギー代謝量は臓器ごとに異なり,脳,内臓,骨格筋などはエネルギー代謝量が高く,一方で,白色脂肪組織はエネルギー代謝量が低い.

1 エネルギー代謝の概念

- ヒトは食事などからエネルギー産生栄養素(三大栄養素とも呼ばれる)である炭水化物,脂質,たんぱく質を摂取し,これらを消化,吸収,代謝することで,エネルギーとして利用している.
- 生体で利用するエネルギーには,筋肉を動かすために必要な機械エネルギー,細胞内での分子の生合成に必要な化学エネルギー,神経伝達に必要な電気エネルギー,体温保持に必要な熱エネルギーがあり,エネルギーを供給し消費する一連の過程をエネ

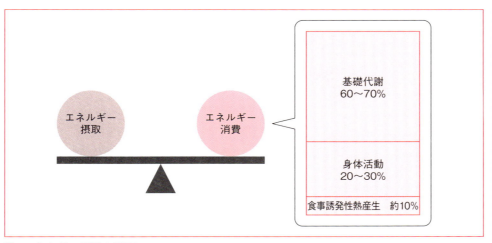

❶ エネルギー代謝の概要

ギー代謝という．
- エネルギー代謝はエネルギー摂取とエネルギー消費から成る[*1]が，このなかでエネルギー消費は，基礎代謝（BMRあるいはBEE），身体活動（PA），食事誘発性熱産生（DIT）に大別される（❶）．

1 基礎代謝

- 基礎代謝（basal metabolic rate：BMR，あるいは，basal energy expenditure：BEE）は，ヒトが生きていくうえで必要な最小限のエネルギー消費である．その測定は，以下のような外的要因を除いた条件において実施される．
  - 前日の夕食後12時間以上経過した状態
  - 快適な温度条件下（通常20～25℃）
  - 安静仰臥位（あおむけで寝た姿勢）にて，覚醒状態（睡眠におちいることなく）かつ筋肉の緊張を最小限にした状態
- 基礎代謝はエネルギー消費の大部分（6～7割）を占めるが，その値は体格，性，年齢などにより変動する．
- 基礎代謝は体重に比例して増加するが，除脂肪体重[*2]（主に骨格筋）の影響を強く受ける．
- 骨格筋や内臓はエネルギー代謝量が高く，一方で皮下脂肪や内臓脂肪である白色脂肪組織はエネルギー代謝量が低い．したがって，同じ体重でも骨格筋量が多く脂肪量の少ない人は，骨格筋量が少なく脂肪量の多い人（肥満者）と比べて基礎代謝は高い傾向となる．
- 体重あたりの基礎代謝量は加齢にともない低下し，女性は男性と比較して低い．
- 高齢者や女性は若齢者や男性と比較して，骨格筋量が少ないケースが多いため，上述の差異は体組成の違いにより説明することができる．
- エネルギー代謝は，以下のように，自律神経系やホルモンによる調節にも影響を受ける．
  - 自律神経系（交感神経系と副交感神経系）のうち，交感神経系はエネルギー消費の増加に，副交感神経系はエネルギー消費の抑制にかかわる．
  - アドレナリンやノルアドレナリン，甲状腺ホルモン，白色脂肪細胞から分泌されるレプチンなどはエネルギー消費を増加させることが知られている．
- 過度の寒冷環境下では熱産生を高めて体温を保持する必要があるため，エネルギー代謝は高まる．反対に，高温環境下では熱産生が低くなることからエネルギー代謝は低下する．
- 基礎代謝量の測定は，後述の方法（直接法，間接法，二重標識水法）を用いて個人ご

[*1] エネルギー摂取と消費のバランスは，通常，体重や体格指標であるBMI（body mass index）の変化として可視化される（増加：摂取＞消費，一定：摂取＝消費，減少：摂取＜消費）．

●MEMO●
エネルギー消費は，身体活動や食事の摂取，外気温の変動など環境要因によっても影響を受けるため，基礎代謝（最小限のエネルギー消費）の測定ではこれらの要因を除く必要がある．

[*2] 除脂肪体重とは，体重から脂肪重量を除いた値であり，筋肉，骨，内臓などの総量を指す．

体重だけでなく体組成を評価することも重要！

エネルギー消費量を増やすには，骨格筋量を増やすことが大事なんだ

 豆知識
レプチンの血中濃度は体重と比例するが，肥満者ではレプチン抵抗性を生じることから，その作用は減弱する．

❷ **国立健康・栄養研究所の式：基礎代謝量の推定式（kcal/日）**

男性	（0.0481×体重[kg]＋0.0234×身長[cm]−0.0138×年齢[歳]−0.4235）×1000/4.186
女性	（0.0481×体重[kg]＋0.0234×身長[cm]−0.0138×年齢[歳]−0.9708）×1000/4.186

推定式は20〜74歳の集団で作成され，18〜79歳の集団で妥当性が確認されている．
（日本人の食事摂取基準（2025年版）．策定検討会報告書．令和6年10月より）

❸ **Harris-Benedictの式：基礎代謝量の推定式（kcal/日）**

男性	66.4730＋13.7516×体重[kg]＋5.0033×身長[cm]−6.7550×年齢[歳]
女性	655.0955＋9.5634×体重[kg]＋1.8496×身長[cm]−4.6756×年齢[歳]

❹ **エネルギー消費測定に影響する要因**

要因	エネルギー消費量
姿勢	仰臥位 ＜ 座位
食事	絶食 ＜ 食後
温度	高温 ＜ 低温
睡眠	睡眠 ＜ 覚醒

基礎代謝≒睡眠時代謝となることが多い．

とに測定することが理想ではあるが，日本人の場合は基礎代謝量基準値を用いることで，その値を推定することができる[*3]．

- 基礎代謝量基準値（kcal/日）＝基礎代謝量推定値（kcal/kg体重/日）×体重（kg）
- 基礎代謝量基準値は，参照体位において推定値と実測値が一致するように決定されているため，基準から大きくはずれた体位では推定誤差が大きくなる点に注意が必要である．
- その他の基礎代謝量の推定に関して，国立健康・栄養研究所の推定式（❷）やHarris-Benedictの式（❸）が用いられている．

2　安静時代謝

- 安静時代謝（resting metabolic rate：RMR，あるいは，resting energy expenditure：REE）は，静かに休息している状態のエネルギー消費を指し，姿勢（仰臥位や座位），食後の時間，温度など，基礎代謝のように厳密な測定条件は決められていない．
- このため，測定条件により値は変動し（❹），座位の条件では仰臥位と比較して骨格筋が緊張することから安静時代謝の値は高くなり，食後早期ではDITの影響を受けることから，やはり安静時代謝は高い傾向となる．
- 安静時代謝は，基礎代謝よりも高い値を示す（基礎代謝よりもおよそ10〜20％高い値）．

3　睡眠時代謝

- 睡眠時代謝（sleeping metabolic rate）は睡眠時のエネルギー消費を指す．
- 睡眠時には，副交感神経が優位（筋肉の弛緩，心拍数の低下など）になることから，覚醒時に測定を行う基礎代謝よりもエネルギー消費量は低値となる．しかし，睡眠時代謝は，厳格な絶食をともなう基礎代謝とは異なり，睡眠前の食事に由来するDITの影響を受けるため，結果として睡眠時代謝と基礎代謝の値はほぼ等しくなる．

4　活動時代謝

- 活動時代謝は，身体活動（physical activity：PA）により亢進するエネルギー代謝であり，身体活動には，運動のほかにも，歩行や家事，仕事などさまざまな日常の生活活動や姿勢の保持などの自発的活動などが含まれる．
- 活動時代謝は，総エネルギー消費量の約3割を占める（基礎代謝：約6割，DIT：約1割）が，アスリートや身体的負荷の大きい仕事の従事者などでは，総エネルギー消費量に占める活動時代謝の割合は増加する．
- 運動時など身体活動が高まる場合には，骨格筋では多量のエネルギーが必要になることから，アデノシン三リン酸（adenosine triphosphate：ATP）が多く消費され，無酸

[*3]「基礎代謝量基準値」については，付録「日本人の食事摂取基準（2025年版）」の❺（p.153）を参照．

●MEMO●
Harris-Benedict（ハリス・ベネディクト）の式（❸）は全体として過大評価の傾向にあることが報告されている．

●MEMO●
基礎代謝は測定条件が厳格であることから，臨床現場で測定するにはハードルが高い．

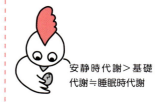
安静時代謝＞基礎代謝≒睡眠時代謝

 豆知識
生活活動など運動以外の身体活動に起因するエネルギー消費は，non-exercise activity thermogenesis（NEAT）とも呼ばれ，日常的にエネルギー消費を増加させるうえで重要な要因となる．

素代謝経路（クレアチンリン酸系，解糖系）および有酸素代謝経路を介してATPが供給される．
- クレアチンリン酸は高エネルギーリン酸結合を有することから，クレアチンとリン酸に分解される際にエネルギーを放出することでATPを産生し，強度の高い無酸素運動時にエネルギー源となる．
- 解糖系では，グルコースの嫌気的代謝によりATPを産生する．
- 有酸素代謝ではミトコンドリアにおけるクエン酸回路（TCA回路）および電子伝達系により，酸素を消費しながら，多量にATPを産生することで，長時間の運動時のエネルギーを産生する．
- 活動時のエネルギー消費量を表すために，エネルギー代謝率（RMR），動作強度（Af），メッツ（METs），身体活動レベル（PAL）などが用いられる．
- エネルギー代謝率（relative metabolic rate：RMR）は，身体活動に起因するエネルギー消費量を基礎代謝量の倍数として算出した値である．身体活動や運動によるエネルギー消費を表す単位として使用されている．
  - RMR＝（活動時のエネルギー消費量－安静時のエネルギー消費量）/基礎代謝量
    ＝活動時代謝量/基礎代謝量
  - RMRは体格，性，年齢が考慮された基礎代謝量をもとに算出するため，個人差が少なく，身体活動の強度を示す値として利用される．
- 動作強度（activity factor：Af）は，身体活動の強度を示す指標として，基礎代謝の倍数として示される．
  - Af＝活動時のエネルギー消費量/基礎代謝量

身体活動は強度と活動時間によりエネルギーの産生経路が違うんだ

5 メッツ（METs），身体活動レベル（PAL）

- メッツ（metabolic equivalents：METs）は，各種身体活動時の全エネルギー消費量が安静時のエネルギー消費量の何倍にあたるかを示す単位である（座位安静時は1メッツとなる）（❺，❻）．
- メッツとRMRのあいだには以下の関係が成り立つ．
  - RMR＝1.2×（メッツ－1）
  - メッツ＝RMR/1.2＋1
- 1単位は，安静状態を維持するための酸素消費量（3.5 mL/kg/分）として算出されている．
- 酸素消費量1 Lは，約5 kcalに相当することから，メッツの1単位では以下の式からエネルギー消費量を算出することができる．
  - エネルギー消費量（kcal）＝3.5（mL/kg/分）×0.005（kcal/mL）×体重（kg）×身体活動時間（分）
- または，メッツの値を用いることで，以下の換算式から各活動時のエネルギー消費量を算出することができる．
  - エネルギー消費量（kcal）＝メッツ×身体活動時間（時）×体重（kg）×1.05
- メッツに身体活動時間を乗じた活動量の単位として，「メッツ・時」が用いられる．
- 身体活動の強度を示す指標として用いられる身体活動レベル（physical activity level：PAL）は以下の式で求められる（❼）[*4]．
  - PAL＝1日の総エネルギー消費量/1日の基礎代謝量

6 食事誘発性熱産生

- 食事誘発性熱産生（diet-induced thermogenesis：DIT），または，特異動的作用（specific dynamic action：SDA）は，食事摂取にともなうエネルギー消費の増加であり，エネルギー消費量の約10％を占める．

豆知識

「健康づくりのための身体活動・運動ガイド2023」では，身体活動のなかに，生活活動，運動のほかに，座位行動（座位や臥位で行われる，エネルギー消費が1.5メッツ以下のすべての覚醒中の行動）という概念が新たに取り入れられており，座位行動（座りっぱなし）の時間が長くなりすぎないように注意することなどが示されている．

食事摂取基準では，身体活動レベルを推定するために，メッツが用いられているよ（❻）

[*4]「身体活動レベル（カテゴリー）別にみた活動内容と活動時間の代表例」については，付録「日本人の食事摂取基準（2025年版）」の ❻（p.154）を参照．

❺ 生活活動のメッツ表

メッツ	3メッツ以上の生活活動の例
3.0	普通歩行（平地，67 m/分，犬を連れて），電動アシスト付き自転車に乗る，家財道具の片付け，台所の手伝い，大工仕事，梱包，ギター演奏（立位）
3.3	カーペット掃き，フロア掃き，掃除機，身体の動きを伴うスポーツ観戦
3.5	歩行（平地，75～85 m/分，ほどほどの速さ，散歩など），楽に自転車に乗る（8.9 km/時），階段を下りる，軽い荷物運び，車の荷物の積み下ろし，荷づくり，モップがけ，床磨き，風呂掃除，庭の草むしり，車椅子を押す，スクーター（原付）・オートバイの運転
4.0	自転車に乗る（≒16 km/時未満，通勤），階段を上る（ゆっくり），動物と遊ぶ（歩く/走る，中強度），高齢者や障害者の介護（身支度，風呂，ベッドの乗り降り），屋根の雪下ろし
4.3	やや速歩（平地，やや速めに93 m/分），苗木の植栽，農作業（家畜に餌を与える）
4.5	耕作，家の修繕
5.0	かなり速歩（平地，速く＝107 m/分），動物と遊ぶ（歩く/走る，活発に）
5.5	シャベルで土や泥をすくう
5.8	こどもと遊ぶ（歩く/走る，活発に），家具・家財道具の移動・運搬
6.0	スコップで雪かきをする
7.8	農作業（干し草をまとめる，納屋の掃除）
8.0	運搬（重い荷物）
8.3	荷物を上の階へ運ぶ
8.8	階段を上る（速く）

メッツ	3メッツ未満の生活活動の例
1.8	立位（会話，電話，読書），皿洗い
2.0	ゆっくりした歩行（平地，非常に遅い＝53 m/分未満，散歩または家の中），料理や食材の準備（立位，座位），洗濯，こどもを抱えながら立つ，洗車・ワックスがけ
2.2	こどもと遊ぶ（座位，軽度）
2.3	ガーデニング（コンテナを使用する），動物の世話，ピアノの演奏
2.5	植物への水やり，こどもの世話，仕立て作業
2.8	ゆっくりした歩行（平地，遅い＝53 m/分），こども・動物と遊ぶ（立位，軽度）

（健康づくりのための身体活動・運動ガイド2023．厚生労働省；2024より）

- DITの値は，摂取する栄養素組成により異なる．たんぱく質を摂取した場合には約30％と高い値を示す．これに対して，糖質では約6％，脂質では約4％と低い値を示す（❽）．
- DITには，摂取した食物の消化，吸収，運搬，代謝などに必要なエネルギー，咀嚼などによる口腔内での感覚刺激だけでなく，とうがらしなどに含まれる辛味成分（カプサイシン）によって亢進する熱産生も含まれる．

● MEMO ●
DITの値は，栄養素組成以外にも多くの要因により変動する．

 豆知識
食物の消化・吸収・運搬などにかかわる熱産生は不可避的熱産生，感覚的な刺激やカプサイシンを介した熱産生は条件的熱産生とも呼ばれる．

2 エネルギー代謝の測定法

1 直接法，間接法

直接法
- 直接法は，エネルギー消費量を測定するために，身体から放出された熱（熱量）を直接測定する方法である．直接法を用いたエネルギー代謝測定では，外気と熱の交流を遮断した専用の測定室を必要とする．
- 直接法は，測定室内での活動や長時間の測定が可能であるという利点がある．その一方，運動時のエネルギー量を測定しにくいことや，大掛かりな機器を必要とすることなど，測定を実施するうえでの問題点もある．

間接法
- 間接法は，栄養素が代謝される過程で消費される酸素と産生される二酸化炭素の値か

 豆知識
代表的な直接法の測定機器は，Atwater-Rosa-Benedict human calorimeter（アトウォーター・ローザ・ベネディクト熱量計）である．

❻ 運動のメッツ表

メッツ	3メッツ以上の運動の例
3.0	ボウリング，バレーボール，社交ダンス（ワルツ，サンバ，タンゴ），ピラティス，太極拳
3.5	自転車エルゴメーター（30〜50ワット），体操（家で，軽・中等度），ゴルフ（手引きカートを使って）
3.8	ほどほどの強度で行う筋トレ（腕立て伏せ・腹筋運動）
4.0	卓球，パワーヨガ，ラジオ体操第1
4.3	やや速歩（平地，やや速めに＝93 m/分），ゴルフ（クラブを担いで運ぶ）
4.5	テニス（ダブルス），水中歩行（中等度），ラジオ体操第2
4.8	水泳（ゆっくりとした背泳）
5.0	かなり速歩（平地，速く＝107 m/分），野球，ソフトボール，サーフィン，バレエ（モダン，ジャズ），筋トレ（スクワット）
5.3	水泳（ゆっくりとした平泳ぎ），スキー，アクアビクス
5.5	バドミントン
6.0	ゆっくりとしたジョギング，ウェイトトレーニング（高強度，パワーリフティング，ボディビル），バスケットボール，水泳（のんびり泳ぐ）
6.5	山を登る（0〜4.1 kgの荷物を持って）
6.8	自転車エルゴメーター（90〜100ワット）
7.0	ジョギング，サッカー，スキー，スケート，ハンドボール
7.3	エアロビクス，テニス（シングルス），山を登る（約4.5〜9.0 kgの荷物を持って）
8.0	サイクリング（約20 km/時），激しい強度で行う筋トレ（腕立て伏せ・腹筋運動）
8.3	ランニング（134 m/分），水泳（クロール，ふつうの速さ，46 m/分未満），ラグビー
9.0	ランニング（139 m/分）
9.8	ランニング（161 m/分）
10.0	水泳（クロール，速い，69 m/分）
10.3	武道・武術（柔道，柔術，空手，キックボクシング，テコンドー）
11.0	ランニング（188 m/分），自転車エルゴメーター（161〜200ワット）

メッツ	3メッツ未満の運動の例
2.3	ストレッチング
2.5	ヨガ，ビリヤード
2.8	座って行うラジオ体操，楽な強度で行う筋トレ（腹筋運動）

（健康づくりのための身体活動・運動ガイド2023．厚生労働省；2024より）

❼ 年齢区分および身体活動レベル（カテゴリー）別の身体活動レベル基準値（男女共通）

身体活動レベル	低い	ふつう	高い
1〜2（歳）	―	1.35	―
3〜5（歳）	―	1.45	―
6〜7（歳）	1.35	1.55	1.75
8〜9（歳）	1.40	1.60	1.80
10〜11（歳）	1.45	1.65	1.85
12〜14（歳）	1.50	1.70	1.90
15〜17（歳）	1.55	1.75	1.95
18〜29（歳）	1.50	1.75	2.00
30〜49（歳）	1.50	1.75	2.00
50〜64（歳）	1.50	1.75	2.00
65〜74（歳）	1.50	1.70	1.90
75以上（歳）	1.40	1.70	―

（日本人の食事摂取基準（2025年版）．策定検討会報告書．令和6年10月より）

❽ 各栄養素摂取時の食事誘発性熱産生

	糖質	脂質	たんぱく質
食事誘発性熱産生（DIT）	約6%	約4%	約30%

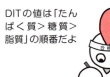

DITの値は「たんぱく質＞糖質＞脂質」の順番だよ

❾ Weirの計算式を用いたエネルギー消費量の算定

Weirの公式	3.941×VO₂[L]＋1.106×VCO₂[L]－2.17×尿中窒素排泄量[g]
Weirの変式	3.9×VO₂[L]＋1.1×VCO₂[L]

らエネルギー消費量を間接的に評価する方法である．
- 炭水化物と脂質は最終的に二酸化炭素と水にまで分解されることから，間接法では，一定時間内に測定した酸素の消費量（VO₂）と二酸化炭素の排泄量（VCO₂）からエネルギー消費量を算出する．
- たんぱく質は重量のうち約16％が窒素であり，VO₂とVCO₂に加えて，尿中に排泄された窒素化合物のもつエネルギーを差し引くことで，エネルギー消費量をより正確に推定することができる．
- エネルギー消費量の算定には，Weir（ウェイアー）の計算式（公式）が広く用いられている（❾）．
- 炭水化物，脂質と比較してたんぱく質は，エネルギー摂取に占める割合が安定していることから，たんぱく質の占める割合を12.5％と仮定した場合には，Weirの変式によってもエネルギー消費量を算出することができる．
- 間接法では，VO₂とVCO₂の値から，体内で利用されている栄養素の組成を推定することができる（呼吸商）．

●MEMO●
直接法と間接法の測定結果のあいだには大きな差異を認めないことから，現在は間接法が主に用いられている．

2　呼気ガス分析

- 間接法では呼気ガスを分析することでエネルギー消費量を算出するが，呼気ガス分析には複数の測定法があり，専用のマスクなどを着用した状態で呼気をリアルタイムで分析するための代謝測定装置を用いた方法や簡易熱量計を用いた測定，一定期間の呼気を専用のバッグに収集した後に分析器で解析するダグラスバッグ法などがある（❿-A，B）．
- このほかにも，ヒューマンカロリーメーター（またはメタボリックチャンバー）と呼ばれる，専用のエネルギー代謝測定室を用いることで日常生活を送りながらエネルギー消費を測定する方法がある（❿-C）．
- 代謝測定器を用いた測定では，マスクや専用のフードを装着することで，呼気中のVO₂とVCO₂をリアルタイムに測定することができる．
- これに対して，簡易熱量計のなかには酸素消費量[*5]のみを測定する機器があり，この場合には二酸化炭素の値を算出できないため，呼吸商の評価はできない．
- 簡易熱量計では，酸素消費量の値のみを用いてエネルギー消費を概算する．
- ダグラスバッグ法では，呼気を専用の袋に回収することで，呼気中の酸素濃度と二酸化炭素濃度より，酸素消費量や二酸化炭素排泄量を測定し，エネルギー消費量を評価する．
- ダグラスバッグ法では，安静時や活動時のエネルギー消費量を測定することができるが，袋に収集した呼気を分析するため，得られる測定値は測定期間の平均値となる．
- マスクやフードを着用する測定法では活動が制限されるため，測定条件が日常とは乖離しやすく，長時間の測定が困難となる．
- ヒューマンカロリーメーターでは，活動が制限されないことから，さまざまな状況を想定したエネルギー消費量の測定が可能であるが，専用の設備（部屋）が必要となる．

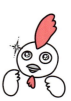

呼気を分析すれば，エネルギー消費量と体内で利用されている栄養素が推定できるんだ

[*5] 酸素消費量1Lは約5kcalに相当する．

●MEMO●
携帯可能な簡易熱量計は，研究室外の広い分野におけるエネルギー消費測定に活用されている．

●MEMO●
ダグラスバッグ法でも測定期間中の尿中窒素排泄量を測定することで，より正確な測定結果を得ることができる．

3　呼吸商，非たんぱく質呼吸商

呼吸商

- 呼吸商（respiratory quotient：RQ）は，体内で栄養素が燃焼される際の二酸化炭素の排泄量と酸素の消費量の体積比であり，この値から基質の燃焼比を評価することがで

ヒューマンカロリーメーターは機器が高額のため，限られた施設にのみ設置

A　ダグラスバッグ法
換気マスク
蛇管
コック
ダグラスバッグ

B　リアルタイム測定装置
（呼気ガス代謝モニターCpex-1）
（インターリハ株式会社日本より）

C　ヒューマンカロリーメーター
（FUJIヒューマンカロリーメーター）
（富士医科産業株式会社より）

❿ エネルギー消費量の測定方法（間接法）

●MEMO●
ヒューマンカロリーメーターの中にはベッドやトイレなども設置されており，基礎代謝，安静時代謝，睡眠時代謝，食事誘発性熱産生，活動時代謝などさまざまな測定ができる．

きる．
- ●RQ＝CO_2排泄量/O_2消費量
- ●RQの値は栄養素により異なり，RQの値が1に近い場合には糖質が主に生体利用されており，0.7に近い場合には脂質が主に利用されていることを示す．
- ●標準的な食事を摂取した場合には，RQの値は0.8付近となる．
- ●各栄養素摂取時におけるRQの値は以下の通りである．
  - ●糖質の利用（例：グルコース）：$C_6H_{12}O_6 + 6\,O_2 \rightarrow 6\,CO_2 + 6\,H_2O +$ エネルギー
    RQ＝$6\,CO_2/6\,O_2 = 1.0$
  - ●脂質の利用（例：トリステアリン）：$C_{57}H_{110}O_6 + 81.5\,O_2 \rightarrow 57\,CO_2 + 55\,H_2O +$ エネルギー
    RQ＝$57\,CO_2/81.5\,O_2 \fallingdotseq 0.7$
  - ●たんぱく質については，窒素1gあたり酸素5.92 Lが消費され，二酸化炭素4.75 Lが排泄される．
    RQ$\fallingdotseq 0.8$

非たんぱく質呼吸商

- ●RQは二酸化炭素と酸素の体積比であるが，たんぱく質の燃焼に起因する酸素の消費量と二酸化炭素の排泄量を計算することで，非たんぱく質呼吸商（non protein RQ：NPRQ）を算出することができる（⓫）．
- ●摂取した窒素のほとんどはたんぱく質に由来することから，一定期間に排泄された尿中の窒素量からたんぱく質の燃焼量を算出することができる（たんぱく質燃焼量＝窒素量×6.25）[6]．これは，「尿中に排泄された窒素1g＝6.25gのたんぱく質が生体燃焼」の関係が成り立つためである．
- ●NPRQの値をもとに，糖質と脂質の燃焼割合および酸素1Lあたりの発生熱量を求めることがきる．
  - ●NPRQ＝全CO_2排泄量－たんぱく質の燃焼によるCO_2排泄量（尿中窒素量×4.75）/全O_2消費量－たんぱく質の燃焼によるO_2消費量（尿中窒素量×5.92）

●MEMO●
激しい身体活動の際にはRQは1.0に近い値となる．反対に，長時間の活動ではRQは低下する．

[6] 窒素1gは，たんぱく質6.25gの燃焼に相当し，この際に酸素5.92 Lが消費され，二酸化炭素4.75 Lが排泄される．

●MEMO●
たとえばNPRQが0.73の場合には，燃焼割合は糖質が8.4％，脂質が91.6％であり，酸素消費量1Lあたりの発生熱量は4.714 kcalとなる．

⓫ 非たんぱく質呼吸商（NPRQ）

NPRQ	分解割合 糖質(%)	分解割合 脂質(%)	酸素1Lあたりの発生熱量(kcal)	NPRQ	分解割合 糖質(%)	分解割合 脂質(%)	酸素1Lあたりの発生熱量(kcal)
0.707	0.00	100	4.686	0.86	54.1	45.9	4.875
0.71	1.10	98.9	4.690	0.87	57.5	42.5	4.887
0.72	4.76	95.2	4.702	0.88	60.8	39.2	4.899
0.73	8.40	91.6	4.714	0.89	64.2	35.8	4.911
0.74	12.0	88.0	4.727	0.90	67.5	32.5	4.924
0.75	15.6	84.4	4.739	0.91	70.8	29.2	4.936
0.76	19.2	80.8	4.751	0.92	74.1	25.9	4.948
0.77	22.8	77.2	4.764	0.93	77.4	22.6	4.961
0.78	26.3	73.7	4.776	0.94	80.7	19.3	4.973
0.79	29.9	70.1	4.788	0.95	84.0	16.0	4.985
0.8	33.4	66.6	4.801	0.96	87.2	12.8	4.998
0.81	36.9	63.1	4.813	0.97	90.4	9.58	5.010
0.82	40.3	59.7	4.825	0.98	93.6	6.37	5.022
0.83	43.8	56.2	4.838	0.99	96.8	3.18	5.035
0.84	47.2	52.8	4.850	1.00	100.0	0.00	5.047
0.85	50.7	49.3	4.862				

（Zuntz-Schumburg-Luskによる）

4 二重標識水法

- 二重標識水（doubly labeled water：DLW）法とは，水素と酸素の安定同位体を用いることで，エネルギー消費量を測定する方法である．
- 自然界に存在する水の大部分は，$^1H_2^{16}O$であるが，水素の安定同位体である^2Hと酸素の安定同位体である^{18}Oを用いて二重に標識した水であるDLW（$^2H_2^{18}O$）を用いることで，エネルギー消費量を高い精度で測定することができる（⓬）．
- DLWを経口投与することで体内の安定同位体比を高い状態にし，尿中に排泄される安定同位体を測定することで生体におけるエネルギー消費量を算出する（⓭）．
- 体内で安定同位体の存在比（$^2H/^1H$，$^{18}O/^{16}O$）が平衡状態に達した後，体外に水分（$^2H_2^{18}O$）と二酸化炭素（$C^{18}O_2$）として排泄されるため，各同位体比は経時的に減少する．
- 水素は水分（尿や汗）としてのみ，酸素は水分と二酸化炭素として排泄されることから，^{18}Oの減少率が^2Hよりも大きくなり，両安定同位体の減少速度の違いから，一定期間に排泄された二酸化炭素の量を査定することができる．
- 身体活動レベルが高くなれば二酸化炭素の排泄量が高くなることから，間接的にエネルギー消費量を知ることができる．
- DLW法は，活動の制限がなく，精度が高い方法であることから，「日本人の食事摂取基準（2025年版）」におけるエネルギー必要量の策定にも用いられている．
- 同位体の存在比が低下するまでの期間（1〜2週間程度）の平均のエネルギー消費を算出する方法であることから，短期間の測定には向かない．
- 人体への負担も少ないことから，年齢を問わず用いることができる．

3 生体利用エネルギー

- 生体が外界から摂取するエネルギーは，生命機能の維持や身体活動に利用され，その

豆知識
DLW法はアメリカやカナダの食事摂取基準でも採用されている精度の高い方法である．

●MEMO●
DLW法は二重標識水が高価であり，分析機器が必要であることから，医療現場などで使用されるケースは少ない．

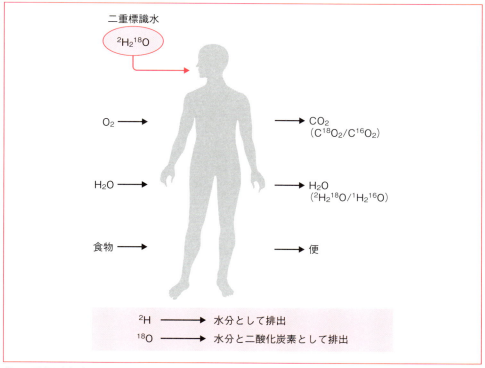

⓬ 二重標識水法の概要
(国立研究開発法人 医薬基盤・健康・栄養研究所監修. 奥 恒行, 柴田克己編. 健康・栄養科学シリーズ. 基礎栄養学, 改訂第2版. 南江堂；2005をもとに作成)

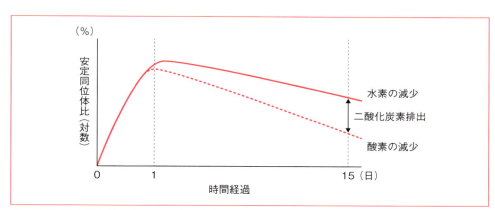

⓭ 二重標識水投与後における尿中の安定同位体比の変化
(日本栄養・食糧学会編. 栄養・食糧学データハンドブック. 同文書院；2006をもとに作成)

多くは最終的に熱として身体から放出される.
- 熱量の国際的単位はジュール(J)であるが,栄養学ではエネルギーの単位としてカロリー(cal)が用いられることが多い.
- 1 calは,1 gの水の温度を1気圧下で1℃上昇させるのに要する熱量(エネルギー量)に由来する.
- ジュールとカロリーの関係は,以下の換算式の通りである.
  - 換算式：1 kcal = 4.184 kJ

1 物理的燃焼値, 生理的燃焼値

- 炭水化物,脂質,たんぱく質のもつエネルギーには,物理的燃焼値と生理的燃焼値の2つの側面がある(⓮).
- 物理的燃焼値は,ボンベ熱量計(bomb calorimeter)を用いて,1 gの栄養素を完全に燃焼させた場合に生じるエネルギーの値である.炭水化物では4.10 kcal/g,脂質で

●MEMO●
1 kcalは,1 kgの水の温度を1℃上昇させるのに要するエネルギー量である.

 豆知識
「日本食品標準成分表」では,kcalとkJの両方の値が用いられている.

⓮ 物理的燃焼値と生理的燃焼値

	炭水化物	脂質	たんぱく質
物理的燃焼値（kcal/g）	4.10	9.45	5.65
生理的燃焼値（kcal/g）	4	9	4

⓯ 臓器別のエネルギー代謝

臓器・組織	重量（kg）	エネルギー代謝量（kcal/kg/日）	割合（％）
全身	70.0	24.0	100
脳	1.4	240.0	20
肝臓	1.8	200.0	21
腎臓	0.31	440.0	8
心臓	0.33	440.0	9
骨格筋	28.0	13.0	22
脂肪組織	15.0	4.5	4
その他	23.16	12.0	16

※体重70 kg，体脂肪率が約20％の男性を想定．
（Gallagher D, et al. Organ-tissue mass measurement allows modeling of REE and metabolically active tissue mass. Am J Physiol 1998；275：E249-58および国立研究開発法人 医薬基盤・健康・栄養研究所監修．奥 恒行，柴田克己編．健康・栄養科学シリーズ．基礎栄養学，改訂第2版．南江堂；2005をもとに作成）

脂質は，エネルギー産生栄養素のなかで最もエネルギー密度（kcal/g）が高いんだ

たんぱく質は，エネルギー産生栄養素のなかで2つの燃焼値の差が最も大きい！

は9.45 kcal/g，たんぱく質では5.65 kcal/gとなる．

- 生理的燃焼値は，生体利用可能なエネルギーの値である．炭水化物と脂質については消化・吸収の影響が加味され，たんぱく質は消化・吸収に加えて窒素化合物の尿中への排泄によるエネルギー損失の影響が加味されている．
- アトウォーターは，各栄養素の生理的燃焼値を，炭水化物は4 kcal/g，脂質は9 kcal/g，たんぱく質は4 kcal/gとして定め，アトウォーターのエネルギー換算係数（アトウォーター係数）として用いられている．
- このように，生理的燃焼値は物理的燃焼値よりも小さな値となり，たんぱく質は，平均的な消化・吸収率が低いこと，未利用の窒素化合物が尿中に排泄されることなどから，炭水化物，脂質と比較して，物理的燃焼値（5.65 kcal/g）と生理的燃焼値（4 kcal/g）の差が最も大きくなる．
- 日本食品標準成分表では，各食品のエネルギー量は，可食部100 gあたりに含まれるエネルギー産生成分をもとに，各成分のエネルギー換算係数を乗じて算出されている[*7]．適用すべきエネルギー換算係数が明らかでない食品については，アトウォーター係数が用いられている．

2　臓器別エネルギー代謝

- 臓器別のエネルギー代謝量について⓯に示した．

脳

- 成人の脳は総重量1.4 kg程度であるが，全身の情報を統括する代謝臓器であることから，脳におけるエネルギー代謝量は高く，全身で消費されるエネルギーの約20％を占める．
- 脳の主要なエネルギー基質はグルコースであるが，絶食時などはケトン体をエネルギー源として利用する．

肝臓，腎臓，心臓

- 肝臓の単位重量あたりのエネルギー消費は200 kcal/kg/日であるが，臓器重量が多いこともあり，全身のエネルギー代謝の約20％を占める．
- 肝臓のはたらきは栄養素の代謝と貯蔵に加え，解毒，胆汁の産生など多岐にわたる．

[*7] 「日本食品標準成分表（八訂）増補2023年」では，食品のエネルギー値は原則として，可食部100 gあたりのアミノ酸組成によるたんぱく質，脂肪酸のトリアシルグリセロール当量，利用可能炭水化物（単糖当量），食物繊維総量，糖アルコール，有機酸およびアルコールの量（g）に各成分のエネルギー換算係数を乗じて，100 gあたりのkJおよびkcalを算出している．

● MEMO ●
食品のエネルギー量は，同じ食品であっても種類や部位，調理工程によって変動する．

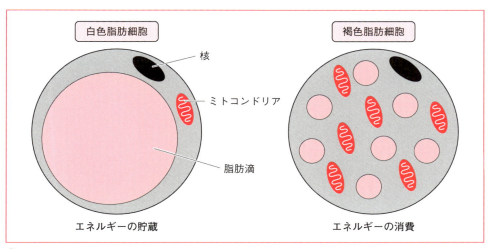

⑯ 白色脂肪細胞と褐色脂肪細胞

- 心臓や腎臓は肝臓と比較して小さな臓器ではあるが，心臓は血液を全身に送り出し，腎臓は血液中の不要な成分を濾過し尿として排泄する重要な臓器であり，単位重量あたりのエネルギー消費が特に高い（440 kcal/kg/日）．

筋　肉

- 骨格筋の単位重量あたりのエネルギー消費は，脳や肝臓，腎臓，心臓などと比べて高くはない．しかし，体重の40％程度を占めるほど臓器重量が多いことから，全身のエネルギー代謝の約20％を占める．
- 運動時には骨格筋におけるエネルギー必要量が高まることから，安静時と比較してエネルギー消費量は増加する．
- 骨格筋では，無酸素代謝経路（嫌気的代謝）と有酸素代謝経路（好気的代謝）によってエネルギーが供給される．
- 骨格筋は，白筋（速筋）と赤筋（遅筋）に大きく分類される．白筋はミトコンドリアが少なく，解糖系を中心とした代謝によりエネルギーを供給する．一方，赤筋はミトコンドリアが多く，酸化的リン酸化を中心とした代謝によりエネルギーを供給する．

脂肪組織

- 脂肪組織を構成する白色脂肪細胞は余剰のエネルギーをトリグリセリド（トリアシルグリセロール，中性脂肪）として貯蔵し，絶食時などにはトリグリセリドを分解することで，全身にエネルギーを供給する．
- 脂肪組織は体重に占める割合が比較的に多い組織であり，栄養状態や代謝状態により，組織重量が変動する．
- 脂肪組織のエネルギー代謝に占める割合は他の代謝臓器と比較して低く，エネルギー代謝量の低い組織であることから，同じ体重であっても体脂肪率の高い人では，エネルギー消費は低くなる．
- 脂肪組織は主に皮下脂肪と内臓脂肪に大別され，慢性的な運動不足や過食などにともなう内臓脂肪の過度の蓄積は，代謝異常の原因となる．
- 脂肪組織には，白色脂肪組織のほかにも褐色脂肪組織があり，褐色脂肪組織を構成する褐色脂肪細胞はミトコンドリアを多量に含み，特異的に発現する脱共役たんぱく質であるuncoupling protein 1（UCP1）を介して，酸化的リン酸化を脱共役させることで，エネルギーを熱に変換する．
- 白色脂肪組織がエネルギーの貯蔵に重要であるのに対し，褐色脂肪組織はエネルギーを熱として散逸することから，エネルギーの消費や寒冷時の体温維持などにおいて重要な役割を果たす（⑯）．

●MEMO●
運動時には，心拍数が増加するため，心臓におけるエネルギー消費量も高まる．

 豆知識
脂質はエネルギー密度が他の栄養素と比較して高いことから，貯蔵エネルギーとして優れる．

 最新の研究情報
白色脂肪細胞，褐色脂肪細胞のほかに，ベージュ脂肪細胞（あるいは，ブライト脂肪細胞）と呼ばれる脂肪細胞の存在が報告されている．

同じ脂肪でも白色脂肪と褐色脂肪とでは役割が異なるんだ

参考文献

・日本人の食事摂取基準（2025年版）. 策定検討会報告書. 令和6年10月.
・日本食品標準成分表（八訂）増補2023年. 文部科学省 科学技術・学術審議会 資源調査分科会 報告. 令和5年4月.
・健康づくりのための身体活動・運動ガイド2023. 厚生労働省；2024.
・国立研究開発法人 医薬基盤・健康・栄養研究所監修. 奥 恒行, 柴田克己編. 健康・栄養科学シリーズ. 基礎栄養学, 改訂第2版. 南江堂；2005.
・日本栄養・食糧学会編. 栄養・食糧学データハンドブック. 同文書院；2006.
・田地陽一編. 栄養科学イラストレイテッド 基礎栄養学, 第4版. 羊土社；2020.
・瀧本知憲, 仲佐輝子編. 新 食品栄養科学シリーズ. 基礎栄養学, 第4版. 化学同人；2015.
・佐々木努編著. エッセンシャル栄養化学. 講談社サイエンティフィク；2021.
・中村丁次 代表著者. 系統看護学講座. 専門基礎分野 人体の構造と機能3 栄養学, 第13版. 医学書院；2023.

カコモン に挑戦 ‼

◆ 第37回-81

非たんぱく質呼吸商を求めるために呼気分析を行い, 以下の結果を得た. 酸素消費量A（L：リットル）, 二酸化炭素排出量B（L）, たんぱく質の燃焼による酸素消費量C（L）, たんぱく質の燃焼による二酸化炭素排出量D（L）. 非たんぱく質呼吸商を求めるための計算式として, 最も適当なのはどれか. 1つ選べ.

(1) B/A
(2) (B-D)/(A-C)
(3) (B+D)/(A+C)
(4) (A-C)/(B-D)
(5) (A+C)/(B+D)

◆ 第37回-80

基礎代謝量に関する記述である. 最も適当なのはどれか. 1つ選べ.

(1) 同じ体重の場合, 体脂肪量が多いほど高くなる.
(2) 体表面積が大きいほど低くなる.
(3) 体重当たりの基礎代謝量は, 加齢とともに高くなる.
(4) 発熱に伴い低くなる.
(5) 低栄養状態で低くなる.

◆ 第36回-81

エネルギー代謝に関する記述である. 最も適当なのはどれか. 1つ選べ.

(1) 1日当たりのエネルギー消費量は, 基礎代謝より食事誘発性熱産生（DIT）によるものが多い.
(2) 食事誘発性熱産生（DIT）量は, 糖質で100 kcalを摂取した時より, たんぱく質で100 kcalを摂取した時の方が多い.
(3) 食事誘発性熱産生（DIT）により発生したエネルギーは, 筋肉の運動に利用される.
(4) 安静時における単位重量当たりのエネルギー消費量は, 骨格筋より脂肪組織が多い.
(5) 単位重量当たりに産生される熱エネルギー量は, 褐色脂肪組織より白色脂肪組織が多い.

解答&解説

◆ 第37回-81　正解（2）

解説
呼吸商は（1）のようにCO_2とO_2の体積比であるが, たんぱく質の燃焼に起因するO_2の消費量とCO_2の排泄量を計算することで, （2）のように非たんぱく質呼吸商を算出することができる.

◆ 第37回-80　正解（5）

正文を提示し, 解説とする.
(1) 同じ体重の場合, 体脂肪量が多いほど低くなる.
(2) 体表面積が大きいほど高くなる.
(3) 体重当たりの基礎代謝量は, 加齢とともに低くなる.
(4) 発熱に伴い高くなる.
(5) ○

◆ 第36回-81　正解（2）

正文を提示し, 解説とする.
(1) 1日当たりのエネルギー消費量は, 食事誘発性熱産生（DIT）より基礎代謝によるものが多い.
(2) ○
(3) 食事誘発性熱産生（DIT）により発生したエネルギーは, 筋肉の運動に利用されない.
(4) 安静時における単位重量当たりのエネルギー消費量は, 骨格筋より脂肪組織が少ない.
(5) 単位重量当たりに産生される熱エネルギー量は, 褐色脂肪組織より白色脂肪組織が少ない.

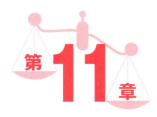

第11章 基礎栄養学の理解を深めるための生化学

- 基礎栄養学で展開する内容の多くは，生化学的根拠に基づいていることを理解する
- 基礎栄養学で取り扱う各種現象を生化学的に説明できるようになる

- 獲得したエネルギーはATPに変換され，多くの生体活動に利用される．
- 酵素は主にたんぱく質で立体的に構成されているため，基質特異性，失活，至適条件など数多くの特徴をもち，各代謝に適した配置がなされている．
- グルコースの代謝経路として有名な解糖系には他の単糖も流入できる．その後，限られた物質のみがミトコンドリア内膜を通過できる．
- 糖新生はピルビン酸などを出発点としてグルコースを生成する経路であるが，不可逆酵素の存在により，解糖系を逆行するわけではない．
- 三大栄養素はすべてクエン酸回路へ流入するが，流入地点が異なるためにそれぞれ特徴をもっている．

1 ATPの役割

- ATPはアデニン（塩基）とリボース（糖）および3つのリン酸から成り，リン酸どうしは陰電荷が反発しあい，通常よりも結合に大きなエネルギーを必要とする．この結合を「高エネルギーリン酸結合」と呼び，AMPに1つ目のリン酸が結合するには6.6 kcal/mol必要で，ADPにさらにリン酸が結合するには7.3 kcal/mol必要になる（❶）．
- 高エネルギーリン酸結合は，1つのリン酸を結合，分離するだけで多くのエネルギーを吸収・付与できる．そのため，生体はエネルギーのやりとりの多くをATPに集約している．
- このATPの特徴は社会生活における通貨の役割に類似しているため，ATPは「生体内におけるエネルギー通貨」と呼ばれる（❷）．

●MEMO●
ATPはアデノシン三リン酸の略号である．生体のエネルギー獲得には，ほかにグアニン塩基を用いたグアノシン三リン酸（GTP）も利用される．ATPとGTPは相互変換が可能であり，エネルギー量は等価と考えてよい．

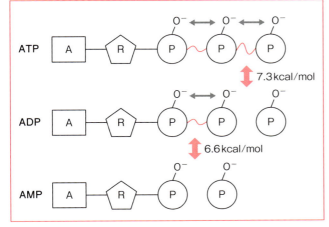

❶ ATPの概念的構造
赤波線：高エネルギーリン酸結合．

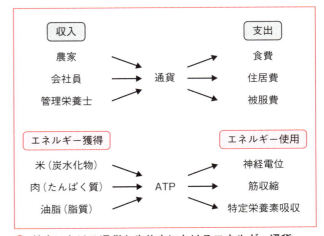

❷ 社会における通貨と生体内におけるエネルギー通貨

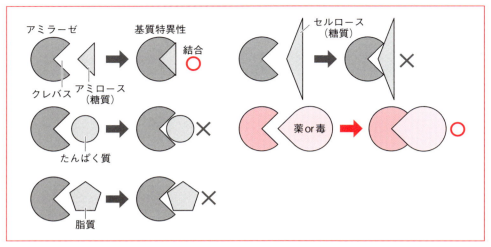

❸ 酵素（例：アミラーゼ）の基質特異性

- 三大栄養素の共通点は，摂取するとエネルギーが得られることである．つまり，三大栄養素のどれを食べても高エネルギーリン酸結合に変換される．たとえるならば，社会においてどのようなはたらき方をしても報酬として通貨を得ることと類似している（❷）．
- 神経活動や筋収縮をはじめ，生体における活動の多くはATPのリン酸結合からエネルギーを取り出す．たとえるならば，はたらいて得た通貨を食費，住居費，被服費などにあてて生活することと類似している（❷）．
- 食事の第一の意義であるエネルギーの獲得とは，すなわち高エネルギーリン酸結合の原資を摂取することである．

2 酵素

- 酵素とは生体内の化学反応を促進させる物質であり，主にたんぱく質で構成されている．生体内の代謝において不可欠な分子であるため，十分な理解が必要になる．

基質特異性

- 酵素を立体的にとらえるには，独特な形（穴があいている球体）を想像するとよい．この穴をクレバスと呼び，その奥に活性部位と呼ばれる，基質を生成物に変換する場所がある．二次元図でたとえると，三角形の穴があいているとして，円や五角形ではクレバスに入れず，活性部位に届かない．また，同じ三角形でも角度が異なればクレバスに入れない（❸）．
- まれにクレバスの形に添ったまったく別の物質が存在する．これらは酵素の阻害剤としてはたらき，ヒトの益になるものを薬，不利益になるものを毒と呼ぶ（❸）．
- 基質を生成物に変換するには，クレバスの形と基質の形が一致する必要があるため，基本的に1つの酵素は1つの基質を生成物に変換する能力しかもっていない．この特徴を「基質特異性」と呼ぶ．そのため，数多くの基質が登場する基礎栄養学では，数多くの酵素が登場する．

至適pH，至適温度

- 唾液のアミラーゼが胃内で作用せず，胃液のペプシンが小腸内で作用しないのは，酵素がたんぱく質でできていてpHが変化すると歪んでクレバスの形が変わるためである．そのため，各酵素はクレバスの形が安定するpHが決まっており，その付近で最大活性を示す．このpHのことを「至適pH」という．
- 酵素はpHの制約だけでなく温度の制約も受け，最も活性化される温度を「至適温度」という．さらに至適温度を超えて加熱すると酵素たんぱく質が変性し，クレバスの形が歪んで活性がなくなる．これを「失活」という．

 豆知識

1つの酵素が複数の基質を変換する例外として，エイコサノイドの代謝酵素が有名である．Δ6不飽和化酵素は，α-リノレン酸を基質としてステアリドン酸を生成するが，リノール酸を基質とした場合，γ-リノレン酸を生成する．

● MEMO ●

ペプシンやトリプシンなどのたんぱく質分解酵素はpHの変化を利用している．細胞内ではペプシノーゲン，トリプシノーゲンなどの活性をもたない状態で合成し，自らが分解されないようにしている．消化管内へ分泌され胃液や膵液などにさらされると，たんぱく質分解活性をもつペプシン，トリプシンへ変化する．

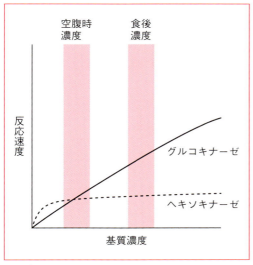

❹ グルコキナーゼとヘキソキナーゼの基質濃度と反応速度

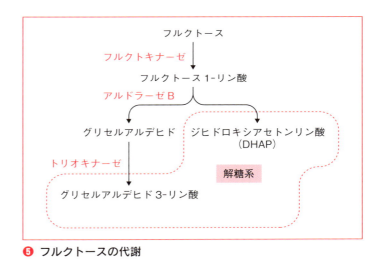

❺ フルクトースの代謝

- 焼きいもを甘く調理するには，さつまいもに含まれるβ-アミラーゼの至適温度60〜70℃を長時間維持し，多くの麦芽糖（マルトース）を生成させる必要がある．電子レンジによる調理ではすみやかに加熱されるため，さつまいものβ-アミラーゼは即座に失活し麦芽糖の少ないふかしいもができあがる．

反応速度，親和性

- 酵素の能力は，基質変換の速さと基質との結合しやすさで決められる．前者を「反応速度」，後者を「親和性」と呼ぶ．両者の違いは，解糖系の第一酵素を例にあげるとわかりやすい．
- 解糖系の第一酵素であるグルコキナーゼとヘキソキナーゼは，いずれも細胞内のグルコースをグルコース6-リン酸に変換する酵素である．反応速度の極大値はヘキソキナーゼに比べてグルコキナーゼのほうが高いが，基質の濃度が薄くなる（空腹時濃度よりも低下する）と逆転する（❹）．
- ヘキソキナーゼはヒトのほぼすべての細胞に存在し，血糖値低下の影響を極力受けずに解糖を開始できる．一方，グルコキナーゼは肝臓と膵臓の細胞に存在し，きわめて高い反応速度により，食後に増加した血糖をすみやかにグルコース6-リン酸に変換して血糖値を下げるはたらきをする．このように同じ基質を同じ生成物に変換する酵素も反応速度や親和性の違いから明確に役割が異なる．

3　解糖系とクエン酸回路

単糖別の解糖系への合流と解糖系で得られるエネルギー

- 解糖系は細胞にとって最も基本的なATP獲得経路であり，グルコースを分解してエネルギーを得ながらピルビン酸または乳酸に変換する．
- われわれが摂取する食物を構成する単糖はグルコース以外にもフルクトース，ガラクトースなどさまざまあるが，糖からのエネルギー獲得経路は解糖系に限られる．グルコース以外の単糖も，それぞれ変換されて解糖系のいずれかに流入する．
- 最も身近な甘味料として摂取される砂糖はグルコースとフルクトースから成る二糖類である．砂糖の半分を占めるフルクトースは，主に肝臓のフルクトキナーゼによりフルクトース1-リン酸に変換される．その後，アルドラーゼBによりジヒドロキシアセトンリン酸（DHAP）とグリセルアルデヒドになる．DHAPは直接解糖系に入り，グリセルアルデヒドは肝臓のトリオキナーゼにより，グリセルアルデヒド3-リン酸になり解糖系に入る（❺）．

●MEMO●
米，小麦，とうもろこし，いも，キャッサバなどの穀物・いも類の有する高分子多糖は，消化されるとすべてグルコースになる．構成単糖がグルコースでない多糖は野菜のフラクタンやこんにゃくのマンナンなどがあるが，いずれもほとんど消化吸収されない．

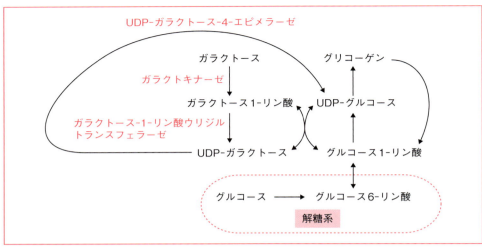

❻ ガラクトースの代謝

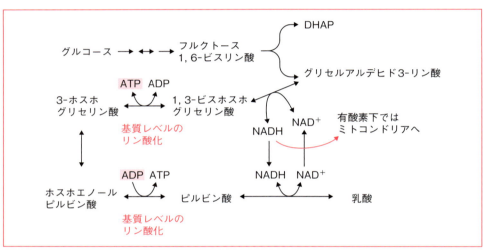

❼ 解糖系のエネルギー獲得の概略

- 乳製品などに含まれる乳糖はグルコースとガラクトースから成る二糖類である．乳糖の半分を占めるガラクトースは，ガラクトキナーゼによりガラクトース1-リン酸に変換される．その後，ガラクトース-1-リン酸ウリジルトランスフェラーゼによりUDP-ガラクトースになり，UDP-ガラクトース-4-エピメラーゼがUDP-ガラクトースをUDP-グルコースに異性化する．UDP-グルコースからグリコーゲンを経て解糖系に向かう（❻）．

解糖系のエネルギー獲得（❼）

- 解糖系へ流入した糖はピルビン酸に変換される過程で，ATPとNADHという2種類のエネルギーを発生させる．
- 1,3-ビスホスホグリセリン酸から3-ホスホグリセリン酸に変換される過程およびホスホエノールピルビン酸からピルビン酸に変換される過程ではADPをATPに変換する．この直接ATPが得られる過程を「基質レベルのリン酸化」と呼ぶ．
- グリセルアルデヒド3-リン酸から1,3-ビスホスホグリセリン酸に変換される過程で，補酵素であるNAD$^+$をNADHに変換する．このNADHは電子伝達系でATPを産生する酸化的リン酸化の過程でNAD$^+$に戻される．つまりNADHは高エネルギーであるが，解糖系のみではATPを生成できない．
- 解糖系により，糖がピルビン酸に変換された後，酸素の有無により変換経路が大きく異なる．

豆知識

乳糖はガラクトースとグルコースがβ-1,4-グリコシド結合した二糖であり，小腸のラクターゼによって消化される．ラクターゼは基本的にすべての乳児で豊富に発現しているが，離乳後に減少する．成人のラクターゼ発現量は人種，環境のみならず個人差も強く影響する．ラクターゼの低発現は乳糖不耐症を誘発し，乳糖摂取により下痢などを発症する．

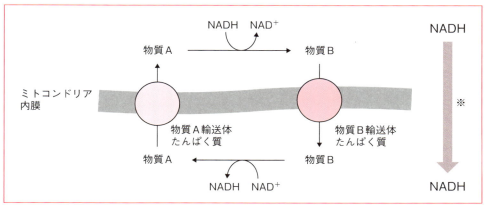

❽ シャトルシステムの概念図
※NADHはミトコンドリア内膜を通過できないが，各種物質を介してエネルギーだけ通過させる．

- 無酸素下では電子伝達系およびクエン酸回路が作動しないため，解糖系で生成したNADHをNAD⁺に戻せない．NAD⁺が枯渇するとグリセルアルデヒド3-リン酸を1,3-ビスホスホグリセリン酸に変換できない．基質レベルのリン酸化は，この下流にあるため，解糖系でいっさいATPが生成できなくなる．
- ピルビン酸から乳酸へ変換する場合は，NADHを補酵素としてNAD⁺が生成される．このため無酸素下では，せっかく得られた高エネルギーのNADHからATPを生成することなくNAD⁺に変換し，上述の枯渇分を補填する．

ピルビン酸と還元物質のミトコンドリア内膜通過および炭素の処理

- 有酸素下では電子伝達系によりNADHが消費されNAD⁺を得られるため，ピルビン酸は乳酸に変換されることなくクエン酸回路へ流入する．
- 解糖系は細胞質基質に存在し，クエン酸回路はミトコンドリアのマトリックスに存在する．両者のあいだにはミトコンドリアの膜が存在し，特にミトコンドリア内膜は緻密で特定の低分子しか通過できない．
- 細胞質基質にあるピルビン酸はミトコンドリア内膜上のピルビン酸共輸送体からマトリックスへ流入し，クエン酸回路に利用される．
- 細胞質基質にあるNADHもミトコンドリア内膜を通過できない．こちらは，ピルビン酸と異なり各種物質を介して実質的にエネルギーだけを通過させ，まるでNADHがミトコンドリア内膜を通過しているようにみせる（❽）．こういった経路を「シャトルシステム」と呼ぶ．ヒトでは部位ごとに異なるシャトルシステムをもつ．
  - リンゴ酸アスパラギン酸シャトル（❾）は肝臓，心臓，腎臓などのミトコンドリア内膜上に存在し，細胞質基質からミトコンドリアマトリックスへのNADHの実質的な輸送に関与する．
  - グリセロールリン酸シャトル（❾）は骨格筋，脳などのミトコンドリア内膜上に存在し，細胞質基質からミトコンドリアマトリックスへのNADHを輸送する際，$FADH_2$に変換する．
- NADHは電子伝達系で2.5 ATPに変換され，$FADH_2$は電子伝達系で1.5 ATPに変換される（❾）．グルコース1分子から30〜32 ATP得られる理由は，この違いによる．
- 肝臓，心臓，腎臓などでは解糖系で得られたNADHがそのままミトコンドリアへ流入する形になるため，グルコース1分子から32 ATP得られる．
- 骨格筋，脳などでは解糖系で得られたNADHが$FADH_2$に変換されてミトコンドリアへ流入する形になるため，グルコース1分子から30 ATP得られる．

クエン酸回路と二酸化炭素の排出（❿）

- ミトコンドリアマトリックスへ流入したピルビン酸は二酸化炭素を排出しながらアセチルCoAに変換され，変換されたアセチルCoAは水とオキサロ酢酸とともに合成さ

かつては筋肉内に乳酸が蓄積することによるpHの低下が疲労につながると考えられていたけど，最近は否定されることも多く，原因物質の特定には至っていないんだ

● MEMO ●
ミトコンドリアのマトリックスは非常に高たんぱく高粘性の液体である．本章では数多くのマトリックス内酵素を紹介しているが，これらをはじめとして細胞質基質の4〜5倍の濃度でたんぱく質を含有している．

● MEMO ●
電子伝達系には複合体Ⅰ〜Ⅴの酵素が関与し，番号順に作動する．H⁺は複合体Ⅰ, Ⅲ, Ⅳによって膜間スペースへ汲み上げられ，複合体Ⅴを経由してマトリックスへ戻る際にATPが生成される．NADHは複合体Ⅰに結合するため複合体Ⅰ, Ⅲ, Ⅳが作動するが，$FADH_2$は複合体Ⅱに結合するため，複合体Ⅰは作動しない．これによる汲み上げH⁺量の違いが生成ATP量に影響する．

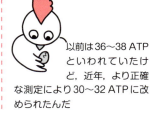

以前は36〜38 ATPといわれていたけど，近年，より正確な測定により30〜32 ATPに改められたんだ

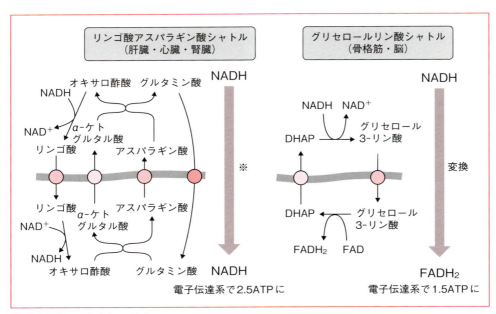

❾ **組織別シャトルシステム**
※NADHはミトコンドリア内膜を通過できないが，各種物質を介してエネルギーだけ通過させる．

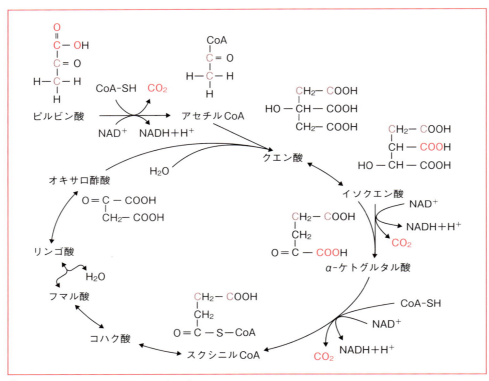

❿ **二酸化炭素からみるクエン酸回路**

れ，クエン酸になる．
- クエン酸から変換されたイソクエン酸は，NADHを産生しながらα-ケトグルタル酸に変換される．この際に二酸化炭素も排出される．
- α-ケトグルタル酸は，NADHを産生しながらスクシニルCoAに変換される．この際にも二酸化炭素が排出される．
- クエン酸回路から排出された二酸化炭素がアセチルCoAのアセチル基由来ではない点に注意しなければならない．元のアセチル基の炭素が二酸化炭素になるのは，少なくともクエン酸回路を1回まわった後である．

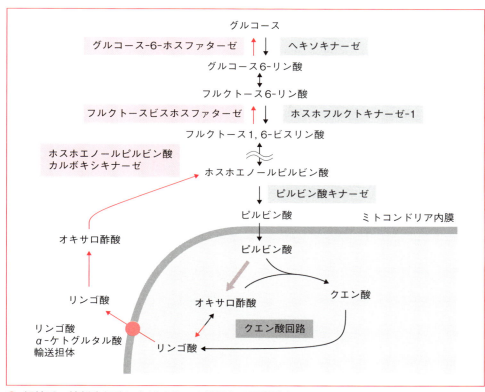

⓫ 解糖系，糖新生経路における3つの重要な不可逆酵素

- ここで排出された二酸化炭素が，肺でのガス交換により呼気へ排出される．
  - 排出された二酸化炭素の炭素原子は，摂取した食物由来である．
  - 排出された二酸化炭素の酸素原子は，摂取した食物と水由来である．
- 呼吸から得られた酸素はクエン酸回路では利用されない．

4　糖新生

- 糖新生経路とはピルビン酸や乳酸など糖類以外の物質からグルコースを産生する経路である．
- 多くの酵素において，基質から生成物への変換は両者の濃度差の影響を受ける．互いの濃度差が逆転した場合は，生成物だったものを基質へ戻してしまう．たとえば，パイナップルなどに含まれるパパインというたんぱく質分解酵素は，アミノ酸液に添加するとペプチドを作り始める．
- 解糖系の多くの酵素も同様に可逆的であり，糖新生経路に利用される．しかしながら，グルコースからピルビン酸を生成する解糖系の逆行と完全一致はしない（⓫）．
- これは，解糖系には3種類の**不可逆酵素**（ヘキソキナーゼ，ホスホフルクトキナーゼ-1，ピルビン酸キナーゼ）が関与するからである（⓫）．
- ヘキソキナーゼ，ホスホフルクトキナーゼ-1には，それぞれ逆行をつかさどる酵素グルコース-6-ホスファターゼ，フルクトースビスホスファターゼがあり，糖新生経路の重要な酵素である（⓫）．
- ピルビン酸キナーゼの逆行をつかさどる酵素は生体内に存在せず，糖新生経路最大の特徴となっている．
- ピルビン酸をホスホエノールピルビン酸にするためには，ミトコンドリア内でオキサロ酢酸，リンゴ酸，そして，輸送担体を介して細胞質へ移送されたリンゴ酸がオキサロ酢酸と変換された後，ホスホエノールピルビン酸に戻る経路をとる（⓫）．
  - ミトコンドリアを経由する理由は，ピルビン酸をオキサロ酢酸に変換するピルビン酸カルボキシラーゼが細胞質基質になく，ミトコンドリア内にあるためである．

●MEMO●
電子伝達系の複合体Ⅳが還元型シトクロムcを酸化し，生じた電子をO_2分子に渡す．O_2がミトコンドリアマトリックス内の4個のH^+と結合すると2分子の水がつくられる．

【用語解説】
不可逆酵素：生成物の濃度が高くとも基質へ戻さない一方通行の酵素．代謝速度の調節にかかわっていることが多い．さまざまな教科書の代謝マップを注意深く観察すると矢印が両方向であったり片方であったりと，可逆・不可逆を明確に表現していることがわかる．

- 一度リンゴ酸に変換される理由は，オキサロ酢酸ではミトコンドリア内膜を通過できず細胞質基質に戻れないためである．リンゴ酸であれば，ミトコンドリア内膜上のリンゴ酸α-ケトグルタル酸輸送担体を通過して細胞質基質に戻ることができる（⓫）．

- 糖新生経路は解糖系に比べて複雑な経路であるため，解糖がすべての細胞で行使されるのに対して，糖新生は肝臓や腎臓など限られた細胞で行使される．

- 解糖系ではグルコースをピルビン酸に変換するまでに，2分子のATPを消費して4分子のATPを得る．糖新生経路ではピルビン酸をグルコースに変換するまでに，4分子のATPと2分子のGTPを消費する．

- ヒトが糖質を摂取しグルコースを得る目的は，ATPを獲得することである．実質的に6分子のATPを消費してグルコースを生成する糖新生経路は一見，不合理にみえるが，グルコース不足時にどの組織でもエネルギー源として利用可能なグルコースを優先して生成することは，体全体としては合理的である．

  - グルコース不足時に肝臓で糖新生によって生成されたグルコースは，自身で消費することなく血液を介して脳へ送られ，一瞬たりとも切らすことのできない膜電位[*1]の維持に用いられる．

  - 肝臓においてATP収支がマイナスになっても，脳で使用するグルコースを供給することが肝臓の糖新生経路の重要な役割の一つである．

- 何らかの理由で細胞内酸素が不足すると，クエン酸回路を利用できずに解糖系から乳酸が過剰に生成される．この乳酸からは，これ以上ATPを生成することができないため蓄積し，血液中に多量に流れ込む．血液中の乳酸濃度の増加はpHを酸性に変化させ，乳酸アシドーシス[*2]の原因となる．そのため，糖新生は過剰な乳酸の処理・再利用にも用いられる．

- 速く激しい筋収縮は，血流からの酸素供給が追いつかず，解糖系からATPを得ることになる．このとき多量の乳酸を発生させてしまうと，筋肉痛の原因となる．この乳酸は血液を介して肝臓に運ばれ，糖新生経路によってグルコースに戻される．グルコースの一部は血液を介して筋肉に運ばれ利用される．この血液を介した筋肉，肝臓間のサイクルを「コリ回路」と呼ぶ[*3]．

- 筋肉では分岐鎖アミノ酸からATPを獲得する経路もあり，その場合，解糖系によって発生したピルビン酸に分岐鎖アミノ酸のアミノ基を転移させ，アラニンを多量に発生させる．このアラニンも血液を介して肝臓に運ばれ，糖新生経路によってグルコースに戻される．このサイクルは「グルコース・アラニン回路」と呼ばれる[*3]．

5 脂肪酸の生合成と分解

脂肪酸の合成

- 俗にいう贅肉とは皮下の脂肪組織を指し，トリグリセリド（トリアシルグリセロール，中性脂肪）を大量に貯蔵した脂肪細胞の集まりである．脂質過剰な食生活で増加するのは当然として，糖質やたんぱく質であってもエネルギー過剰であれば贅肉は増加する．

- 三大栄養素のどれを過剰摂取してもトリグリセリドが増加するという事実は，糖質，たんぱく質からも脂肪酸合成の基質が得られることを意味する．この基質こそアセチルCoAである．

- 細胞内で生成されたアセチルCoAはクエン酸回路で消費されるが，余剰分は脂肪酸の合成にまわされる．アセチルCoAカルボキシラーゼによってアセチルCoAからマロニルCoAが生成される反応が，脂肪酸合成の初発反応であり，律速段階である（⓬）．

- マロニルACP（C〈炭素数〉3）とアセチルACP（C2）を結合させる際に二酸化炭素（C1）

[*1] 細胞膜を隔てた内外の電位差を指し，特に神経細胞では電位差が大きい．この電位差は細胞膜上のNa^+/K^+-ATPアーゼによって作られる．Na^+/K^+-ATPアーゼは1 ATPの消費により3個のNa^+を細胞外へ，2個のK^+を細胞内へ移動させる．つまり，膜電位の維持には多量のATPが必要になる．

[*2] 血液は，成分の緩衝作用によりpH 7.4±0.1に保たれているが，緩衝能力以上の酸，またはアルカリが流入するとpHが変化する．酸性に変化した症状をアシドーシスと呼ぶ．頭痛，吐き気に始まり昏睡に至るケースもある．

[*3] 「コリ回路，グルコース・アラニン回路」については，4章「炭水化物の栄養」の❺ (p.52) を参照．

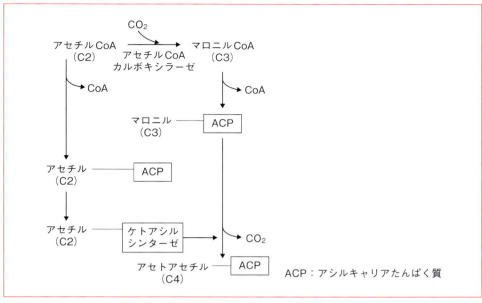

❷ 炭素数からみた脂肪酸の生合成

を排出しアセトアセチルACP（C4）を生成する．その後アセチルCoAを重合させて長鎖脂肪酸——ヒトではパルミチン酸（C16）——を生成する．そのため，生物によって合成される長鎖脂肪酸の炭素数は基本的に偶数になる．

- 生成されたパルミチン酸は長鎖化酵素，不飽和化酵素により多様な脂肪酸に変換される．
- ヒトは進化の過程でΔ12とΔ15不飽和化酵素を失い，Δ5，Δ6，Δ9不飽和化酵素のみをもつ．そのため，リノール酸およびα-リノレン酸を食物から摂取しないとΔ12やΔ15不飽和化酵素をもつ生物で生合成されるn-6系およびn-3系多価不飽和脂肪酸は獲得できない．したがって，リノール酸（n-6系），α-リノレン酸（n-3系）と必要量の多さからアラキドン酸（n-6系）の3種を「必須脂肪酸」と呼ぶ．これにn-3系のエイコサペンタエン酸（EPA），ドコサヘキサエン酸（DHA）を加えるケースもある．
- ヒトはΔ4不飽和化酵素をもたないため，❸のようにドコサペンタエン酸をDHAに変換できないが，Sprecher's shuntと呼ばれる経路を介してDHAに変換することはできる．
- これらの脂肪酸は生体内ではトリグリセリドの形で貯蔵され，脂肪酸単体の存在比は非常に小さい．そのため，「DHAが脳機能に良い」「n-3系多価不飽和脂肪酸が体に良い」など脂肪酸の効能が喧伝されるが，あくまでその脂肪酸で構成されたトリグリセリドを摂取しなければならない．
- 垂直移動の激しい魚類の一部はトリグリセリドではなく，ワックスエステルの形で脂肪酸を貯蔵している．バラムツ，アブラソコムツなどは筋肉，皮下にオレイン酸ワックスエステルを高度に含有している[1]（❹）.
  - バラムツ，アブラソコムツなどを摂取した場合，オレイン酸ワックスエステルを消化・吸収できないため下痢が誘発される．

脂肪酸の分解

- 脂肪細胞に貯蔵されたトリグリセリドは，エネルギー不足時にホルモン感受性リパーゼによってグリセロールと脂肪酸に分解される．
- グリセロールはグリセロール3-リン酸を経由してDHAPになり，解糖系へ流入する．
- 脂肪酸を分解してエネルギーを獲得するために，脂肪酸にCoAを結合させたアシルCoA[*4]が必要である．この反応に必要なアシルCoA合成酵素はミトコンドリア外膜や小胞体膜に存在し，反応は細胞質基質で行われる（❺）．

n-6系（エヌマイナスロクケイ）とは，脂肪酸のメチル基から6番目の炭素から二重結合が始まることをいうのだけれど，ω6系とも呼ばれるんだ．どちらで出題されても慌てずに答えよう

【用語解説】
Sprecher's shunt：EPA（C20：5）に長鎖化を2回ほどこし，C24：5にした後，Δ6不飽和化酵素でC24：6とし，β酸化を1回行いDHA（C22：6）とする経路．

*4 アシルCoA合成酵素によって脂肪酸のカルボキシ基にCoAを結合させてアシルCoAになる．アシルCoAは脂肪酸に比べて高エネルギー状態になるため，脂肪酸の「活性化された状態」と呼ばれる．

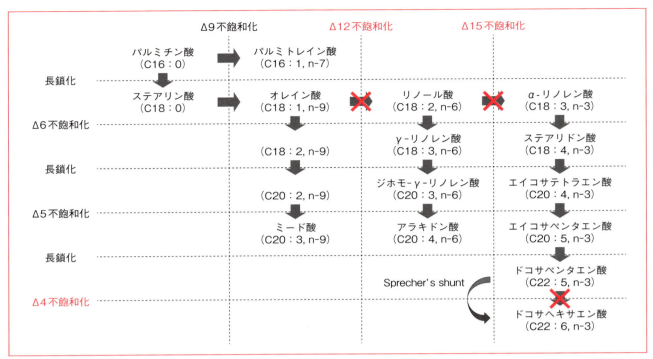

❸ 脂肪酸の長鎖化および不飽和化

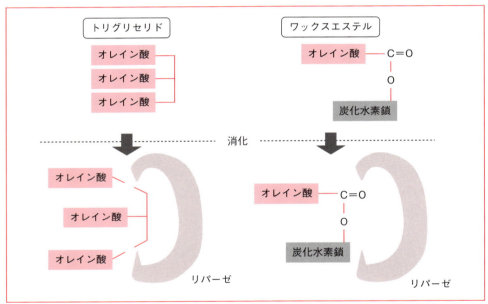

❹ トリグリセリドとワックスエステル

- β酸化はミトコンドリアマトリックスで行われるため，アシルCoAはミトコンドリア内膜を通過する必要がある．この問題に貢献するのがカルニチントランスロカーゼ（CACT）を中心とした「カルニチン回路」である（❺）．
- カルニチン回路により，高分子であるアシルCoAはミトコンドリア内膜を通過し，β酸化に用いられる．
- β酸化は脂肪酸の炭素原子を2つずつ切り離していき，すべてアセチルCoAにする．
- 奇数鎖脂肪酸を摂取することはまれであるが，奇数鎖脂肪酸の分解にもβ酸化を用いる．最後に生じるプロピオニルCoA（C3）は3段階の代謝を経てスクシニルCoAになり，クエン酸回路へ流入する．
- アシルCoAはβ酸化により多数のアセチルCoAをクエン酸回路に供給する．同時に糖質が供給されている場合，クエン酸回路が作動して完全燃焼される．

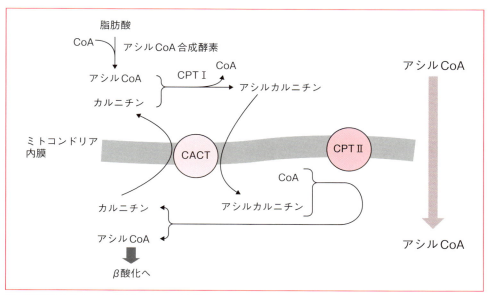

⓯ 脂肪酸のミトコンドリア内への輸送
CACT：カルニチントランスロカーゼ，CPT：カルニチンパルミトイルトランスフェラーゼ．

- 糖質の欠乏時は糖新生が亢進してオキサロ酢酸が不足し，クエン酸回路が作動しない．この場合，アシルCoAから供給されたアセチルCoAが余剰となり別の経路へ流れる．
- 余剰のアセチルCoAは肝臓でケトン体（アセト酢酸，β-ヒドロキシ酪酸[*5]，アセトンの総称）に合成される[*6]．
- ケトン体は血流に乗り，アセト酢酸とβ-ヒドロキシ酪酸は肝外組織で利用されるが，アセトンは肺で気化し，呼気として排泄される[*6]．そのため，糖尿病，拒食症，癌などの糖質飢餓状態の患者からはケトン臭（アセトン臭）がするケースがある．
- 血液中のアセト酢酸，β-ヒドロキシ酪酸が緩衝作用を上回るほど増加すると，血液のpHが低下する．この症状を「ケトアシドーシス」と呼び，重篤な場合は昏睡に至る．
- 脳や筋肉など肝外組織へ移動したβ-ヒドロキシ酪酸は，アセト酢酸に戻され，スクシニルCoAとともにアセトアセチルCoAとコハク酸に変換される．
- アセトアセチルCoAは分解されてアセチルCoAとなり，クエン酸回路へ供給される．

6 三大栄養素の代謝

クエン酸回路への各栄養素由来代謝物の流入とビタミンB_1，B_6

- 三大栄養素の共通点はATPを生成できることである．つまり，いずれもクエン酸回路へ流入するということである．しかしながら，流入する場所が異なるため栄養素ごとに特色がある．
- 糖質では，解糖系を介してピルビン酸からクエン酸回路へ流入する．ピルビン酸は，ビタミンB_1をはじめとする5つの補酵素と補因子から成る複合体を形成したピルビン酸脱水素酵素によって，アセチルCoAに変換される（⓰）．
- アセチルCoAはオキサロ酢酸とともにクエン酸に合成され，クエン酸回路を一周する．その際，α-ケトグルタル酸脱水素酵素でもビタミンB_1は補酵素として利用される（⓰）．
- 脂肪酸はβ酸化によりアセチルCoAに分解され，この形でクエン酸回路に流入する（⓰）．
- たんぱく質では20種類のアミノ酸が，それぞれ異なる経路から，クエン酸回路の異なる中間代謝物として流入する．アセチルCoAとしてのみ流入するアミノ酸は，その他のクエン酸回路中間代謝物の不足時にケトン体に変換される．このようなアミノ酸を「ケト原性アミノ酸」と呼び，リジンとロイシンがそれにあたる（⓰）．

[*5] β-ヒドロキシ酪酸と3-ヒドロキシ酪酸は同じものを指す．動脈血中アセト酢酸/β-ヒドロキシ酪酸は肝臓ミトコンドリアのNAD^+/NADHを反映する．通常は1を上回るが，肝臓が障害されると低下する．

[*6] 「ケトン体の生成」については，5章「脂質の栄養」の❻（p.64）を参照．

● MEMO ●
酵素複合体は，代謝を効率よく行うために複数の酵素が結合している．ピルビン酸脱水素酵素複合体以外にも，脂肪酸合成酵素複合体，電子伝達系複合体（I～IV）などが知られている．

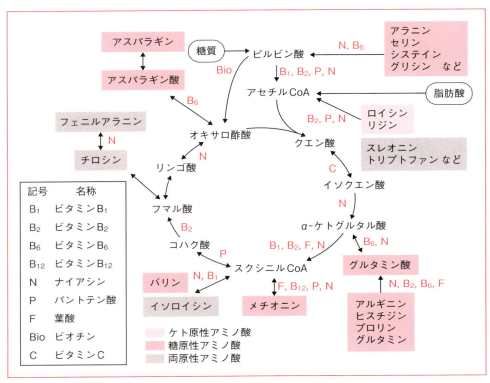

⓰ クエン酸回路とビタミン

- リジンとロイシン以外の18種類のアミノ酸は，ケトン体に変換されることなくクエン酸回路を作動できるため「糖原性アミノ酸」と呼ばれる．イソロイシン，トリプトファン，チロシン，フェニルアラニンなどはアセチルCoAにも，その他のクエン酸回路中間代謝物にも変換されて流入するため，ケト原性かつ糖原性アミノ酸，両原性アミノ酸と呼ばれる（⓰）．
- ビタミンB_1はクエン酸回路を作動させるために不可欠な補酵素である．糖質と一部のアミノ酸は，脂肪酸に比べピルビン酸脱水素酵素を利用する分だけビタミンB_1を多く使用してクエン酸回路を作動させる．
- 高カロリー輸液投与患者には1日の推奨量以上のビタミンB_1を補給しないと，ビタミンB_1不足によりクエン酸回路が停止し，解糖系からの乳酸産生による重篤なアシドーシスが発症しうる．
- 脂肪酸のβ酸化によってアセチルCoAを供給する場合，ピルビン酸脱水素酵素は利用しない．そのため，ビタミンB_1の使用を抑制できる．この作用を，脂質の「ビタミンB_1節約作用」と呼ぶ．
- アミノ酸とは，アミノ基とカルボキシ基を同時にもつ有機物であり，三大栄養素のなかで唯一窒素原子を含む．
- クエン酸回路の中間代謝物はすべて酸素，水素，炭素原子で構成されているので，アミノ酸をクエン酸回路へ流入させるためにはアミノ基を除去しなければならない．
- このようにアミノ酸をたんぱく質合成に用いず，アミノ酸の炭素骨格からエネルギーを獲得するために分解する過程を，アミノ酸の「異化」と呼ぶ．
- アラニン，アスパラギン酸，グルタミン酸およびそれらに変換可能なアミノ酸は，アミノ基転移酵素（AST）またはアラニンアミノ基転移酵素（ALT）により，ピルビン酸，α-ケトグルタル酸またはオキサロ酢酸に変換され，クエン酸回路へ流入する（⓱）．
- ASTおよびALTは補酵素としてビタミンB_6を利用する（⓱）．したがって，アミノ酸をクエン酸回路へ流入させ，エネルギーを獲得するには，糖質および脂質と異なりビタミンB_6を消費する．

豆知識

ビタミンB_1欠乏症である脚気とは，本文に記載した理由により生じる末梢の神経脱落症状を指す．下肢の疼痛，灼熱感にはじまり，筋萎縮，起立困難が起こる．この状態の患者に糖質を投与すると症状が悪化する．

【用語解説】

異化：還元状態にある栄養素を酸化・分解し，結合エネルギーをATPに変換することを指す．糖質および脂質ではエネルギーの獲得・貯蔵反応が主であるため強調されることは少ないが，アミノ酸はエネルギー獲得以外にたんぱく質の合成・分解という重要な反応があるためアミノ酸の異化として強調されることが多い．

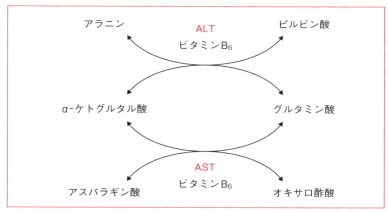

❶ ALTおよびASTによるアミノ基転移

エネルギー獲得における各栄養素寄与率の変動

- 摂取したたんぱく質は，たんぱく質合成とエネルギー獲得に用いられる．糖質と脂質を十分に摂取して必要なエネルギー量をまかなった場合，アミノ酸の異化によるエネルギー獲得は少なくなる．そのため，不要になったアミノ酸異化の分だけたんぱく質の必要量が少なくなる．これを「たんぱく質節約作用」と呼ぶ．
- 糖質の摂取によるインスリン分泌の増加は，たんぱく質合成を促進するとともに，たんぱく質分解を抑制する．このこともたんぱく質節約作用に寄与している．
- われわれは必要なエネルギーの約6割を糖質から獲得しているが，糖質制限ではエネルギーの獲得を脂質とたんぱく質に依存する．
- 糖質を摂取しない状態での脂質の分解では，ケトン体が多く生成される．また，アミノ酸の異化が促進されるとアミノ基の尿素への代謝が亢進する．これらの体内での増加は健康に悪影響を及ぼす．
- 糖質を制限することによる上述の代謝変化は，尿素回路と糖新生を亢進させ，肝臓，腎臓に負担を与える．

豆知識

エネルギー産生栄養素の摂取比率のことを，たんぱく質（Protein），脂質（Fat），炭水化物（Carbohydrate）の頭文字からPFC比率と呼び，P：15％，F：25％，C：60％が理想とされている．

引用文献

1) 森 幹男ほか．アブラソコムツおよびバラムツのワックスの組成と毒性．日本水産学会誌 1966；32：137-145

カコモン に挑戦

◆ 第38回-71
糖質と他の栄養素との関係に関する記述である．最も適当なのはどれか．1つ選べ．
(1) 空腹時には，グリセロールはグルコースの合成に利用される．
(2) 空腹時には，ロイシンは糖新生の材料となる．
(3) 空腹時には，パルミチン酸はグルコースの合成に利用される．
(4) 糖質の十分な摂取は，たんぱく質の分解を促進する．
(5) 糖質摂取量の増加は，ビタミンB_1の必要量を減少させる．

◆ 第36回-72
たんぱく質とアミノ酸の代謝に関する記述である．最も適当なのはどれか．1つ選べ．
(1) 空腹時は，体たんぱく質合成が亢進する．
(2) 食後は，血中アミノ酸濃度が低下する．
(3) たんぱく質の摂取量が増加すると，ビタミンB_6の要求量が減少する．
(4) たんぱく質の過剰摂取は，アミノ酸の異化を亢進する．
(5) 糖質を十分に摂取すると，たんぱく質の要求量が増加する．

解答＆解説

◆ 第38回-71　正解(1)
正文を提示し，解説とする．
(1) ○
(2) 空腹時には，ロイシンは糖新生の材料とならない．
(3) 空腹時には，パルミチン酸（脂肪酸）はグルコースの合成に利用されない．
(4) 糖質の十分な摂取は，たんぱく質の分解を抑制する．
(5) 糖質摂取量の増加は，ビタミンB_1の必要量を増加させる．

◆ 第36回-72　正解(4)
正文を提示し，解説とする．
(1) 満腹時は，体たんぱく質合成が亢進する．
(2) 食後は，血中アミノ酸濃度が上昇する．
(3) たんぱく質の摂取量が増加すると，ビタミンB_6の要求量が増加する．
(4) ○
(5) 糖質を十分に摂取すると，たんぱく質の要求量が減少する．

付 録

■ 日本人の食事摂取基準（2025年版）■

① 基準を策定した栄養素と指標[1]（1歳以上）

栄養素		推定平均必要量 （EAR）	推奨量 （RDA）	目安量 （AI）	耐容上限量 （UL）	目標量 （DG）
たんぱく質[2]		○b	○b	—	—	○[3]
脂　質	脂質	—	—	—	—	○[3]
	飽和脂肪酸[4]	—	—	—	—	○[3]
	n-6系脂肪酸	—	—	○	—	—
	n-3系脂肪酸	—	—	○	—	—
	コレステロール[5]	—	—	—	—	—
炭水化物	炭水化物	—	—	—	—	○[3]
	食物繊維	—	—	—	—	○
	糖類	—	—	—	—	—
エネルギー産生栄養素バランス[2]		—	—	—	—	○[3]
ビタミン	脂溶性	ビタミンA	○a	○a	—	○	—
		ビタミンD[2]	—	—	○	○	—
		ビタミンE	—	—	○	○	—
		ビタミンK	—	—	○	—	—
	水溶性	ビタミンB1	○a	○a	—	—	—
		ビタミンB2	○c	○c	—	—	—
		ナイアシン	○a	○a	—	○	—
		ビタミンB6	○b	○b	—	○	—
		ビタミンB12	—	—	○	—	—
		葉酸	○a	○a	—	○[7]	—
		パントテン酸	—	—	○	—	—
		ビオチン	—	—	○	—	—
		ビタミンC	○b	○b	—	—	—
ミネラル	多　量	ナトリウム[6]	○a	—	—	—	○
		カリウム	—	—	○	—	○
		カルシウム	○b	○b	—	○	—
		マグネシウム	○b	○b	—	○[7]	—
		リン	—	—	○	—	—
	微　量	鉄	○b	○b	—	○	—
		亜鉛	○b	○b	—	○	—
		銅	○b	○b	—	○	—
		マンガン	—	—	○	○	—
		ヨウ素	○b	○b	—	○	—
		セレン	○a	○a	—	○	—
		クロム	—	—	○	○	—
		モリブデン	○b	○b	—	○	—

1：一部の年齢区分についてだけ設定した場合も含む.
2：フレイル予防を図るうえでの留意事項を表の脚注として記載.
3：総エネルギー摂取量に占めるべき割合（％エネルギー）.
4：脂質異常症の重症化予防を目的としたコレステロールの量と，トランス脂肪酸の摂取に関する参考情報を表の脚注として記載.
5：脂質異常症の重症化予防を目的とした量を飽和脂肪酸の表の脚注に記載.
6：高血圧および慢性腎臓病（CKD）の重症化予防を目的とした量を表の脚注として記載.
7：通常の食品以外の食品からの摂取について定めた.

a：集団内の半数の者に不足または欠乏の症状が現れうる摂取量をもって推定平均必要量とした栄養素.
b：集団内の半数の者で体内量が維持される摂取量をもって推定平均必要量とした栄養素.
c：集団内の半数の者で体内量が飽和している摂取量をもって推定平均必要量とした栄養素.

② 目標とするBMIの範囲（18歳以上）[1,2]

年齢（歳）	目標とするBMI（kg/m²）
18～49	18.5～24.9
50～64	20.0～24.9
65～74[3]	21.5～24.9
75以上[3]	21.5～24.9

1：男女共通. あくまでも参考として使用すべきである.
2：上限は総死亡率の低減に加え，主な生活習慣病の有病率，医療費，高齢者および労働者の身体機能低下との関連を考慮して定めた.
3：総死亡率をできるだけ低く抑えるためには下限は20.0から21.0付近となるが，その他の考慮すべき健康障害等を勘案して21.5とした.

付録：日本人の食事摂取基準（2025年版）

3 参照体位（参照身長，参照体重）[1]

性別	男性		女性[2]	
年齢等	参照身長 (cm)	参照体重 (kg)	参照身長 (cm)	参照体重 (kg)
0〜5（月）	61.5	6.3	60.1	5.9
6〜11（月）	71.6	8.8	70.2	8.1
6〜8（月）	69.8	8.4	68.3	7.8
9〜11（月）	73.2	9.1	71.9	8.4
1〜2（歳）	85.8	11.5	84.6	11.0
3〜5（歳）	103.6	16.5	103.2	16.1
6〜7（歳）	119.5	22.2	118.3	21.9
8〜9（歳）	130.4	28.0	130.4	27.4
10〜11（歳）	142.0	35.6	144.0	36.3
12〜14（歳）	160.5	49.0	155.1	47.5
15〜17（歳）	170.1	59.7	157.7	51.9
18〜29（歳）	172.0	63.0	158.0	51.0
30〜49（歳）	171.8	70.0	158.5	53.3
50〜64（歳）	169.7	69.1	156.4	54.0
65〜74（歳）	165.3	64.4	152.2	52.6
75以上（歳）	162.0	61.0	148.3	49.3

18以上（歳）[3]（男女計）参照身長 161.0 cm，参照体重 58.6 kg

1：0〜17歳は，日本小児内分泌学会・日本成長学会合同標準値委員会による小児の体格評価に用いる身長，体重の標準値を基に，年齢区分に応じて，当該月齢および年齢区分の中央値を引用した．ただし，公表数値が年齢区分と合致しない場合は，同様の方法で算出した値を用いた．18歳以上は，平成30・令和元年国民健康・栄養調査の2か年における当該の性および年齢区分における身長・体重の中央値を用いた．
2：妊婦，授乳婦を除く．
3：18歳以上成人，男女合わせた参照身長および参照体重として，平成30・令和元年の2か年分の人口推計を用い，「地域ブロック・性・年齢階級別人口÷地域ブロック・性・年齢階級別 国民健康・栄養調査解析対象者数」で重み付けをして，地域ブロック・性・年齢区分を調整した身長・体重の中央値を算出した．

4 推定エネルギー必要量（kcal/日）

性別	男性			女性		
身体活動レベル[1]	低い	ふつう	高い	低い	ふつう	高い
0〜5（月）	—	550	—	—	500	—
6〜8（月）	—	650	—	—	600	—
9〜11（月）	—	700	—	—	650	—
1〜2（歳）	—	950	—	—	900	—
3〜5（歳）	—	1,300	—	—	1,250	—
6〜7（歳）	1,350	1,550	1,750	1,250	1,450	1,650
8〜9（歳）	1,600	1,850	2,100	1,500	1,700	1,900
10〜11（歳）	1,950	2,250	2,500	1,850	2,100	2,350
12〜14（歳）	2,300	2,600	2,900	2,150	2,400	2,700
15〜17（歳）	2,500	2,850	3,150	2,050	2,300	2,550
18〜29（歳）	2,250	2,600	3,000	1,700	1,950	2,250
30〜49（歳）	2,350	2,750	3,150	1,750	2,050	2,350
50〜64（歳）	2,250	2,650	3,000	1,700	1,950	2,250
65〜74（歳）	2,100	2,350	2,650	1,650	1,850	2,050
75以上（歳）[2]	1,850	2,250	—	1,450	1,750	—
妊婦（付加量）[3] 初期					+50	
中期					+250	
後期					+450	
授乳婦（付加量）					+350	

1：身体活動レベルは，「低い」，「ふつう」，「高い」の3つのカテゴリーとした．
2：「ふつう」は自立している者，「低い」は自宅にいてほとんど外出しない者に相当する．「低い」は高齢者施設で自立に近い状態で過ごしている者にも適用できる値である．
3：妊婦個々の体格や妊娠中の体重増加量および胎児の発育状況の評価を行うことが必要である．
注1：活用に当たっては，食事評価，体重およびBMIの把握を行い，エネルギーの過不足は，体重の変化またはBMIを用いて評価すること．
注2：身体活動レベルが「低い」に該当する場合，少ないエネルギー消費量に見合った少ないエネルギー摂取量を維持することになるため，健康の保持・増進の観点からは，身体活動量を増加させる必要がある．

5 基礎代謝量基準値

性別	男性			女性		
年齢（歳）	観察値[1]から推定した体重1kg当たりの基礎代謝量（A）(kcal/kg 体重/日)	参照体重（B）(kg)	参照体重の場合の基礎代謝量（A）×（B）(kcal/日)	観察値[1]から推定した体重1kg当たりの基礎代謝量（A）(kcal/kg 体重/日)	参照体重（B）(kg)	参照体重の場合の基礎代謝量（A）×（B）(kcal/日)
1〜2	61.0	11.5	700	59.7	11.0	660
3〜5	54.8	16.5	900	52.2	16.1	840
6〜7	44.3	22.2	980	41.9	21.9	920
8〜9	40.8	28.0	1,140	38.3	27.4	1,050
10〜11	37.4	35.6	1,330	34.8	36.3	1,260
12〜14	31.0	49.0	1,520	29.6	47.5	1,410
15〜17	27.0	59.7	1,610	25.3	51.9	1,310
18〜29	23.7	63.0	1,490	22.1	51.0	1,130
30〜49	22.5	70.0	1,570	21.9	53.3	1,170
50〜64	21.8	69.1	1,510	20.7	54.0	1,120
65〜74	21.6	64.4	1,390	20.7	52.6	1,090
75以上	21.5	61.0	1,310	20.7	49.3	1,020

1：「日本人における基礎代謝量の報告例（集団代表値）」からの観察値（厚生労働省．「日本人の食事摂取基準（2025年版）」策定検討会報告書．令和6年10月．p.66． https://www.mhlw.go.jp/content/10904750/001316585.pdf を参照）

6 身体活動レベル（カテゴリー）別にみた活動内容と活動時間の代表例

身体活動レベル（カテゴリー）	低い	ふつう	高い
身体活動レベル基準値[1]	1.50（1.40〜1.60）	1.75（1.60〜1.90）	2.00（1.90〜2.20）
日常生活の内容[2]	生活の大部分が座位で，静的な活動が中心の場合	座位中心の仕事だが，職場内での移動や立位での作業・接客等，通勤・買い物での歩行，家事，軽いスポーツのいずれかを含む場合	移動や立位の多い仕事への従事者，あるいは，スポーツ等余暇における活発な運動習慣を持っている場合
中程度の強度（3.0〜5.9メッツ）の身体活動の1日当たりの合計時間（時間/日）[3]	1.65	2.06	2.53
仕事での1日当たりの合計歩行時間（時間/日）[3]	0.25	0.54	1.00

1：代表値．（　）内はおよその範囲．
2：Ishikawa-Takata K, et al. Eur J Clin Nutr 2008；62：885-91，Black AE, et al. Eur J Clin Nutr 1996；50：72-92を参考に，身体活動レベルに及ぼす仕事時間中の労作の影響が大きいことを考慮して作成．
3：Ishikawa-Takata K, et al. J Epidemiol 2011；21：114-21による．

■ 栄養素

7 エネルギー産生栄養素バランス（%エネルギー）

性　別	男　性				女　性			
	目標量[1,2]				目標量[1,2]			
年齢等	たんぱく質[3]	脂　質[4]		炭水化物[5,6]	たんぱく質[3]	脂　質[4]		炭水化物[5,6]
		脂　質	飽和脂肪酸			脂　質	飽和脂肪酸	
0〜11（月）	—	—	—	—	—	—	—	—
1〜2（歳）	13〜20	20〜30	—	50〜65	13〜20	20〜30	—	50〜65
3〜5（歳）	13〜20	20〜30	10以下	50〜65	13〜20	20〜30	10以下	50〜65
6〜7（歳）	13〜20	20〜30	10以下	50〜65	13〜20	20〜30	10以下	50〜65
8〜9（歳）	13〜20	20〜30	10以下	50〜65	13〜20	20〜30	10以下	50〜65
10〜11（歳）	13〜20	20〜30	10以下	50〜65	13〜20	20〜30	10以下	50〜65
12〜14（歳）	13〜20	20〜30	10以下	50〜65	13〜20	20〜30	10以下	50〜65
15〜17（歳）	13〜20	20〜30	9以下	50〜65	13〜20	20〜30	9以下	50〜65
18〜29（歳）	13〜20	20〜30	7以下	50〜65	13〜20	20〜30	7以下	50〜65
30〜49（歳）	13〜20	20〜30	7以下	50〜65	13〜20	20〜30	7以下	50〜65
50〜64（歳）	14〜20	20〜30	7以下	50〜65	14〜20	20〜30	7以下	50〜65
65〜74（歳）	15〜20	20〜30	7以下	50〜65	15〜20	20〜30	7以下	50〜65
75以上（歳）	15〜20	20〜30	7以下	50〜65	15〜20	20〜30	7以下	50〜65
妊婦　初期					13〜20			
中期					13〜20	20〜30	7以下	50〜65
後期					15〜20			
授乳婦					15〜20			

1：必要なエネルギー量を確保したうえでのバランスとすること．
2：範囲に関しては，おおむねの値を示したものであり，弾力的に運用すること．
3：65歳以上の高齢者について，フレイル予防を目的とした量を定めることは難しいが，身長・体重が参照体位に比べて小さい者や，特に75歳以上であって加齢に伴い身体活動量が大きく低下した者など，必要エネルギー摂取量が低い者では，下限が推奨量を下回る場合がありうる．この場合でも，下限は推奨量以上とすることが望ましい．
4：脂質については，その構成成分である飽和脂肪酸など，質への配慮を十分に行う必要がある．
5：アルコールを含む．ただし，アルコールの摂取を勧めるものではない．
6：食物繊維の目標量を十分に注意すること．

付録：日本人の食事摂取基準（2025 年版）

8 炭水化物・食物繊維の食事摂取基準

性　別	炭水化物（％エネルギー）		食物繊維（g／日）	
	男　性	女　性	男　性	女　性
年齢等	目標量[1, 2]	目標量[1, 2]	目標量	目標量
0〜5（月）	—	—	—	—
6〜11（月）	—	—	—	—
1〜2（歳）	50〜65	50〜65	—	—
3〜5（歳）	50〜65	50〜65	8以上	8以上
6〜7（歳）	50〜65	50〜65	10以上	9以上
8〜9（歳）	50〜65	50〜65	11以上	11以上
10〜11（歳）	50〜65	50〜65	13以上	13以上
12〜14（歳）	50〜65	50〜65	17以上	16以上
15〜17（歳）	50〜65	50〜65	19以上	18以上
18〜29（歳）	50〜65	50〜65	20以上	18以上
30〜49（歳）	50〜65	50〜65	22以上	18以上
50〜64（歳）	50〜65	50〜65	22以上	18以上
65〜74（歳）	50〜65	50〜65	21以上	18以上
75以上（歳）	50〜65	50〜65	20以上	17以上
妊　婦		50〜65		18以上
授乳婦		50〜65		18以上

1：範囲に関しては，おおむねの値を示したものである．
2：エネルギー計算上，アルコールを含む．ただし，アルコールの摂取を勧めるものではない．

9 たんぱく質の食事摂取基準（推定平均必要量，推奨量，目安量：g／日，目標量：％エネルギー）

性　別	男　性				女　性			
年齢等	推定平均必要量	推奨量	目安量	目標量[1]	推定平均必要量	推奨量	目安量	目標量[1]
0〜5（月）	—	—	10	—	—	—	10	—
6〜8（月）	—	—	15	—	—	—	15	—
9〜11（月）	—	—	25	—	—	—	25	—
1〜2（歳）	15	20	—	13〜20	15	20	—	13〜20
3〜5（歳）	20	25	—	13〜20	20	25	—	13〜20
6〜7（歳）	25	30	—	13〜20	25	30	—	13〜20
8〜9（歳）	30	40	—	13〜20	30	40	—	13〜20
10〜11（歳）	40	45	—	13〜20	40	50	—	13〜20
12〜14（歳）	50	60	—	13〜20	45	55	—	13〜20
15〜17（歳）	50	65	—	13〜20	45	55	—	13〜20
18〜29（歳）	50	65	—	13〜20	40	50	—	13〜20
30〜49（歳）	50	65	—	13〜20	40	50	—	13〜20
50〜64（歳）	50	65	—	14〜20	40	50	—	14〜20
65〜74（歳）[2]	50	60	—	15〜20	40	50	—	15〜20
75以上（歳）[2]	50	60	—	15〜20	40	50	—	15〜20
妊婦（付加量）								
初期					+0	+0		—[3]
中期					+5	+5	—	—[3]
後期					+20	+25	—	—[4]
授乳婦（付加量）					+15	+20	—	—[4]

1：範囲に関しては，おおむねの値を示したものであり，弾力的に運用すること．
2：65歳以上の高齢者について，フレイル予防を目的とした量を定めることは難しいが，身長・体重が参照体位に比べて小さい者や，特に75歳以上であって加齢に伴い身体活動量が大きく低下した者など，必要エネルギー摂取量が低い者では，下限が推奨量を下回る場合がありうる．この場合でも，下限は推奨量以上とすることが望ましい．
3：妊婦（初期・中期）の目標量は，13〜20％エネルギーとした．
4：妊婦（後期）および授乳婦の目標量は，15〜20％エネルギーとした．

155

⒑ 脂質の食事摂取基準

性　別	脂質（%エネルギー）				飽和脂肪酸（%エネルギー）[2,3]	
	男　性		女　性		男　性	女　性
年齢等	目安量	目標量[1]	目安量	目標量[1]	目標量	目標量
0〜5（月）	50	―	50	―	―	―
6〜11（月）	40	―	40	―	―	―
1〜2（歳）	―	20〜30	―	20〜30	―	―
3〜5（歳）	―	20〜30	―	20〜30	10以下	10以下
6〜7（歳）	―	20〜30	―	20〜30	10以下	10以下
8〜9（歳）	―	20〜30	―	20〜30	10以下	10以下
10〜11（歳）	―	20〜30	―	20〜30	10以下	10以下
12〜14（歳）	―	20〜30	―	20〜30	10以下	10以下
15〜17（歳）	―	20〜30	―	20〜30	9以下	9以下
18〜29（歳）	―	20〜30	―	20〜30	7以下	7以下
30〜49（歳）	―	20〜30	―	20〜30	7以下	7以下
50〜64（歳）	―	20〜30	―	20〜30	7以下	7以下
65〜74（歳）	―	20〜30	―	20〜30	7以下	7以下
75以上（歳）	―	20〜30	―	20〜30	7以下	7以下
妊　婦			―	20〜30		7以下
授乳婦			―	20〜30		7以下

1：範囲に関しては，おおむねの値を示したものである．
2：飽和脂肪酸と同じく，脂質異常症および循環器疾患に関与する栄養素としてコレステロールがある．コレステロールに目標量は設定しないが，これ
　は許容される摂取量に上限が存在しないことを保証するものではない．また，脂質異常症の重症化予防の目的からは，200 mg/日未満に留めること
　が望ましい．
3：飽和脂肪酸と同じく，冠動脈疾患に関与する栄養素としてトランス脂肪酸がある．日本人の大多数は，トランス脂肪酸に関する世界保健機関（WHO）
　の目標（1%エネルギー未満）を下回っており，トランス脂肪酸の摂取による健康への影響は，飽和脂肪酸の摂取によるものと比べて小さいと考えら
　れる．ただし，脂質に偏った食事をしている者では，留意する必要がある．トランス脂肪酸は人体にとって不可欠な栄養素ではなく，健康の保持・
　増進を図るうえで積極的な摂取は勧められないことから，その摂取量は1%エネルギー未満に留めることが望ましく，1%エネルギー未満でもでき
　るだけ低く留めることが望ましい．

性　別	n-6系脂肪酸（g/日）		n-3系脂肪酸（g/日）	
	男　性	女　性	男　性	女　性
年齢等	目安量	目安量	目安量	目安量
0〜5（月）	4	4	0.9	0.9
6〜11（月）	4	4	0.8	0.8
1〜2（歳）	4	4	0.7	0.7
3〜5（歳）	6	6	1.2	1.0
6〜7（歳）	8	7	1.4	1.2
8〜9（歳）	8	8	1.5	1.4
10〜11（歳）	9	9	1.7	1.7
12〜14（歳）	11	11	2.2	1.7
15〜17（歳）	13	11	2.2	1.7
18〜29（歳）	12	9	2.2	1.7
30〜49（歳）	11	9	2.2	1.7
50〜64（歳）	11	9	2.3	1.9
65〜74（歳）	10	9	2.3	2.0
75以上（歳）	9	8	2.3	2.0
妊　婦		9		1.7
授乳婦		9		1.7

付録：日本人の食事摂取基準（2025 年版）

11 脂溶性ビタミンの食事摂取基準

| 性別 | ビタミンA（μgRAE/日）[1] | | | | | | | |
| | 男性 | | | | 女性 | | | |
年齢等	推定平均必要量[2]	推奨量[2]	目安量[3]	耐容上限量[3]	推定平均必要量[2]	推奨量[2]	目安量[3]	耐容上限量[3]
0～5（月）	—	—	300	600	—	—	300	600
6～11（月）	—	—	400	600	—	—	400	600
1～2（歳）	300	400	—	600	250	350	—	600
3～5（歳）	350	500	—	700	350	500	—	700
6～7（歳）	350	500	—	950	350	500	—	950
8～9（歳）	350	500	—	1,200	350	500	—	1,200
10～11（歳）	450	600	—	1,500	400	600	—	1,500
12～14（歳）	550	800	—	2,100	500	700	—	2,100
15～17（歳）	650	900	—	2,600	500	650	—	2,600
18～29（歳）	600	850	—	2,700	450	650	—	2,700
30～49（歳）	650	900	—	2,700	500	700	—	2,700
50～64（歳）	650	900	—	2,700	500	700	—	2,700
65～74（歳）	600	850	—	2,700	500	700	—	2,700
75以上（歳）	550	800	—	2,700	450	650	—	2,700
妊婦（付加量）　初期					+0	+0	—	—
中期					+0	+0	—	—
後期					+60	+80	—	—
授乳婦（付加量）					+300	+450	—	—

1：レチノール活性当量（μgRAE）＝レチノール（μg）＋β-カロテン（μg）×1/12＋α-カロテン（μg）×1/24＋β-クリプトキサンチン（μg）×1/24＋その他のプロビタミンAカロテノイド（μg）×1/24
2：プロビタミンAカロテノイドを含む.
3：プロビタミンAカロテノイドを含まない.

| 性別 | ビタミンD（μg/日）[4] | | | | ビタミンE（mg/日）[5] | | | | ビタミンK（μg/日） | |
| | 男性 | | 女性 | | 男性 | | 女性 | | 男性 | 女性 |
年齢等	目安量	耐容上限量	目安量	耐容上限量	目安量	耐容上限量	目安量	耐容上限量	目安量	目安量
0～5（月）	5.0	25	5.0	25	3.0	—	3.0	—	4	4
6～11（月）	5.0	25	5.0	25	4.0	—	4.0	—	7	7
1～2（歳）	3.5	25	3.5	25	3.0	150	3.0	150	50	60
3～5（歳）	4.5	30	4.5	30	4.0	200	4.0	200	60	70
6～7（歳）	5.5	40	5.5	40	4.5	300	4.0	300	80	90
8～9（歳）	6.5	40	6.5	40	5.0	350	5.0	350	90	110
10～11（歳）	8.0	60	8.0	60	5.0	450	5.5	450	110	130
12～14（歳）	9.0	80	9.0	80	6.5	650	6.0	600	140	150
15～17（歳）	9.0	90	9.0	90	7.0	750	6.0	650	150	150
18～29（歳）	9.0	100	9.0	100	6.5	800	5.0	650	150	150
30～49（歳）	9.0	100	9.0	100	6.5	800	6.0	700	150	150
50～64（歳）	9.0	100	9.0	100	6.5	800	6.0	700	150	150
65～74（歳）	9.0	100	9.0	100	7.5	800	7.0	700	150	150
75以上（歳）	9.0	100	9.0	100	7.0	800	6.0	650	150	150
妊婦			9.0	—			5.5	—		150
授乳婦			9.0	—			5.5	—		150

4：日照により皮膚でビタミンDが産生されることをふまえ，フレイル予防を図る者はもとより，全年齢区分を通じて，日常生活において可能な範囲内での適度な日光浴を心がけるとともに，ビタミンDの摂取については，日照時間を考慮に入れることが重要である.
5：α-トコフェロールについて算定した．α-トコフェロール以外のビタミンEは含まない.

12 水溶性ビタミンの食事摂取基準

| 性別 | ビタミンB₁（mg/日）[1,2] | | | | | | ビタミンB₂（mg/日）[2] | | | | | |
| | 男性 | | | 女性 | | | 男性 | | | 女性 | | |
年齢等	推定平均必要量	推奨量	目安量	推定平均必要量	推奨量	目安量	推定平均必要量	推奨量	目安量	推定平均必要量	推奨量	目安量
0～5（月）	—	—	0.1	—	—	0.1	—	—	0.3	—	—	0.3
6～11（月）	—	—	0.2	—	—	0.2	—	—	0.4	—	—	0.4
1～2（歳）	0.3	0.4	—	0.3	0.4	—	0.5	0.6	—	0.5	0.5	—
3～5（歳）	0.4	0.5	—	0.4	0.5	—	0.7	0.8	—	0.6	0.8	—
6～7（歳）	0.5	0.7	—	0.4	0.6	—	0.8	0.9	—	0.7	0.9	—
8～9（歳）	0.6	0.8	—	0.5	0.7	—	0.9	1.1	—	0.9	1.0	—
10～11（歳）	0.7	0.9	—	0.6	0.9	—	1.1	1.4	—	1.1	1.3	—
12～14（歳）	0.8	1.1	—	0.7	1.0	—	1.3	1.6	—	1.2	1.4	—
15～17（歳）	0.9	1.2	—	0.7	1.0	—	1.4	1.7	—	1.2	1.4	—
18～29（歳）	0.8	1.1	—	0.6	0.8	—	1.3	1.6	—	1.0	1.2	—
30～49（歳）	0.8	1.2	—	0.6	0.9	—	1.4	1.7	—	1.0	1.2	—
50～64（歳）	0.8	1.1	—	0.6	0.8	—	1.3	1.6	—	1.0	1.2	—
65～74（歳）	0.7	1.0	—	0.6	0.8	—	1.2	1.4	—	0.9	1.1	—
75以上（歳）	0.7	1.0	—	0.5	0.7	—	1.1	1.4	—	0.9	1.1	—
妊婦（付加量）				+0.1	+0.2	—				+0.2	+0.3	—
授乳婦（付加量）				+0.2	+0.2	—				+0.5	+0.6	—

1：チアミン塩化物塩酸塩（分子量＝337.3）相当量として示した.
2：身体活動レベル「ふつう」の推定エネルギー必要量を用いて算定した.
特記事項：推定平均必要量は，ビタミンB₂の欠乏症である口唇炎，口角炎，舌炎などの皮膚炎を予防するに足る最小量からではなく，尿中にビタミンB₂の排泄量が増大し始める摂取量（体内飽和量）から算定.

157

⑫のつづき

	ナイアシン（mgNE/日）[3,4]							
性　別	男　性				女　性			
年齢等	推定平均必要量	推奨量	目安量	耐容上限量[6]	推定平均必要量	推奨量	目安量	耐容上限量[5]
0〜5（月）[6]	—	—	2	—	—	—	2	—
6〜11（月）	—	—	3	—	—	—	3	—
1〜2（歳）	5	6	—	60（15）	4	5	—	60（15）
3〜5（歳）	6	8	—	80（20）	6	7	—	80（20）
6〜7（歳）	7	9	—	100（30）	7	8	—	100（30）
8〜9（歳）	9	11	—	150（35）	8	10	—	150（35）
10〜11（歳）	11	13	—	200（45）	10	12	—	200（45）
12〜14（歳）	12	15	—	250（60）	12	14	—	250（60）
15〜17（歳）	14	16	—	300（70）	11	13	—	250（65）
18〜29（歳）	13	15	—	300（80）	9	11	—	250（65）
30〜49（歳）	13	16	—	350（85）	10	12	—	250（65）
50〜64（歳）	13	15	—	350（85）	9	11	—	250（65）
65〜74（歳）	11	14	—	300（80）	9	11	—	250（65）
75以上（歳）	11	13	—	300（75）	8	10	—	250（60）
妊婦（付加量）					+0	+0	—	—
授乳婦（付加量）					+3	+3	—	—

3：ナイアシン当量（NE）＝ナイアシン＋1/60トリプトファンで示した．
4：身体活動レベル「ふつう」の推定エネルギー必要量を用いて算定した．
5：ニコチンアミドの重量（mg/日），（　）内はニコチン酸の重量（mg/日）．
6：単位はmg/日．

	ビタミンB6（mg/日）[7]								ビタミンB12（μg/日）[9]	
性　別	男　性				女　性				男　性	女　性
年齢等	推定平均必要量	推奨量	目安量	耐容上限量[8]	推定平均必要量	推奨量	目安量	耐容上限量[8]	目安量	目安量
0〜5（月）	—	—	0.2	—	—	—	0.2	—	0.4	0.4
6〜11（月）	—	—	0.3	—	—	—	0.3	—	0.9	0.9
1〜2（歳）	0.4	0.5	—	10	0.4	0.5	—	10	1.5	1.5
3〜5（歳）	0.5	0.6	—	15	0.5	0.6	—	15	1.5	1.5
6〜7（歳）	0.6	0.7	—	20	0.6	0.7	—	20	2.0	2.0
8〜9（歳）	0.8	0.9	—	25	0.8	0.9	—	25	2.5	2.5
10〜11（歳）	0.9	1.0	—	30	1.0	1.2	—	30	3.0	3.0
12〜14（歳）	1.2	1.4	—	40	1.1	1.3	—	40	4.0	4.0
15〜17（歳）	1.2	1.5	—	50	1.1	1.3	—	45	4.0	4.0
18〜29（歳）	1.2	1.5	—	55	1.0	1.2	—	45	4.0	4.0
30〜49（歳）	1.2	1.5	—	60	1.0	1.2	—	45	4.0	4.0
50〜64（歳）	1.2	1.5	—	60	1.0	1.2	—	45	4.0	4.0
65〜74（歳）	1.2	1.4	—	55	1.0	1.2	—	45	4.0	4.0
75以上（歳）	1.2	1.4	—	50	1.0	1.2	—	40	4.0	4.0
妊婦（付加量）					+0.2	+0.2	—	—		4.0
授乳婦（付加量）					+0.3	+0.3	—	—		4.0

7：たんぱく質の推奨量を用いて算定した（妊婦・授乳婦の付加量は除く）．
8：ピリドキシン（分子量＝169.2）相当量として示した．
9：シアノコバラミン（分子量＝1,355.4）相当量として示した．

	葉酸（μg/日）[10]								パントテン酸（mg/日）		ビオチン（μg/日）	
性　別	男　性				女　性				男　性	女　性	男　性	女　性
年齢等	推定平均必要量	推奨量	目安量	耐容上限量[11]	推定平均必要量	推奨量	目安量	耐容上限量[11]	目安量	目安量	目安量	目安量
0〜5（月）	—	—	40	—	—	—	40	—	4	4	4	4
6〜11（月）	—	—	70	—	—	—	70	—	3	3	10	10
1〜2（歳）	70	90	—	200	70	90	—	200	3	3	20	20
3〜5（歳）	80	100	—	300	80	100	—	300	4	4	20	20
6〜7（歳）	110	130	—	400	110	130	—	400	5	5	30	30
8〜9（歳）	130	150	—	500	130	150	—	500	6	6	30	30
10〜11（歳）	150	180	—	700	150	180	—	700	6	6	40	40
12〜14（歳）	190	230	—	900	190	230	—	900	7	6	50	50
15〜17（歳）	200	240	—	900	200	240	—	900	7	5	50	50
18〜29（歳）	200	240	—	900	200	240	—	900	5	5	50	50
30〜49（歳）	200	240	—	1,000	200	240	—	1,000	5	5	50	50
50〜64（歳）	200	240	—	1,000	200	240	—	1,000	6	5	50	50
65〜74（歳）	200	240	—	900	200	240	—	900	6	5	50	50
75以上（歳）	200	240	—	900	200	240	—	900	6	5	50	50
妊婦[12,13]　初期					+0	+0	—	—		5		50
中期・後期					+200	+240	—	—		5		50
授乳婦[13]					+80	+100	—	—		6		50

10：葉酸（プテロイルモノグルタミン酸，分子量＝441.4）相当量として示した．
11：通常の食品以外の食品に含まれる葉酸に適用する．
12：妊娠を計画している女性，妊娠の可能性がある女性および妊娠初期の妊婦は，胎児の神経管閉鎖障害のリスク低減のために，通常の食品以外の食品に含まれる葉酸を400μg/日摂取することが望まれる．
13：葉酸は付加量を示す．

付録：日本人の食事摂取基準（2025年版）

12のつづき

性　別	ビタミンC（mg/日）[14]					
	男　性			女　性		
年齢等	推定平均必要量	推奨量	目安量	推定平均必要量	推奨量	目安量
0～5（月）	―	―	40	―	―	40
6～11（月）	―	―	40	―	―	40
1～2（歳）	30	35	―	30	35	―
3～5（歳）	35	40	―	35	40	―
6～7（歳）	40	50	―	40	50	―
8～9（歳）	50	60	―	50	60	―
10～11（歳）	60	70	―	60	70	―
12～14（歳）	75	90	―	75	90	―
15～17（歳）	80	100	―	80	100	―
18～29（歳）	80	100	―	80	100	―
30～49（歳）	80	100	―	80	100	―
50～64（歳）	80	100	―	80	100	―
65～74（歳）	80	100	―	80	100	―
75以上（歳）	80	100	―	80	100	―
妊婦（付加量）				+10	+10	―
授乳婦（付加量）				+40	+45	―

14：L-アスコルビン酸（分子量＝176.1）相当量で示した.
特記事項：推定平均必要量は，ビタミンCの欠乏症である壊血病を予防するに足る最小量からではなく，良好なビタミンCの栄養状態の確実な維持の観点から算定.

13　多量ミネラルの食事摂取基準

性　別	ナトリウム（mg/日，（　）は食塩相当量［g/日］）[1]						カリウム（mg/日）			
	男　性			女　性			男　性		女　性	
年齢等	推定平均必要量	目安量	目標量	推定平均必要量	目安量	目標量	目安量	目標量	目安量	目標量
0～5（月）	―	100（0.3）	―	―	100（0.3）	―	400	―	400	―
6～11（月）	―	600（1.5）	―	―	600（1.5）	―	700	―	700	―
1～2（歳）	―	―	（3.0未満）	―	―	（2.5未満）	900	―	800	―
3～5（歳）	―	―	（3.5未満）	―	―	（3.5未満）	1,100	1,600以上	1,000	1,400以上
6～7（歳）	―	―	（4.5未満）	―	―	（4.5未満）	1,300	1,800以上	1,200	1,600以上
8～9（歳）	―	―	（5.0未満）	―	―	（5.0未満）	1,600	2,000以上	1,400	1,800以上
10～11（歳）	―	―	（6.0未満）	―	―	（6.0未満）	1,900	2,200以上	1,800	2,000以上
12～14（歳）	―	―	（7.0未満）	―	―	（6.5未満）	2,400	2,600以上	2,200	2,400以上
15～17（歳）	―	―	（7.5未満）	―	―	（6.5未満）	2,800	3,000以上	2,000	2,600以上
18～29（歳）	600（1.5）	―	（7.5未満）	600（1.5）	―	（6.5未満）	2,500	3,000以上	2,000	2,600以上
30～49（歳）	600（1.5）	―	（7.5未満）	600（1.5）	―	（6.5未満）	2,500	3,000以上	2,000	2,600以上
50～64（歳）	600（1.5）	―	（7.5未満）	600（1.5）	―	（6.5未満）	2,500	3,000以上	2,000	2,600以上
65～74（歳）	600（1.5）	―	（7.5未満）	600（1.5）	―	（6.5未満）	2,500	3,000以上	2,000	2,600以上
75以上（歳）	600（1.5）	―	（7.5未満）	600（1.5）	―	（6.5未満）	2,500	3,000以上	2,000	2,600以上
妊　婦				600（1.5）	―	（6.5未満）			2,000	2,600以上
授乳婦				600（1.5）	―	（6.5未満）			2,200	2,600以上

1：高血圧および慢性腎臓病（CKD）の重症化予防のための食塩相当量の量は，男女とも6.0g/日未満とした.

性　別	カルシウム（mg/日）							
	男　性				女　性			
年齢等	推定平均必要量	推奨量	目安量	耐容上限量	推定平均必要量	推奨量	目安量	耐容上限量
0～5（月）	―	―	200	―	―	―	200	―
6～11（月）	―	―	250	―	―	―	250	―
1～2（歳）	350	450	―	―	350	400	―	―
3～5（歳）	500	600	―	―	450	550	―	―
6～7（歳）	500	600	―	―	450	550	―	―
8～9（歳）	550	650	―	―	600	750	―	―
10～11（歳）	600	700	―	―	600	750	―	―
12～14（歳）	850	1,000	―	―	700	800	―	―
15～17（歳）	650	800	―	―	550	650	―	―
18～29（歳）	650	800	―	2,500	550	650	―	2,500
30～49（歳）	650	750	―	2,500	550	650	―	2,500
50～64（歳）	600	750	―	2,500	550	650	―	2,500
65～74（歳）	600	750	―	2,500	550	650	―	2,500
75以上（歳）	600	700	―	2,500	500	600	―	2,500
妊婦（付加量）					+0	+0	―	―
授乳婦（付加量）					+0	+0	―	―

13 のつづき

性別	マグネシウム (mg/日) 男性				女性				リン (mg/日) 男性		女性	
年齢等	推定平均必要量	推奨量	目安量	耐容上限量[2]	推定平均必要量	推奨量	目安量	耐容上限量[2]	目安量	耐容上限量	目安量	耐容上限量
0〜5（月）	—	—	20	—	—	—	20	—	120	—	120	—
6〜11（月）	—	—	60	—	—	—	60	—	260	—	260	—
1〜2（歳）	60	70	—	—	60	70	—	—	600	—	500	—
3〜5（歳）	80	100	—	—	80	100	—	—	700	—	700	—
6〜7（歳）	110	130	—	—	110	130	—	—	900	—	800	—
8〜9（歳）	140	170	—	—	140	160	—	—	1,000	—	900	—
10〜11（歳）	180	210	—	—	180	220	—	—	1,100	—	1,000	—
12〜14（歳）	250	290	—	—	240	290	—	—	1,200	—	1,100	—
15〜17（歳）	300	360	—	—	260	310	—	—	1,200	—	1,000	—
18〜29（歳）	280	340	—	—	230	280	—	—	1,000	3,000	800	3,000
30〜49（歳）	320	380	—	—	240	290	—	—	1,000	3,000	800	3,000
50〜64（歳）	310	370	—	—	240	290	—	—	1,000	3,000	800	3,000
65〜74（歳）	290	350	—	—	240	280	—	—	1,000	3,000	800	3,000
75以上（歳）	270	330	—	—	220	270	—	—	1,000	3,000	800	3,000
妊婦[3]					+30	+40	—	—			800	—
授乳婦[3]					+0	+0	—	—			800	—

2：通常の食品以外からの摂取量の耐容上限量は，成人の場合350 mg/日，小児では5 mg/kg 体重/日とした．それ以外の通常の食品からの摂取の場合，耐容上限量は設定しない．

3：マグネシウムは付加量を示す．

14 微量ミネラルの食事摂取基準

性別	鉄 (mg/日) 男性				女性 月経なし		月経あり			
年齢等	推定平均必要量	推奨量	目安量	耐容上限量	推定平均必要量	推奨量	推定平均必要量	推奨量	目安量	耐容上限量
0〜5（月）	—	—	0.5	—	—	—	—	—	0.5	—
6〜11（月）	3.5	4.5	—	—	3.0	4.5	—	—	—	—
1〜2（歳）	3.0	4.0	—	—	3.0	4.0	—	—	—	—
3〜5（歳）	3.5	5.0	—	—	3.5	5.0	—	—	—	—
6〜7（歳）	4.5	6.0	—	—	4.5	6.0	—	—	—	—
8〜9（歳）	5.5	7.5	—	—	6.0	8.0	—	—	—	—
10〜11（歳）	6.5	9.5	—	—	6.5	9.0	8.5	12.5	—	—
12〜14（歳）	7.5	9.0	—	—	6.5	8.0	9.0	12.5	—	—
15〜17（歳）	7.5	9.0	—	—	5.5	6.5	7.5	11.0	—	—
18〜29（歳）	5.5	7.0	—	—	5.0	6.0	7.0	10.0	—	—
30〜49（歳）	6.0	7.5	—	—	5.0	6.0	7.5	10.5	—	—
50〜64（歳）	6.0	7.0	—	—	5.0	6.0	7.5	10.5	—	—
65〜74（歳）	5.5	7.0	—	—	5.0	6.0	—	—	—	—
75以上（歳）	5.5	6.5	—	—	4.5	5.5	—	—	—	—
妊婦（付加量）初期					+2.0	+2.5	—	—	—	—
中期・後期					+7.0	+8.5	—	—	—	—
授乳婦（付加量）					+1.5	+2.0	—	—	—	—

性別	亜鉛 (mg/日) 男性				女性				銅 (mg/日) 男性				女性			
年齢等	推定平均必要量	推奨量	目安量	耐容上限量	推定平均必要量	推奨量	目安量	耐容上限量	推定平均必要量	推奨量	目安量	耐容上限量	推定平均必要量	推奨量	目安量	耐容上限量
0〜5（月）	—	—	1.5	—	—	—	1.5	—	—	—	0.3	—	—	—	0.3	—
6〜11（月）	—	—	2.0	—	—	—	2.0	—	—	—	0.4	—	—	—	0.4	—
1〜2（歳）	2.5	3.5	—	—	2.0	3.0	—	—	0.3	0.3	—	—	0.2	0.3	—	—
3〜5（歳）	3.0	4.0	—	—	2.5	3.5	—	—	0.3	0.4	—	—	0.3	0.3	—	—
6〜7（歳）	3.5	5.0	—	—	3.0	4.5	—	—	0.4	0.4	—	—	0.4	0.4	—	—
8〜9（歳）	4.0	5.5	—	—	4.0	5.5	—	—	0.4	0.5	—	—	0.4	0.5	—	—
10〜11（歳）	5.5	8.0	—	—	5.5	7.5	—	—	0.5	0.6	—	—	0.5	0.6	—	—
12〜14（歳）	7.0	8.5	—	—	6.5	8.5	—	—	0.7	0.8	—	—	0.6	0.8	—	—
15〜17（歳）	8.5	10.0	—	—	6.0	8.0	—	—	0.8	0.9	—	—	0.6	0.7	—	—
18〜29（歳）	7.5	9.0	—	40	6.0	7.5	—	35	0.7	0.8	—	7	0.6	0.7	—	7
30〜49（歳）	8.0	9.5	—	45	6.5	8.0	—	35	0.8	0.9	—	7	0.6	0.7	—	7
50〜64（歳）	8.0	9.5	—	45	6.5	8.0	—	35	0.7	0.9	—	7	0.6	0.7	—	7
65〜74（歳）	7.5	9.0	—	45	6.5	7.5	—	35	0.7	0.8	—	7	0.6	0.7	—	7
75以上（歳）	7.5	9.0	—	40	6.0	7.0	—	35	0.7	0.8	—	7	0.6	0.7	—	7
妊婦（付加量）初期					+0.0	+0.0	—	—								
中期・後期					+2.0	+2.0	—	—					+0.1	+0.1	—	—
授乳婦（付加量）					+2.5	+3.0	—	—					+0.5	+0.6	—	—

付録：日本人の食事摂取基準（2025 年版）

14のつづき

性別	マンガン（mg/日）				ヨウ素（μg/日）							
	男性		女性		男性				女性			
年齢等	目安量	耐容上限量	目安量	耐容上限量	推定平均必要量	推奨量	目安量	耐容上限量	推定平均必要量	推奨量	目安量	耐容上限量
0〜5（月）	0.01	—	0.01	—	—	—	100	250	—	—	100	250
6〜11（月）	0.5	—	0.5	—	—	—	130	350	—	—	130	350
1〜2（歳）	1.5	—	1.5	—	35	50	—	600	35	50	—	600
3〜5（歳）	2.0	—	2.0	—	40	60	—	900	40	60	—	900
6〜7（歳）	2.0	—	2.0	—	55	75	—	1,200	55	75	—	1,200
8〜9（歳）	2.5	—	2.5	—	65	90	—	1,500	65	90	—	1,500
10〜11（歳）	3.0	—	3.0	—	75	110	—	2,000	75	110	—	2,000
12〜14（歳）	3.5	—	3.0	—	100	140	—	2,500	100	140	—	2,500
15〜17（歳）	3.5	—	3.0	—	100	140	—	3,000	100	140	—	3,000
18〜29（歳）	3.5	11	3.0	11	100	140	—	3,000	100	140	—	3,000
30〜49（歳）	3.5	11	3.0	11	100	140	—	3,000	100	140	—	3,000
50〜64（歳）	3.5	11	3.0	11	100	140	—	3,000	100	140	—	3,000
65〜74（歳）	3.5	11	3.0	11	100	140	—	3,000	100	140	—	3,000
75以上（歳）	3.5	11	3.0	11	100	140	—	3,000	100	140	—	3,000
妊婦[2]			3.0	—					+75	+110	—	—[1]
授乳婦[2]			3.0	—					+100	+140	—	—[1]

1：妊婦および授乳婦の耐容上限量は，2,000 μg/日とした．
2：ヨウ素は付加量を示す．

性別	セレン（μg/日）								クロム（μg/日）			
	男性				女性				男性		女性	
年齢等	推定平均必要量	推奨量	目安量	耐容上限量	推定平均必要量	推奨量	目安量	耐容上限量	目安量	耐容上限量	目安量	耐容上限量
0〜5（月）	—	—	15	—	—	—	15	—	0.8	—	0.8	—
6〜11（月）	—	—	15	—	—	—	15	—	1.0	—	1.0	—
1〜2（歳）	10	10	—	100	10	10	—	100	—	—	—	—
3〜5（歳）	10	15	—	100	10	10	—	100	—	—	—	—
6〜7（歳）	15	15	—	150	15	15	—	150	—	—	—	—
8〜9（歳）	15	20	—	200	15	20	—	200	—	—	—	—
10〜11（歳）	20	25	—	250	20	25	—	250	—	—	—	—
12〜14（歳）	25	30	—	350	25	30	—	300	—	—	—	—
15〜17（歳）	30	35	—	400	20	25	—	350	—	—	—	—
18〜29（歳）	25	30	—	400	20	25	—	350	10	500	10	500
30〜49（歳）	25	35	—	450	20	25	—	350	10	500	10	500
50〜64（歳）	25	30	—	450	20	25	—	350	10	500	10	500
65〜74（歳）	25	30	—	450	20	25	—	350	10	500	10	500
75以上（歳）	25	30	—	400	20	25	—	350	10	500	10	500
妊婦[3]					+5	+5	—	—			10	
授乳婦[3]					+15	+20	—	—			10	

3：セレンは付加量を示す．

性別	モリブデン（μg/日）							
	男性				女性			
年齢等	推定平均必要量	推奨量	目安量	耐容上限量	推定平均必要量	推奨量	目安量	耐容上限量
0〜5（月）	—	—	2.5	—	—	—	2.5	—
6〜11（月）	—	—	3.0	—	—	—	3.0	—
1〜2（歳）	10	10	—	—	10	10	—	—
3〜5（歳）	10	10	—	—	10	10	—	—
6〜7（歳）	10	15	—	—	10	15	—	—
8〜9（歳）	15	20	—	—	15	15	—	—
10〜11（歳）	15	20	—	—	15	20	—	—
12〜14（歳）	20	25	—	—	20	25	—	—
15〜17（歳）	25	30	—	—	20	25	—	—
18〜29（歳）	20	30	—	600	20	25	—	500
30〜49（歳）	25	30	—	600	20	25	—	500
50〜64（歳）	25	30	—	600	20	25	—	500
65〜74（歳）	20	30	—	600	20	25	—	500
75以上（歳）	20	25	—	600	20	25	—	500
妊婦（付加量）					+0	+0	—	—
授乳婦（付加量）					+2.5	+3.5	—	—

索　引

和文索引

あ

アウエルバッハ神経叢	32
亜鉛	104, 160
アガロース	54
アゴニスト	16
アシルCoA	38, 147
アシル基運搬たんぱく質	88
アスコルビン酸	91
アスパラギン	74
アスパラギン酸	74
アセチルCoA	47, 95, 146
アセチルコリン	32
アデノシン三リン酸	139
アトウォーター係数	136
アポたんぱく質E	61
アミノ基転移	151
アミノ酸	73, 97
──の桶	79, 80
──の補足効果	81
アミノ酸インバランス	82
アミノ酸価	78, 79
アミノ酸スコア	78
アミノ酸評点パターン	78, 79
アミノ酸プール	76
アラキドン酸	69
アラニン	74
アルギニン	74
アルギン酸	54
アルブミン	77
アンジオテンシンII	107
安静時代謝	128
アンタゴニスト	16

い

胃液	29
イオン分布	106
異化	150
胃腺	28
胃相	32
イソマルターゼ	36
イソロイシン	74, 79
依存症	17
一塩基多型	8
一炭素単位代謝	96
胃腸膵ホルモン	18
一価不飽和脂肪酸	68
遺伝子多型	7
イミノ酸	74
胃リパーゼ	29
インクレチンホルモン	20
インスリン	20, 21, 50
インスリン作用	108

う

ヴィーガン食	82
ウィルソン病	104
運動	5
運動神経	18
運動のメッツ表	131

え

エイコサノイド	70
エイコサペンタエン酸	69
栄養	1
栄養価	42
栄養素	1
液性経路	14
エキソ型酵素	30
エキソサイトーシス	35
江戸わずらい	3
エネルギー産生	95
エネルギー産生栄養素バランス	154
エネルギー消費量	129
エネルギー代謝	82, 126
エネルギー代謝率	129
エピゲノム修飾	96
エピジェネティックな遺伝子発現制御	10
エマルション	31
エルカ酸	68
塩基性アミノ酸	74
遠心路	18
エンド型酵素	30
エンドサイトーシス	35

お

オプトジェネティクス	18
オレイン酸	68

か

カーボローディング	49
外因性経路	62
外因性コレステロール	64
壊血病	91
概日リズム	23
改正健康増進法	6
解糖系	46, 129, 141, 142, 145
外部環境因子	13
快楽的摂食調整	15
カイロミクロン	38, 61
化学遺伝子学	18
化学的性質	41
核酸代謝	96
核内受容体	85, 93
可欠アミノ酸	78
過酸化脂質	71, 72
ガストリン	28, 33
脚気	150
褐色脂肪細胞	137
褐色脂肪組織	61
活性酸素	109
活性酸素種	86
活動時代謝	128
活動電位	106, 107
カプリル酸	67
カプリン酸	67
ガラクトース	35, 142
カリウム	103, 108, 159
カルシウム	40, 102, 105, 106, 110, 159
カルシウム恒常性維持機構	97
カルシウム代謝	97
カルニチン回路	148
カルビンディン	110

き

カルボキシペプチダーゼ	30
カロリー	135
管腔内消化	31
肝臓	48, 51, 60, 76, 136
含硫アミノ酸	74, 79

気化熱	115
基質特異性	140
基質レベルのリン酸化	142
基礎代謝	127
基礎代謝量基準値	128, 153
キチン	54
キトサン	54
機能性ディスペプシア	14
機能鉄	112
キモトリプシン	30
吸収	27
弓状核	15
求心路	18
急速代謝回転たんぱく質	77
巨赤芽球性貧血	90
キロミクロン	38
筋肉	49, 51, 106, 137
筋肥大	76

く

空腹感	12
クエン酸回路	46, 75, 94, 141, 144, 150
グライセミック・インデックス	50
グリコーゲン	46, 47, 51
グリコーゲンローディング	49
グリシン	74
グリセロール	48
グリセロールリン酸シャトル	143, 144
グルカゴン様ペプチド-1	19
グルクロン酸経路	48
グルクロン酸抱合	48
グルコース	35, 51
グルコース・アラニン回路	51, 52, 83, 146
グルコーストランスポーター	49
グルコキナーゼ	141
グルコマンナン	54
グルタミン	74
グルタミン酸	74
くる病	86, 102
クレアチンリン酸	129
グレリン	19, 21, 33
クロム	104, 108, 161

け

血圧	124
血圧調節	107
血液	114
血液凝固	93
血液脳関門	16, 48
血漿	114
血糖	49
血糖曲線	50
血糖値	49
ケトアシドーシス	63, 149
ケト原性アミノ酸	75, 149
ケト原性かつ糖原性アミノ酸	150

和文索引

ケトン体 63, 64, 149
ケモジェネティクス 18
嫌気性細菌 90
嫌気的 46
健康増進法 6
健康づくりのための身体活動・運動ガイド
　2023 6, 7
健康日本21（二十一世紀における国民健康
　づくり運動） 6
原尿 116
倹約遺伝子 8

こ

好気的 46
高血圧症 3
抗酸化作用 92
膠質浸透圧 121
恒常性摂食 14, 15
酵素 109, 140
硬組織 105
呼気ガス分析 132
呼吸酵素 109
呼吸商 132
克山病 105
国立健康・栄養研究所の式 128
五大栄養素 1
五炭糖 45
骨格筋 60, 76
骨吸収 105
骨形成 105
骨軟化症 86, 102
古典的中枢 17
コバラミン 90
コピー数多型 7
コリ回路 51, 52, 146
コレシストキニン 19, 33
コレステロール 39, 57, 64, 66
コレステロール逆転送系 62

さ

サーカディアンリズム 23
細胞内輸送 34
細胞膜 58
佐伯矩 3
錯体 110
酸塩基平衡 123
酸化 47
酸化防止剤 92
参照体位 153
酸性アミノ酸 74
三大栄養素 2, 43, 94, 149

し

耳下腺 28
時間栄養学 22
時間生物学 22
脂質 37, 52, 57, 95, 97, 98, 154, 156
　——のビタミンB₁節約作用 53
脂質異常症 3
視床下部 15
システイン 74, 79
至適pH 140
至適温度 140
脂肪エネルギー比率 67
脂肪酸 58, 67, 146
脂肪酸代謝 64
脂肪族アミノ酸 74
脂肪組織 49, 51, 137
脂肪滴 58

シャトルシステム 143
従属栄養生物 2
終末消化 31
ジュール 135
主細胞 28
受動輸送 34
漿液 28
消化 27
消化管運動 29
消化管ホルモン 33
消化吸収率 42
脂溶性ビタミン 39, 43, 85, 98, 99, 157
小腸 29, 76
小腸内腔 29, 30
少糖類 45
正味たんぱく質利用率 81
食事バランスガイド 6
食事誘発性熱産生 129
食物繊維 43, 54, 55, 155
食欲 12
除脂肪体重 127
食間期 46
ショ糖 36
自律神経系 32
神経 106
神経核 15
神経管閉鎖障害 90
神経経路 14
新世界症候群 9
心臓 136, 136
腎臓 76, 124
身体活動 5, 128
身体活動レベル 129, 131, 154
浸透圧 117
真の消化吸収率 42
真の評価 81
シンバイオティクス 56
親和性 141

す

随意尿 116
膵液 29
膵液α-アミラーゼ 30
膵臓 29
推定エネルギー必要量 153
水分必要量 116
睡眠時代謝 128
水溶性栄養素 41
水溶性食物繊維 54
水溶性ビタミン 40, 43, 87, 99, 157
スーパーオキシドジスムターゼ 109
スクラーゼ 36
スクロース 36
スタチン 65
ステアリン酸 67
ステロイドホルモン 65, 66
ステロール 57
スパランツァーニ 3
スポーツ栄養 49

せ

生化学 139
生活活動のメッツ表 130
生活習慣病 3
制限アミノ酸 78
生物価 81
生物学的利用度 41
生理的燃焼値 135, 136
セクレチン 33

赤血球 49
摂食行動 12, 14
摂食中枢 13
摂食調節 14
摂食抑制薬 19
セマグルチド 19
セリン 74
セルロース 54
セレン 89, 105, 161
蠕動運動 29

そ

早期飽満感 14
相対生体利用率 43
促進拡散 34
疎水性栄養素 41
疎水性物質 34
ソマトスタチン 33

た

ターンオーバー 76
第一制限アミノ酸 78
体液 114, 122
体外排泄機序 43
代謝 1
代謝回転 76
代謝水 115
体重恒常性 21
体たんぱく質 74
大腸内腔 29
耐糖能 50
体内動態 27
唾液 28
多価不飽和脂肪酸 69
ダグラスバッグ法 132, 133
脱水 116
多糖類 46
多量ミネラル 43, 102
短鎖・中鎖脂肪酸 39
短鎖脂肪酸 55, 56
胆汁 38
胆汁酸 38, 66
単純拡散 34
単純脂質 57
炭水化物 35, 45, 154, 155
単糖 35, 141
単糖類 45
胆嚢 38
たんぱく質 30, 36, 52, 73, 94, 154, 155
たんぱく質効率 80
たんぱく質節約作用 53, 151
たんぱく質分解酵素 30

ち

チアミン二リン酸 87
チアミンピロリン酸 87
窒素出納 80
窒素量 80
中心静脈栄養 104
中枢時計遺伝子 23
中性脂肪 27
腸管 32
腸管吸収率 43
腸肝循環 67
長鎖脂肪酸 38
朝食欠食 25
腸相 32
腸内細菌叢 55, 99
貯蔵鉄 112

163

チロシン　74, 79

て

テーラーメード栄養指導・療法　10
鉄　40, 104, 110, 111, 112, 160
テトラヒドロ葉酸　91
デヒドロアルコルビン酸　91
電解質　122
電解質代謝　121
でんぷん　46

と

銅　104, 160
糖アルコール　55
糖原性アミノ酸　51, 75, 150
動作強度　129
糖質　30, 45, 71, 94, 97, 98
糖新生　51, 82, 83, 145
糖新生系　48
糖新生経路　145
頭相　31
糖代謝　108
糖定常説　20
糖尿病　3
糖尿病感受性遺伝子　9
ドーパミン神経　17
特異動的作用　129
独立栄養生物　2
時計遺伝子　23, 24
ドコサヘキサエン酸　69
ドコサペンタエン酸　69
トリアシルグリセロール　27
トリグリセリド　27, 48, 58, 146, 148
トリプシノーゲン　30
トリプシン　30
トリプトファン　74, 79
トレオニン　74, 79
トレハラーゼ　36
トロンボキサン　70

な

ナイアシン　88, 89, 158
ナイアシン当量　88
内因性経路　62
内因性コレステロール　64
内部環境因子　13
ナトリウム　103, 107, 159
難消化性オリゴ糖　55
難消化性炭水化物　54
難消化性糖質　55

に

ニール　8
ニコチンアミド　89
ニコチン酸　89
二酸化炭素　144
二次止血　93
二次性能動輸送　35
二重標識水法　134, 135
日周リズム　23
二糖類　142
二糖類分解酵素　36
日本人の食事摂取基準　2, 6, 152
乳糖　36
ニュートリゲノミクス　10
ニューロテンシン　33

ね

熱虚脱　119

熱けいれん　119
熱性発熱　119
熱中症　119
ネフローゼ症候群　77
粘液　28
粘液細胞　28

の

脳　49, 136
脳相　31
能動輸送　35
ノルアドレナリン　32

は

肺　124
排泄　42
麦芽糖　36
白色脂肪細胞　137
白色脂肪組織　60
バソプレシン　122
バリン　74, 79
パルミチン酸　67
パルミトオレイン酸　68
パントテン酸　88, 89, 158
反応速度　141

ひ

ビオチン　90, 158
光遺伝学　18
ヒスチジン　74, 79
ビタミン　39, 85, 150
ビタミンA　39, 85, 86, 157
ビタミンB₁　53, 70, 87, 99, 100, 157
　——節約作用　150
ビタミンB₂　88, 99, 100, 157
ビタミンB₆　83, 89, 90, 158
ビタミンB₁₂　83, 90, 95, 96, 100, 158
ビタミンC　91, 159
ビタミンD　39, 86, 97, 110, 157
ビタミンE　40, 72, 86, 157
ビタミンK　40, 87, 157
非たんぱく質呼吸商　133, 134
必須アミノ酸　78
必須脂肪酸　69, 147
ヒドロキシアミノ酸　74
比熱　115
非必須アミノ酸　78
非ヘム鉄　40, 110
ピマ・インディアン　9
肥満　3
肥満促進環境　13
ヒューマンカロリーメーター　132, 133
日和見菌　55
ピリジンヌクレオチド補酵素　88
ピリドキサールリン酸　89
微量ミネラル　43, 104, 160
ピルビン酸　143

ふ

フィードバック調節　65
フィチン酸　110
フェニルアラニン　74, 79
不可逆酵素　145
不可欠アミノ酸　77, 78
不可欠アミノ酸組織　79
不可避水分摂取量　116
不可避尿　116
不感蒸泄　115
複合脂質　57

副腎皮質刺激ホルモン　16
浮腫　120
物理的燃焼値　135, 136
プテロイルグルタミン酸　90
プテロイルモノグルタミン酸　91
不飽和脂肪酸　68
不溶性食物繊維　54
フラビンアデニンジヌクレオチド　88
フラビンモノヌクレオチド　88
フリーラジカル　92
振り子運動　29
フルクトース　34, 141
プレバイオティクス　56
プロスタグランジン　70
プロバイオティクス　56
プロビタミンA　85
プロリン　74
分岐鎖アミノ酸　77
分節運動　29

へ

ベージュ脂肪細胞　137
壁細胞　28
ヘキソース　45
ヘキソキナーゼ　141
ペクチン　54
ペプシン　28
ペプチド　73
ペプチド構造　74
ヘミセルロース　54
ヘム鉄　40, 110
ヘモクロマトーシス　104
ペルオキシソーム増殖剤活性化受容体　9
ベルナール　3
便　116
ペントース　45
ペントースリン酸回路　48

ほ

芳香族アミノ酸　74, 79
報酬性摂食　14, 15, 17
乏尿　119
飽満感　12
飽和脂肪酸　67
補酵素　53, 91
ホルモン感受性リパーゼ　49
ホルモン様作用　92

ま

マイクロサテライト多型　7
マイスネル神経叢　32
膜消化　31
膜透過　33
膜動輸送　35
マグネシウム　103, 106, 160
マジンドール　19
末梢時計遺伝子　23
マトリックス　109, 143
マルターゼ　36
マルトース　36
マンガン　104, 161
満腹感　12

み

水　41
　——の出納　115
　——の分布　113
水・電解質　113
水分子　114

和文索引

見かけの消化吸収率 42
見かけの評価 81
ミセル 58, 98
ミトコンドリア 109, 110
ミトコンドリア内膜 143
ミネラル 40, 102
ミリスチン酸 67
ミリストオレイン酸 68
ミルクアルカリ症候群 102

む

ムルダー 3

め

迷走感覚神経 18
迷走神経の感覚神経 18
メープルシロップ尿症 77
メタボリックシンドローム 5
メタボリックチャンバー 132
メチオニン 74, 79, 83
メチルコバラミン 91
メッツ 129
メラトニン 23
メラノコルチン4受容体 16
メンケス病 104

も

モチリン 33
モリブデン 105, 161
門脈系 41

や

夜食症候群 25
やせ 13
夜盲症 85

ゆ

有害菌 55
有機溶媒 57
有酸素代謝 129
誘導脂質 57
有用菌 55
遊離脂肪酸 63

よ

溶液 114
葉酸 90, 91, 158
溶質 114
ヨウ素 104, 161
溶媒 114

ら

ラウリン酸 67
ラクターゼ 36
ラクトース 36
ラボアジェ 3
ランゲルハンス島 29

り

リアルタイム測定装置 133
リービッヒ 3
リガンド 16
リグニン 54
リジン 74, 79
リノール酸 69
リポたんぱく質 61, 62
リボフラビン 88
両原性アミノ酸 150
リン 102, 103, 105, 160
リンゴ酸アスパラギン酸シャトル 143, 144
リン脂質 39, 58
リンパ系 41

れ

レシチン・コレステロールアシル転移酵素 63
レチニルエステル 39
レチノール 39
レチノール活性当量 85
レニン-アンジオテンシン-アルドステロン 系 107, 108, 124
レプチン 21, 33
レプチン抵抗性 22

ろ

ロイコトリエン 70
ロイシン 74, 79
六炭糖 45

わ

ワックスエステル 148

165

数字索引

24時間リズム	23

欧文索引

A

A10	17
ABCA1	63
ABCトランスポーターA1	63
ACTH	16
ACP	88
Af	129
agonist	16
*ALDH2*遺伝子	10
ALT	151
antagonist	16
appetite	12
ARC	15
arginine vasopressin	122
ARH	16
AST	151
ATP	46, 109, 110, 139, 142

B

BBB	16, 48
BCAA	77
BEE	127
BMI	152
BMR	127
BV	81, 82

C

CCK	19, 33
chemogenetics	18
chronobiology	22
chrononutrition	22
chylomicron	38
circadian rhythm	23
clock gene	23
CoA	88, 89

D

D-アルロース	20
DAA	78
daily rhythm	23
DGAT	59
DHA	69
DIT	129
diurnal rhythm	23
DLW	134
DOHaD仮説	11
DPA	69

E

EAA	78
early satiation	14
emulsion	31
endocytosis	35
EPA	69
exocytosis	35

F

FAD	88
FD	14
Fe^{2+}	111
Fe^{3+}	111
FMN	88

G

G細胞	28
ghrelin	19
GI（Glycemic Index）	50
GIP	20, 33
GLP-1	19, 33
GLP-1受容体作動薬	19, 20
GLUT2	49

H

H_2O	114
Harris-Benedictの式	128
hedonic feeding regulation	15
HDL	63
homeostatic feeding	15
hunger	12

I

IAA	78
IDL	63
insulin	20
intracellular transport	34

L

L-a-アミノ酸	73, 74
LCAT	63
LDL	63
leptin	21
ligand	16
LT	70

M

master clock gene	23
METs	129

N

n-3系	147, 156
n-3系脂肪酸	69
n-6系	147, 156
n-6系脂肪酸	69
NAD^+	88, 89
NADH	142
$NADP^+$	88, 89
NB	80, 82
NE	88
NEAA	78
NEAT	128
NPRQ	133, 134
NPU	81, 82
NPY/AgRP	17
NPY/AgRP神経	16
nutrition	1

O

optogenetics	18

P

PA	128
PAL	129
PER	80
peripheral clock gene	23
PFC比率	151
PG	70
PLP	89
POMC神経	16, 17
PPARγ2	9
prebiotics	56
probiotics	56

R

RAEs	85
REE	128
reward feeding	15
RMR	128, 129
RQ	132
RTP	77

S

satiation	12
satiety	12
SDA	129
sleeping metabolic rate	128
sn-位	58
SNP	8
SOD	109
Sprecher's shunt	147
SREBP-2	65
stereospecific numbering	58
synbiotics	56

T

TCA回路	46, 75, 94
TCF7L2	9
ThDP	87
Thrifty gene theory	8
TPP	87
TX	70

U

UCP	60

V

VLDL	61

W

Weirの計算式	132

Y

Y1受容体	16
Y5受容体	16

ギリシャ文字索引

a-MSH	16
a-グルコシダーゼ	36
a-リノレン酸	69
$β$-カロテン	39, 86
$β$-グルカン	54
$β$-ヒドロキシ酪酸	149
$β_3$アドレナリン受容体	9, 10
$γ$-リノレン酸	69
$ω$6系	147

中山書店の出版物に関する情報は，小社サポートページを御覧ください．
https://www.nakayamashoten.jp/support.html

本書へのご意見をお聞かせください．
https://www.nakayamashoten.jp/questionnaire.html

Visual栄養学テキストシリーズ

基礎栄養学(きそえいようがく)

2025年2月25日　初　版第1刷発行

監　修　　津田謹輔(つだきんすけ)・伏木　亨(ふしきとおる)・本田佳子(ほんだけいこ)
編　集　　鈴木拓史(すずきたくじ)
発行者　　平田　直
発行所　　株式会社　中山書店
　　　　　〒112-0006　東京都文京区小日向4-2-6
　　　　　TEL 03-3813-1100（代表）
　　　　　https://www.nakayamashoten.jp/
装　丁　　株式会社プレゼンツ
印刷・製本　株式会社　真興社

ISBN 978-4-521-75125-2
Published by Nakayama Shoten Co., Ltd.　　　　　Printed in Japan
落丁・乱丁の場合はお取り替えいたします．

・本書の複製権・上映権・譲渡権・公衆送信権（送信可能化権を含む）は株式会社中山書店が保有します．
・JCOPY〈出版者著作権管理機構　委託出版物〉
　本書の無断複製は著作権法上での例外を除き禁じられています．複製される場合は，そのつど事前に，出版者著作権管理機構（TEL 03-5244-5088，FAX 03-5244-5089，e-mail：info@jcopy.or.jp）の許諾を得てください．

本書をスキャン・デジタルデータ化するなどの複製を無許諾で行う行為は，著作権法上での限られた例外（「私的使用のための複製」など）を除き著作権法違反となります．なお，大学・病院・企業などにおいて，内部的に業務上使用する目的で上記の行為を行うことは，私的使用には該当せず違法です．また私的使用のためであっても，代行業者等の第三者に依頼して使用する本人以外の者が上記の行為を行うことは違法です．

Visual 栄養学テキスト

栄養学を楽しく学べる新しいテキストシリーズ!!

監修
- 津田謹輔（京都大学名誉教授／前 帝塚山学院大学学長）
- 伏木　亨（甲子園大学学長・栄養学部教授）
- 本田佳子（女子栄養大学名誉教授）

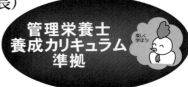
管理栄養士養成カリキュラム準拠

- 冒頭にシラバスを掲載し，授業の目的や流れ，学習目標が一目で把握できる．
- 単元ごとに**「学習目標」**と**「要点整理」**を明示．重要なポイントが一目瞭然．
- 文章は簡潔に短く，図表を豊富に用いて，複雑な内容でも一目で理解できる．
- **サイドノートの「豆知識」「MEMO」「用語解説」**などで，本文の理解を促進．
- 理解度を知るために，**過去の国家試験問題から厳選した「過去問」**で腕試し．

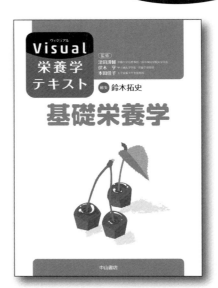

シリーズの構成

●社会・環境と健康	
●人体の構造と機能および疾病の成り立ち　I. 解剖生理学	定価 2,970 円（本体2,700 円＋税）
●人体の構造と機能および疾病の成り立ち　II. 生化学	定価 2,970 円（本体2,700 円＋税）
●人体の構造と機能および疾病の成り立ち　III. 疾病の成り立ち	定価 2,970 円（本体2,700 円＋税）
●食べ物と健康　I. 食品学総論 食品の成分と機能	定価 2,970 円（本体2,700 円＋税）
●食べ物と健康　II. 食品学各論 食品の分類・特性・利用	定価 2,970 円（本体2,700 円＋税）
●食べ物と健康　III. 食品衛生学 食品の安全と衛生管理	定価 2,970 円（本体2,700 円＋税）
●食べ物と健康　IV. 調理学 食品の調理と食事設計	定価 2,970 円（本体2,700 円＋税）
●基礎栄養学	定価 2,970 円（本体2,700 円＋税）
●応用栄養学	定価 2,970 円（本体2,700 円＋税）
●栄養教育論　第2版	定価 2,970 円（本体2,700 円＋税）
●臨床栄養学　I. 総論　第2版	定価 2,970 円（本体2,700 円＋税）
●臨床栄養学　II. 各論　第2版	定価 2,970 円（本体2,700 円＋税）
●公衆栄養学	
●給食経営管理論	

※タイトルは諸事情により変更する場合がございます．

ヴィジュアルな誌面構成でわかりやすいシリーズ全15タイトル！

A4 判／並製／2 色刷（一部 4 色刷）／各巻 150 ～ 200 頁程度／本体予価（2,700 円＋税）

中山書店　〒112-0006 東京都文京区小日向4-2-6　Tel 03-3813-1100　Fax 03-3816-1015
https://www.nakayamashoten.jp/